논문으로 보는

중의학 총론

②

권 영 규 총편
중의학논문번역모임 옮김

법인문화사

차 례

제 I 편 • 의사문헌학, 원전학

제 II 편 • 생리학, 양생기공학

제Ⅲ편 • 병리학, 진단학

제Ⅳ편 • 중경학(상한론, 금궤요략)

제Ⅴ편 • 본초학

제Ⅵ편 • 경혈학, 침구학

제Ⅶ편 • 임상의학

제Ⅷ편 • 해외의학

제 I 편

의사문헌학
원전학

의학과 역의 관계에 관한 논의

駐馬店地區中醫院 張仁甫
開封市中西醫結合醫院 閻景亮

고대로부터 이루어진 중의학은 그 이론체계를 형성할 때, 역학의 철학 이론과 상(象)·수(數) 등의 유형, 예를 들면 천인상응(天人相應), 태극팔괘(太極八卦), 음양오행(陰陽五行), 하도낙서(河圖洛書), 간지(干支) 등과 같은 것들이 기초와 기둥의 역할을 하였다. 아울러 그것들은 중의학이 독특한 계통관과 천인관(天人觀) 사상을 가지도록 했을 뿐만 아니라 위로는 천문(天文)을 다하고 아래로는 지기(地紀)를 다하며 가운데로는 인사(人事)를 다하여 인체 생명 과학적 연구에 있어서 많은 학문적 지식을 융합하여 넓고 크고 정밀하면서도 깊이 있는 중의학 이론 체계를 세우도록 하였다. 중의학의 정신은 바로 『주역(周易)』의 사유원칙이며, 중의학의 특색은 바로 『주역(周易)』의 사유방법상에서 체현되었다. 이 학설로 본다면 『역경(易經)』 사상이 없었다면 중의학 이론도 없었을 것이다.

예로부터 "의와 역은 통한다"[1]와 "의와 역은 같은 데 근원한다"[2]라는 말이 있어 왔다. 『주역(周易)』은 천지인(天地人) 삼재(三才)를 통일한 기일원론적(氣一元論的) 우주관을 제시하여, 생명의 자연정보와 시공합일(時空合一) 등의 측면에서 사람과 자연 사이의 다양한 상호관계를 제시하였다. 아울러 상(象)·수(數)·리(理)·예(豫)·점(占) 등으로 설명하기도 한다. 곧, 상·수·리·예 사이의 내적 관계로 『주역(周易)』의 이론

1) 醫易相通.
2) 醫易同源.

적 범주와 사유형태를 구성하였는데, 중의학에서는 『주역(周易)』의 이런 종류의 사유방법과 사유방식의 기초를 넓고 크게, 정밀하고 깊이 있게 이론을 체계적으로 흡수하였다. 예컨대 『주역(周易)』의 태극원리를 인체가 태어나고 변화하는 근본으로 보았고, 역학의 음양변화 법칙, 오행생극(五行生克), 제화법칙(制化法則)으로 인체 생명활동의 변화규율을 설명하였다. 취상(取象)·운수(運數) 등 비류적(比類的) 방법을 써서 인체 변화의 동태(動態)의 상을 중첩되게 취하고, 그 생리 병리의 정보를 파악하여 변증논치(辨證論治)의 기초를 이루었다. 이외에도 중의학에서는 또한 태극도(太極圖)·팔괘도(八卦圖)·오행생극도(五行生克圖)·하락수리도(河洛數理圖) 등 역학적 부호·그림 등으로 중의학의 기초이론을 도해하였고, 아울러 임상실천에 응용하고 있는데, 자오유주(子午流注)·영귀팔법(靈龜八法)·오운육기(五運六氣) 등이 그 예이다. 중의학의 이론경전인 『황제내경(黃帝內經)』은 비단 사상(思想)·개념·범주와 방법상에 있어서 뿐만 아니라 한편의 글귀가 가리키는 뜻·내용·구절상에도 『주역』과 서로 차례차례 변하는 관계를 선명하게 드러내고 있다. 그리고 아래의 모든 방면에서 한층 발전된 의와 역의 관계에 대해 논술하고 있다.

1. 기일원론(氣一元論)적 우주관에서의 의(醫)와 역(易)의 관계에 대한 논의

『주역(周易)』의 기일원론 사상은 삼재(三才)와 태극(太極)의 모든 논술 중에 나타나 있다. 『역경(易經)』에서 천지인(天地人)을 종합해서 연구한 방법은 기 일원적 사상을 그 철학적 기초로 삼는 것이다. 그리고 『역경(易經)』의 기일원론에 대한 인식은 태극사상을 통해서 나타나 있다. 「계사(繫辭)」에서 말하기를 "태극에서 양의가 생기고, 양의에서 사상이 생기고, 사상에서 팔괘가 생기고, 팔괘에서 길흉이 생기고, 길흉에서 대업이 생한다"[3]라 했다. 이 태극은 바로 우주세계가 뒤섞여 나

3) 太極生兩儀, 兩儀生四象, 四象生八卦, 八卦生吉凶, 吉凶生大業.

누어지지 않은 것으로, 세상의 근본 통일성의 기본형식이다. 그리고 중의학은 기일원론적 사상과 관련이 있으며, 『주역(周易)』의 영향을 받았음이 틀림없다. 『소문(素問)·천원기대론(天元氣大論)』에서는 중의학의 우주자연에 대한 연계된 인식을 생동적으로 묘사하였다. "태허는 텅비고 넓으며, 변화의 기틀을 짓고, 만물이 바탕 삼아 비롯하니, 오운이 천의 도수를 다 돌고, 기가 흩어져 진령이 되고 곤원을 다 통솔하고, 구성이 매달려 빛나고, 칠요가 매번 돌고 있다. 이를 이름하여 음양이라 하고, 강유라 하니 그윽하고 드러남이 지위를 잇고, 한서가 왕래하고 생기고 변화하니 만물이 다 갖추어진다."[4] 본문 중 태허(太虛, 즉 태극)-우주-만물-생명은 한 개의 고리가 되어 서로 이어서 생성하고 변화하며 쉬지 않는 유기체로 묘사되어 있다. 끝이 없는 우주는 생화(生化)하는 대기로 충만해 있으며, 만물은 여기서부터 자생(資生)하며, 생명력은 오직 생명에만 있는 것이 아니라 우주 전체에 속하며, 태허는 천지를 모두 통솔하며, 천기(天氣)는 지기(地氣)를 거느려 다스리고 천지는 또한 만물을 주재한다. 항성과 행성은 자연계의 음양 강유의 영향을 받지 않음이 없으며, 따라서 만물과 생명의 진화와 번영에 영향을 미친다. 태허일기(太虛一氣)의 대표적 시간과 공간에서 항성, 행성, 주야, 사계절, 만물과 생명에 이르기까지 하나의 엄격한 계통적 관계가 있는 전체를 구성하고 하나의 생명력을 가진 우주를 형성하였으며, 이 하나의 자연관으로 보아 우주는 인간과 비슷하여 생명력이 있고, 인간은 우주와 비슷하여 우주와 더불어 근원이 같으며 우주의 한 가지 표현 형식이 된다. 이로 인해서 하나가 이미 우주를 포괄하고 또한 내적 통일규율이 있는 일체의 생명현상을 포괄하고 있다. 태극팔괘, 음양, 오행은 바로 중의학이 으뜸으로 여기는 하나의 규율을 명백히 논술하고 있다.

---

4) 太虛寥廓, 肇基化元, 萬物資始, 五運終天, 布氣眞靈, 總統坤元, 九星懸朗, 七曜周旋, 曰陰曰陽, 曰柔曰剛, 幽顯繼位, 寒暑弛張, 生生化化, 品物咸章.

2. 음양의 대립통일관의 철학원리로부터 의학과 역의 관계에 대한 논술

『내경(內經)』 중의 음양학설은 실제로 역학에서 기원하는데, 『대전(大傳)』과 『내경(內經)』 각 편에는 몇몇 구절과 뜻이 완전히 같은 것이 있다. 『내경(內經)』과 『주역(周易)』은 모두 인류의 생명 변화를 음양의 대립 원칙과 함께 살펴보는 것을 긍정하고 모두 음과 양의 대립은 상대적이지 절대적이 아니라고 여겼으며, 또 음양 두 대립면은 상호 전화(轉化)적이라고 생각한다. 『내경(內經)』과 『역경(易經)』은 모두 1년 4시의 변화를 연구 설명하였다. 사시의 변화는 만물 변화의 원인이며 일음일양의 변화는 또 사시변화의 원인이다. 『주역(周易)·계사(繫辭)』에서 "하늘을 세운 도를 음과 양이라 한다"[5]라고 한 것은 『역경(易經)』에서 음양을 말한 까닭이고, 『내경(內經)』에서도 음양을 이야기했다. 『역경(易經)』에서 "상을 본뜬 것은 천지보다 큰 것이 없고, 변화는 사시보다 큰 것이 없다"[6]라고 말했다. 『내경(內經)』에서도 "음양이라는 것은 천지의 도이고, 만물의 강기이며, 변화의 부모이며, 생사의 본시이며, 신명의 부이다"[7]라고 하였다. 이것은 음양이 천지자연의 운동규율에 연원(淵源)한다는 것을 설명한다. 이에 근거하여 역(易)이 의(醫)의 근본이 된다고 말한다면 확실히 비교적 명쾌하고 이해하기에 쉬울 것이다.

3. 괘상비응분석법(卦象比應分析法)에 의한 의와 역의 관계에 대한 논의

음양의 2상(象)이 동일한 괘내(卦內)에 있으며 '중위(中位)' 또는 '유응(有應)'과 비교하여 '중화(中和)'라고 한다. 『주역(周易)』에서는 64괘 중에서 효가 이미 중간에 있고 효상이 또 서로 화(和)하면 가장 좋은

5) 立天之道, 曰陰與陽.
6) 法象莫大乎天地, 變化莫大乎四時.
7) 陰陽者, 天地之道也, 萬物之綱紀, 變化之父母, 生殺之本始, 神明之府也.

형세라고 인식하였다. 중의학도 음양 협조적 '중화(中和)'사상을 문제 분석의 주요 사상으로 삼았다. 정상의 특징은 음양이 조화하는 것으로서, 질병이 발생하는 것은 인체내의 음양 평형이 파괴되기 때문이다. 치료의 원칙은 적당한 조치를 취하여 음양전화(陰陽轉化)를 다시 음양화평(陰陽和平)으로 돌아오게 하는 것을 촉진시키는 것으로, 이러한 사상은 『주역(周易)』의 '중화관(中和觀)"과 일맥상통한다. 그 철학적 원리는 모순의 통일성을 중시한다.

4. 괘상방통분석법(卦象旁通分析法)에 의한 의와 역의 관계에 대한 논의

『주역(周易)』은 음양상호의존의 원칙으로 시종일관 매 괘의 6효가 각각 그 대립면을 가진다는 것을 인정했다. 중의학은 이런 사유방법을 철저히 실행하고, 의심스럽고 어려운 질병을 진단할 때에는 보통 반사법(反思法)을 운용한다. 반사법이란 질병의 병성(病性)과 병위(病位)를 근거로 하여 상반된 양극을 분리해내는 것이다. 어떤 한가지 방법에 따라 치료하여 효과가 없을 때는 바로 그 상반된 방면에 따라 응용하고 고려하여 치료하는 것이다. 임상에서 반사법으로 의심스럽고 어려운 잡증을 판단하고 치료할 때 운용하면 비교적 좋은 치료효과를 얻는 경우가 종종 있다.

5. 하도(河圖) 낙서(洛書)에 따른 의와 역의 관계에 대한 논의

역수(易數)의 정의(精義)는 하도와 낙서에서 나타나다. 하도 낙서는 역학의 두 수리 모형도안이다. 그것은 고대 성인이 고(古) 천문 역법의 계산과정에서 하나가 나뉘어 둘이 된다는 철학이론을 근거로 하여 추상하여 나온 시공상수모형(時空象數模型)인데, 이것으로부터 태극팔괘와 음양오행의 시공수리(時空數理)를 도출해 내었다. 『주역(周易)』은 하도와 낙서를 역을 만든 근거로 여기는데, 소위 "황하에서 하도가 나왔고, 낙수에서 낙서가 나왔는데 성인이 그것을 법칙으로 하였다"[8](『周

易·繫辭』)라고 했다. 중의학도 그것을 기본원리로 여기는데, 『소문(素問)·상고천진론(上古天眞論)』에서 "태고시대의 사람들은 그 양생의 도를 아는 사람이었으니 음양변화의 규율을 본받고 술수에 화합하였다"9) 라고 한 것과 같다. 『주역(周易)』과 중의학 중의 아주 많은 '숫자(數字)' 문제, 즉 태극·음양·오행·사상·팔괘의 수리와 같은 것과 『내경(內經)』 중의 천계수(天癸數)·간지수(干支數)·복서(卜筮)의 대연지수(大衍之數), 효위구육(爻位九六)의 수 등은 모두 하도·낙서의 수리 중에서 해답을 구할 수 있다.

6. 사유방법과 모식에 따른 의역(醫易)의 관계

(1) 취상비류(取象比類)의 사유방법

음양은 역학에서 중요한 사유의 수단이다. 음양학설의 논리적인 사유는 음양 상수리(象數理)를 통해서 통일된 사유방법으로 실현되었다. 상(象)이란 자연계에 객관적으로 존재하는 각종 현상으로 음양의 속성에 근거하고 이천험인(以天驗人)의 취상비류(取象比類)의 방법을 운용하여 인식하고 인체 생명활동의 기본규율을 설명한다. 『주역(周易)』에서는 주로 음양을 조합한 팔괘의 상을 이용해 사유의 모식을 삼는다. 예를들면 『주역·계사』에서 "팔괘를 나열하면 상이 그 중에 있다"10)라 하였다. 『황제내경(黃帝內經)』 중에는 비록 팔괘의 괘상의 부호를 운용한 것은 없지만 역상(易象)에서 나온 음양의 개념으로 취상비류를 사유수단으로 삼고 있으므로 중의학에서의 음양오행적 사유방법과 역학에서의 사유방법은 서로 상통하며 일치한다.

(2) 천인합일(天人合一)의 사유방법

『주역(周易)』의 학술 사상은 매우 광범위하고 깊다. 그 '천인합일(天人合一)'의 정체적 계통관(즉 천인관)은 책 전체를 통해 일관되게 이론

---

8) 河出圖, 洛出書, 聖人則之.
9) 上古之人, 其知道者, 法于陰陽, 和于術數.
10) 八卦成列, 象在其中矣.

의 기초를 이루고 있다. 중의학에서는 역학의 천인합일사상을 충분히 흡수하고 인체과학의 연구 중에 운용하여 중의학의 '사시(四時)·오장(五臟)·음양(陰陽)'의 이론 핵심을 형성하였다. '사시·오장·음양'은 『내경(內經)』이론 체계의 핵심으로, 그것은 자연계의 오방(五方)·오시(五時)·오기(五氣)·오화(五化)와 인체의 오장(五臟)·오부(五腑)·오체(五體)·오관(五官)·오화(五華)·오색(五色)·오성(五聲)·오음(五音)·오미(五味)·오노(五老) 등을 음양오행 이론을 이용하여 유기적으로 연계시키고 오장을 주체로 하여 밖으로 오시·오기와 상응하는 인간과 자연계의 서로 대응하는 다섯 가지의 기능 활동 계통을 이루었다. 『역경(易經)』에는 "상을 본뜬 것은 천지보다 큰 것이 없고, 변화는 사시보다 큰 것이 없다. 상을 드러냄은 일월보다 큰 것이 없다"11)라 하였고, 『내경(內經)』에서는 "사람은 천지의 기로써 생하고, 사시의 법으로써 성한다"12), "사람은 천지와 더불어 서로 함께 하고 일월과 더불어 서로 응한다"13), "하늘과 사람은 서로 응한다"14), "하늘로써 사람을 징험한다"15)라 했는데, 이는 중의학에서의 중요한 방법론의 원칙이다. 이런 사상의 방법은 일체의 생리·병리·병인·병기·변증시치 및 양생학을 통해 중의방법론의 중요한 특색을 구성한다.

(3) 『주역(周易)』의 '위(位)'·'시(時)'·'중(中)'의 사유원칙

『주역(周易)』의 '위'·'시'·'중'은, 사물의 발생과 발전은 반드시 그 공간상의 조건〔位〕 및 시간상의 조건〔時〕과 부합하고 그 발전도 반드시 그것에 상응하는 한도〔中〕와 부합해야 한다는 것을 표명한다. 『역경(易經)』에서는 사물의 발전과 시간·지점·한도를 함께 연계되는 동태적(動態的)이며 종합적인 과정으로 인식하고 있다. 이런 사유원칙은 중의학 이론의 형성에 있어 중요한 지도 작용을 한다. 예를 들면 중의학에서 제창

---

11) 法象莫大乎天地, 變通莫大乎四時, 懸象著明, 莫大乎日月.
12) 人以天地之氣生, 四時之法成.
13) 人與天地相參也, 與日月相應也.
14) 天人相應.
15) 以天驗人.

하는 사시음양(四時陰陽)에 적응함으로써 정기(精氣)를 유지하는 양생의 도(道)라든지, 환경 기후의 변화로써 공간·시간적 인소가 인체의 생리·병리적 변화에 영향을 끼친다는 것이라든지, 천시지리(天時地理)를 결합하여 질병을 진찰하고, 기후를 조심하고 기후에 맞게 하여 정확한 병기의 변증시치원칙을 확립하는 것이라든지, 음양오행의 협조·평형, 장부경락(臟腑經絡)의 중화(中和)·통일 등은 모두 『주역(周易)』의 이런 사유원칙과 관계가 있는 것이다.

위의 것을 종합하면 선진(先秦)의 『황제내경(黃帝內經)』이 쓰여진 이후 중의학은 역학과 계통적 결합을 이루어 중의학의 이론 구조 및 그 사유모식과 방법은 모두 『주역(周易)』과 밀접한 관계가 있음을 알 수 있다.

역자 구진숙 한진수 이민동 황상웅 / 교정 유애리

원 저 : 하남중의잡지 1993년 5기(93445239)
論醫和易的關係
주제어 : 중의학(中醫學) / 분석 역학(易學) / 분석

『주역』과 『내경』의 음양학설을 논한다

馮鶴鳴

『주역(周易)』은 중국에서 최초로 출현한 철학 저작물로서, 후대 철학의 발전에 상당한 작용을 하였다. 또한 중국의약학의 발전에서도 비교적 큰 영향을 끼쳤다. 『내경(內經)』은 중국의 현존 의학 문헌 중 최초의 서적으로, 중국의학은 『내경』으로부터 이론체계의 발전을 가져왔다. 그래서 『내경』을 '의가지종(醫家之宗)'이라고 높여 부른다. 『주역(周易)』과 『내경(內經)』은 책으로 엮어진 시기가 서로 가깝고 학술사상면에서도 서로 영향을 주었으며, 서로의 장점을 잘 드러내주고 있으므로 '의역상통(醫易相通)'이라는 설명이 있다. 일찍이 명대(明代)의 장개빈(張介賓)이 말하였다. "나는 일찍이 손진인(孫眞人)이 말하는 것을 들었다. 『역(易)』을 알지 못하면 족히 태의(太醫)라 말할 수 없으니, 매사에 삼가 의심해 보아야 한다. 『역(易)』이라는 책으로 말하자면 사물을 열고 일을 이루는 것이니 다음과 같이 알 수 있다. 의(醫)의 도(道)란 곧 근원을 조절하여 변화를 돕고, 죽어가던 사람을 다시 살리는 것이다. 그 뜻에 유사점과 차이점이 있고, 쓰임에도 또한 유사점과 차이점이 있다. 또 『내경(內經)』에 있는 의(醫)로써 본다면 『역(易)』에서 어떻게 빌려왔는가? 가까운 것은 버리고 먼 것을 구하였으니 어째서 반드시 그래야만 하는가? 이제 나이가 40이 넘어서야 조금씩 깨우치게 되니, 배워 앎에 이르른 바가 부끄러울 따름이다. 이제야 조금씩 깨달을 수 있게 되었으니, 이에 천지(天地)의 도(道)를 알게 되면 음양(陰陽)의 두 기운으로 만물을 창조하고 변화시키며, 사람의 생명의 이치를 알게 되면 음양의 두 기운으로 몸 전체를 장양시킬 수 있다. 역이란 만물의 변화로, 음양동정(陰陽動靜)의 묘함을 다 갖추고 있다. 의란 마음으로 스스로 깨닫는 것으로, 음양소장(陰陽消長)의 기미를 포함하고 있다. 비록 음양이 이미 『내경(內經)』에 갖추어져 있으나 변화(變化)로는 『주역(周易)』보다 더 큰 것이 없다. 그러므로 천과 인이 모두 한 가지 이치라 함은 한 가지 이치 곧 음양이라는 것이고, 의와 역이 근원이 같다 함은 변화를 같은 근원으로 한다는 것이다. 어찌 의와 역이 서로 통하지 않으며 이치가 둘로 나누어지고, 가히 의로써 역을 알지 못하겠는가?"(『類經附翼·醫易義』) 지금 여기에서는 다만 『주역(周易)』과 『내경(內經)』의 음양학설의 기본 내용을 조금 보충하여 논술하기로 한다.

1. 음양학설(陰陽學說)의 원류(源流)

음양, 이것은 철학용어로 일찍이 『주역(周易)』이 있기 이전에 이미 생성되었다. 음양의 최초 개념은 매우 소박했다. 음은 고문에서는 음(黔)으로 적혀 있다. 음은 구름이 해를 가리고 있음을 나타내고, 구름이 해를 가리면 어두우므로 '어둡다'는 뜻이 파생되었다. 해를 등지면 어두운데, 이것이 바로 음지이다. 양은 고문에서는 양(昜)이다. 일(日)자와 일(一)자로부터 해가 뜨는 형상을 나타내었고, 물(勿)자는 깃발의 형상이다. 하늘이 밝아지면서 해가 뜨고, 아름다운 빛깔의 깃발이 바람에 펄럭이는 것에서 '밝다'는 뜻이 파생되었다. 해를 향하면 밝으니, 이것이 곧 양지이다. 해를 등지면 춥고 해를 향하면 따뜻하다. 음은 어두움이고 양은 밝음이다. 음은 차가움이고 양은 뜨거움이니, 이러한 모양의 음과 양은 초보적인 상대 개념을 형성하였다. 부(阝)는 곧 부(阜)로 크다, 성하다, 많다는 뜻이다. 후에 점차로 발전하고 확대하여 자연계의 모든 사물을 음양의 두 큰 무리로 나누었다.

음양 대립의 관념은 팔괘(八卦)에 최초로 드러나는데, 팔괘는 건(乾)·곤(坤)·진(震)·리(離)·손(巽)·태(兌)·감(坎)·간(艮)의 여덟 괘를 포함하며, 각각 나뉘어 천(天)·지(地)·뢰(雷)·화(火)·풍(風)·택(澤)·수(水)·산

(山)의 여덟 가지 항시 볼 수 있는 자연물을 대표하도록 하여 우주 만물의 생성 원천으로 삼았다. 팔괘의 기초는 음양이다. 각각의 괘들은 모두 음효(陰爻)와 양효(陽爻)의 상호 중첩, 혹은 같은 효(爻)의 중첩으로 조성된 것이다. 그것은 옛사람들의 우주에 대한 소박한 인식을 반영해 주는 것이며, 또한 사물을 인식하는 일종의 수단이다. 후세의 사람들이 팔괘를 발전시켜 64괘, 384효를 만들었다. 아울러 괘사(卦辭)와 효사(爻辭)가 『역경(易經)』 중에 기록되어 있다.

음양 대립의 관념은 비교적 일찍 생성되었으나 철학적 개념으로 사용된 것은 오히려 비교적 늦었다. 주대(周代)에 이르러서야 두 가지 다른 성질의 양기(陽氣)와 음기(陰氣)를 사용하여 자연 현상 본래의 규율성을 해석하였으며, 이때에서야 비로소 철학적 개념으로 발전되었다. 주희(朱熹)가 「주역서(周易序)」에서 설명하기를, "고로 역은 음양의 도이며, 괘는 음양의 물(物)이고, 효는 음양의 움직임이다"[1]라 하였다. 『주역(周易)』은 음양을 이론의 근거로 삼았으며 자연계의 현상 및 그 변화를 해석하여 대체적으로 음양학설을 형성하였다. 춘추전국시대에 여러 학자들이 일어나고 백가들이 서로 다투어 의견을 발표하니, 분분하게 음양학설을 이치를 따지는 수단으로 삼았다. 어진 사람은 그것을 어질다고 보고, 지혜로운 사람은 그것을 지혜로운 것으로 본다. 즉, 같은 사물이라도 사람에 따라 견해가 다르니 의론이 분분하고 각기 자기의 의견을 표출하였다. 특별히 유가학파(儒家學派)에서는 당시 세상에 널리 퍼진 『역경(易經)』에 대하여 편집하고 주를 달아서 『역전(易傳)』을 저작하여 『역경(易經)』의 음양학설을 크게 발표하였다. 『내경(內經)』 이론체계의 형성과 발전은 당시의 철학사상, 즉 음양학설의 영향을 받은 것과 다름없다. 고대 의가들은 음양의 대립, 통일, 운동의 관점을 운용하여 인체의 생명활동과 병리변화 등의 규율 및 그것과 자연계의 관계를 인식, 분석하여 중의학 이론체계의 중요한 구성 부분을 이루었다.

---

1) 故易者, 陰陽之道也. 卦者, 陰陽之物也. 爻者, 陰陽之動也.

2. 음양(陰陽)은 모든 사물의 운동(運動)과 변화(變化)의 근본이다

옛사람들은 "우러러 하늘에서 상을 살피고, 굽어 땅에서 법을 살핀다", "가까이 몸에서 취하고 멀리 사물에서 취한다"2)와 같은 생각을 통해서 팔괘를 만들어 내었고, "하늘을 세우는 도(道)는 음이고 양이다", "음과 양을 도(道)라 한다"3)라고 지적하였다. 음양의 존재 및 그 상호간의 운동, 변화를 자연계의 기본규율인 도(道)로 보았다. 『주역(周易)·설괘(說卦)』에서 또 "음양(陰陽)에서 변화(變化)를 살펴 괘(卦)를 세우고, 강유(剛柔)에서 발휘되어 효(爻)가 생한다"4)라고 설명하고 있다. 이러한 생각은 각종 괘의 변화가 음과 양의 대립에 기원하고 있고, 음양강유(陰陽剛柔)의 작용의 발양이 효상(爻象)변화의 근원임을 설명하는 것이다. 『역경(易經)』은 일부에서 길흉을 점치는 복서(卜筮)의 책으로 쓰여서 그 설명된 음양의 변화는 어느 정도 신비한 색채를 띠고 있다.

이러한 문제의 논술에 대하여 『내경(易經)』에서는 발전된 바가 있다. 예를 들어 『소문(素問)·음양응상대론(陰陽應象大論)』에서 "음양은 천지의 도이니, 만물의 강기(綱紀)이며, 변화의 부모이며, 생살의 본시이며, 신명의 부(府)이다"라고 설명하고 있고, 또 "천지는 만물의 상하이며, 음양은 혈기의 남녀이며, 좌우는 음양의 도로이며, 수화는 음양의 징조(徵兆)이며, 음양은 만물의 능시이다"5)라고 설명하였다. 음양의 변화를 설명하자면, 이는 모든 사물 생성의 근원이며, 아울러 만물의 생성, 변

---

2) "仰則觀象于天, 俯則觀法于地." "近取諸身, 遠取諸物."(『周易·繫辭』)

3) 立天之道, 曰陰曰陽.(『周易·說卦』)
一陰一陽之謂道.(『周易·繫辭』)

4) 觀變于陰陽而立卦, 發揮于剛柔而生爻.

5) "陰陽者, 天地之道也, 萬物之綱紀, 變化之父母, 生殺之本始, 神明之府也." "天地者, 萬物之上下也. 陰陽者, 血氣之男女也. 左右者, 陰陽之道路也. 水火者, 陰陽之徵兆也. 陰陽者, 萬物之能始也."(洪元植, 『黃帝內經素問·陰陽應象大論』 傳統文化硏究會, 1992년, p.40, pp.43~46) ※ 이하 본문의 『황제내경소문』의 인용구절의 국역은 위의 책에서 그대로 인용한 것이다.

화와 소멸의 근원은 자연계 내부에 있는 음양 두 기운의 운동, 변화의 결과임을 지적하고 있다. 이것은 중국 고대철학사상에서부터 의학을 포함한 포괄적인 자연과학에까지 매우 큰 공헌을 하였다.

3. 음양(陰陽)의 "일분위이(一分爲二)"와 "합이이일(合二而一)"

옛사람들은 물질세계가 태극(太極)에서 근원한다고 인식했다. '태극(太極)"이란 우주가 혼돈되고 나뉘지 않은 원시상태에 놓여 있는 것을 말하는데, 후에 "일분위이(一分爲二)"의 과정을 거치게 된다. 『주역(周易)·계사(繫辭)』에 "이런 고로 『역(易)』에는 태극이 있고, 이것이 양의(兩儀)를 생한다. 양의는 사상을 생하고 사상은 팔괘를 생한다"[6]라고 실려 있다. 이와 같은 생화(生化)의 과정은 음양 두 기운의 상호작용을 구현하며, 이는 "일분위이(一分爲二)"의 기본사상으로 일관된다. 장개빈(張介賓)이 『내경(內經)』의 "음양은 천지의 도이다"[7]를 해석하면서 다음과 같이 지적하였다. "도라는 것은 음양의 이치이고 음양은 하나가 나뉘어 둘이 된 것이다"라 하였다. 이러한 의견은 어떤 사물이든 모두 내부에 두 가지 모순된 방면을 포함하고 있고, 그 한쪽은 음이고 또 한쪽은 양이니, "일분위이(一分爲二)"라 함은 곧 음양의 도(道)임을 설명하고 있다.

만물의 화생(化生)은 또한 필수적으로 '음양교감(陰陽交感)"의 과정을 거친다. 『주역(周易)』에는 "천지가 교(交)하니 만물이 통하고"(泰卦), "천지가 교(交)하지 않으니 만물이 통하지 못한다"(否卦)[8]라는 설명이 있다. '교(交)'라는 것은 『동서균(東西均)』이라는 책 중의 설명으로 보자면, "교라는 것은 둘이 합하여 하나가 되는 것이다"[9]라고 되어 있다. 『주역(周易)·계사(繫辭)』에서는 "천지의 기운이 서로 합하여 왕성하게 되면 만물이 화순해지고, 남녀 음양의 정(精)이 합해지면

---

6) 是故易有太極, 是生兩儀, 兩儀生四象, 四象生八卦.
7) 陰陽者, 天地之道也.
8) 天地交而萬物通也(「泰卦」), 天地不交而萬物不通.(「否卦」)
9) 交也者, 合二而一也.

만물이 화생한다"[10]라고 설명하였다. 이는 중국 초기의 "합이이일(合二而一)"사상이다. 『내경(內經)』에서도 또한 이와 같은 사상을 표현하고 있다. 예를 들어 『영추(靈樞)·결기(決氣)』에서는 "양신(兩神)이 서로 만나 합해져서 형(形)을 이루니 항상 신(身)이 먼저 생하는데, 이를 정(精)이라 이른다"[11]라고 설명하고, 『영추(靈樞)·본신(本神)』에서는 "양정(兩精)이 서로 만나니 이를 신(神)이라 한다"[12]라고 설명하고 있다. 장개빈(張介賓)이 주를 달기를 "무릇 만물생성의 도는 음양이 만난 후에 신명(神明)이 드러나지 않는 것이 없다. 그러므로 사람의 출생 또한 반드시 음양의 기운을 포함하고 있으니 부모의 정(精)이 서로 맺어져서 양정(兩精)이 서로 만나게 되면 형(形)과 신(神)이 곧 이루어지게 된다"라 하였다. 또 『소문(素問)·보명전형론(寶命全形論)』에서 설명하기를 "천과 지가 기(氣)를 합하니 이를 명하여 인(人)이라 한다"[13]라 하였고, 아울러 『소문(素問)·천원기대론(天元紀大論)』에서 설명하기를 "하늘에 있어서는 기가 되고 땅에 있어서는 형을 이루어, 형과 기가 서로 감(感)하여 만물(萬物)을 화생(化生)한다"[14]라 하였다. 이는 모두 사람을 포괄한 만물의 생존과 변화가 천지의 기운이 서로 만나고 음양이 서로 합해져야 이루어진다는 것을 설명한 것이다. 『소문(素問)·음양이합론(陰陽離合論)』에서 "음양은 이를 수(數)하면 가히 십을 수하고 이를 추(推)하면 가히 백이 되며 이를 수하면 가히 천을 수하고 이를 추하면 가히 만이 되니 만의 크기로도 가히 이루 헤아리지 못하나 그 요(要)는 하나이다"[15]라고 설명하였으니, 자연계의 음양 변화는 수없이 많지만 단지 그 요점은 음양의 대립과 통일에 있을 뿐이다.

---

10) 天地絪緼, 萬物化醇, 男女构精, 萬物化生.

11) 兩神相搏, 合而成形, 常先身生, 是謂精.

12) 兩精相搏謂之神.

13) 天地合氣, 命之曰人.(『素問·寶命全形論』 p.158)

14) 在天爲氣, 在地成形, 形氣相感而化生萬物.(『素問·天元紀大論』 pp.375～376)

15) 陰陽者, 數之可十, 推之可百, 數之可千, 推之可萬, 萬之大, 不可勝數, 然其要一也. (『素問·陰陽離合論』 pp.51～52)

4. 음양(陰陽)의 대립(對立), 호근(互根), 소장(消長), 전화(轉化)

『주역(周易)』 중의 음과 양의 대립은 팔괘의 근본이다. 팔괘 중의 각 두 괘들, 즉 건(乾)과 곤(坤), 진(震)과 손(巽), 감(坎)과 리(離), 간(艮)과 태(兌)는 모두 대립적이다. 팔괘는 "이어받아 그것에 더하는〔因而重之〕"과정을 거쳐 발전되어 육십사괘(六十四卦)를 이룬다. 64괘는 각 두 괘로 한 조를 이루며, 각 한 괘는 모두 그 대립되는 괘로써 존재의 전제를 삼는다. 이와 같이 사물의 대립(對立), 호근(互根)의 모순관계를 명시하고 있다. 예를 들면 '기제(旣濟)'괘는 리(離, 火)가 아래에 있고 감(坎, 水)이 위에 있다. 화의 성질은 위로 타오르는 것이고 수의 성질은 아래로 적셔 내려가는 것이니, 리(離)가 아래에 있고 감(坎)이 위에 있으면 상하가 서로 교하여서 화가 수의 제재를 받아 지나치게 항성하지 않고, 수는 화의 따뜻함을 얻어 지나치게 차지 않다. 수화가 이미 견제〔濟〕하니 강유(剛柔)가 통일되고 사물이 발전할 수 있게 된다. 이와는 반대로 '미제(未濟)'괘는 감(坎, 水)이 아래에 있고 리(離, 火)가 위에 있으니, 상하가 서로 교하지 못한다. 화는 수의 적셔 주는 작용을 얻지 못하여 화의 열기(熱氣)가 드세어지고, 수는 화의 따뜻함을 얻지 못하여 수의 한기(寒氣)가 매서워진다. 수화가 견제〔濟〕를 잃으면 사물이 생장발전할 수 없게 된다. 『내경(內經)』에서는 이에 대하여 한층 더 많은 논술을 하였다. 예를 들면 『소문(素問)·음양응상대론(陰陽應象大論)』에서 "적양(積陽)이 천이 되고 적음(積陰)이 지가 되며, 음은 정(靜)하고 양은 조(躁)하며, 양은 생하(게 하)고 음은 장하(게 하)며, 양은 살(殺)하고 음은 장(藏)하며, 양은 기를 화하고 음은 형을 성한다. …… 음은 내에 재(在)하니 양의 수(守)이며, 양은 외에 재(在)하니 음의 사(使)이다"16)라 설명하였고, 『소문(素問)·생기통천론(生氣通天論)』에서는 "음이 평(平)하고 양이 비(秘)하면 정신(精神)이 이에 치하(여

---

16) 積陽爲天, 積陰爲地, 陰靜陽躁, 陽生陰長, 陽殺陰藏, 陽化氣, 陰成形. …… 陰在內, 陽之守也, 陽在外, 陰之使也.(『素問·陰陽應象大論』 p.40, pp.43~46)

지)며, 음양이 이결(離決)하면 정기(精氣)가 이에 절(絶)한다"[17]라 하였으니, 모두 음양 대립, 호근의 관계를 설명한 것이다.

『주역(周易)·계사(繫辭)』에서는 "만물이 끊임없이 생성하는 것을 역이라 한다"[18]라고 설명하였다. 이도평(李道平)이 주를 달기를 "양이 극하면 음이 생기고 음이 극하면 양이 생기니, 하나가 사라지면 다른 하나가 생긴다. 변하여 서로 생하는 고로 이를 역이라 한다"라 하였다. 『주역대전신주(周易大傳新注)』에서는 '일음일양위지도(一陰一陽謂之道)'는 음양 대립면의 통일(統一)을 지적한 것이고, '생생위지역(生生謂之易)'은 음양 대립면의 전화(轉化)를 지적한 것이니, 이 두 구절이 합해져 하나의 완전한 철학 관점을 이루었다"라고 인식하고 있다. 『주역(周易)·풍괘(豊卦)』에서 또 지적하기를 "정오가 되면 해는 서쪽으로 기울고, 달이 충만해지면 깎여 들어가니, 천지의 충만함과 허함은 시간에 따라 사라지고 생긴다"[19]라 하였다. 『주역(周易)·계사(繫辭)』에서는 "일이 가면 월이 오고 월이 가면 일이 오니 일·월이 서로 변하여 밝음을 생하며, 한이 가면 서(暑)가 오고 서가 가면 한이 오니 한·서가 서로 변하여 한해를 이룬다"[20]고 하였다. 『내경(內經)』에서도 이와 같이 음양간의 관계가 고립적이거나 정지 불변한 것이 아니다라고 인식하고 있다. 예를 들어 『소문(素問)·육미지대론(六微旨大論)』에서 설명하기를 "대저 물의 생은〔물이 생함은〕 화를 종(從)하고, 물의 극은〔물이 극함은〕 변(變)을 말미암으니 변화의 상박(相薄)이 성패(成敗)의 말미암는 바이다. …… 성패기복(成敗倚伏)이 동에서 생하는데, 동하여 이하지(동함을 그치지) 않으면 변이 작한다"[21]라 하였고, 『영추(靈樞)·논질진척(論疾診尺)』에서도 "사시의 변화는 한서의 승(勝)함이니, 음이 많아지면 반드시 양이 되고 양이 많아지면 반드시 음이 된다. 고로 음은

17) 陰平陽秘, 精神乃治, 陰陽離決, 精氣乃絶.(『素問·生氣通天論』 pp.32~33)
18) 生生之謂易.
19) 日中則昃, 月盈則蝕, 天地盈虛, 與時消息.
20) 日往則月來, 月往則月來, 日月相推明生焉. 寒往則暑來, 暑往則寒來, 寒相推而歲成焉.
21) 夫物之生從于化, 物之極由乎變, 變化之相薄, 成敗之所由也. …… 成敗倚伏生乎動, 動而不已, 則變作矣.(『素問·六微旨大論』 pp.397~398)

한을 주하고 양은 열을 주한다. 그러므로 한이 심해지면 열이 되고, 열이 심해지면 한이 된다. 결국 한이 열을 생하고 열이 한을 생하니 이를 음양의 변화라 한다"[22]라고 하였다. 바로 음양의 소장(消長)과 전화(轉化)로 말미암아 사물의 전진과 발전이 촉진된다.

총괄적으로 말하자면 『주역(周易)』은 철학저작물로, 그 언급된 범위는 매우 광대하다. 『주역(周易)·계사(繫辭)』에서 설명하기를 "무릇 역이란 넓고 큰 것이다. …… 그 넓고 큼은 천지에 비길 만하며, 변화는 사시에 해당되고, 음양의 뜻은 일월에 해당된다"[23]라 하였다. 『주역(周易)』에서는 음양의 두 효를 가장 기본이 되는 두 가지 대립 세력으로 간주하였으며, 그 괘상이 갖추고 있는 변화를 모두 음양 두 효의 변화로 귀결시켰다. 『내경(內經)』은 한 부의 의학서적이며, 그 언급하고 있는 바가 의학 한 학과에만 머무르지 않고 천문학·역산학(曆算學)·기상학·생물학·지리학·인류학·심리학·논리학 및 철학에 이르기까지 많은 종류의 학문에 대한 상관 내용을 흡수하고 있다. 『내경(內經)』은 음양학설의 대립 통일 운동의 관념을 의학 각 방면에 운용하여, 이로써 인체 생리활동과 병리변화의 규율 및 질병의 진단(診斷), 변증(辨證)과 치료 원칙을 해석하였다. 음양학설에 관한 중의학 중에서의 구체적인 응용과 그 내용은 매우 풍부하며, 전문저서 또한 매우 많다. 여기서는 일일이 다 논술하지 않기로 한다.

역자 김빈수 / 교정 유애리

원 저 : 절강중의잡지 1990년 2기 (90222082)
略論『周易』和『內經』的陰陽學說

22) 四時之變, 寒暑之勝, 重陰必陽, 重陽必陰, 故陰主寒, 陽主熱, 故寒甚則熱, 熱甚則寒. 故曰, 寒生熱, 熱生寒, 此陰陽之變也.
23) 夫易廣矣大矣. …… 廣大配天地, 變通配四時, 陰陽之義配日月.

『주역』에서 비롯된 『내경』 음양학설의 형성과 운용

重慶江津造紙廠衛生所 張安富·劉思惠

음양은 중국 고대철학의 일대범주에 속한다. (음양은) 자연계의 상호 관련된 사물과 현상의 대립적인 양 방면을 개괄한 것이다. 그것은 상호 대립적이고 상호 관련되는 사물의 속성을 대표할 뿐 아니라 또 하나의 사물 내부에 존재하는 상호 대립적인 양 방면을 대표할 수도 있다. 중국 의학은 『주역(周易)』 음양학설의 영향하에서 음양은 인체의 생명 활동과 연계되어 있다고 파악함으로써 인간과 자연계의 관계를 서술하고 인체의 생리 기능과 병리 변화를 논증하며 특정한 의학 의의를 갖추고 있는 음양학설을 형성하여 오늘에 이르기까지 그대로 효과적으로 (임상)실천을 지도하고 있다.

1. 『주역(周易)』은 음양을 싣고 있다

음양은 팔괘 중에서 가장 일찍 나타난 것으로 고대 백성들의 장기적인 생활 실천 가운데서 직접적인 인사(人事)와 자연현상으로부터 추상적인 개괄이 나오게 되었다. 팔괘는 건(乾)·곤(坤)·진(震)·손(巽)·감(坎)·리(離)·간(艮)·태(兌)의 8가지 괘상을 포괄하고 있는데, 천·지·뢰·풍·수·화·산·택 8가지의 흔히 볼 수 있는 자연물을 대표하므로 바로 세계 만물생성의 근원이 된다. 팔괘의 기초는 음양으로 매 괘 모두 음효와 양효가 서로 중첩되거나 같은 것이 중첩되어 이루어졌다. 비록 포함하고 있는 음효와 양효가 같지는 않지만 팔괘 중의 음효와 양효의 총수는 서로 동등하여 모두 12개씩이다. 팔괘는 구성상에서 양양상대(兩兩相對 : 두 가지가 서로 대립적임), 일음일양(一陰一陽), 상반상성(相反相成)하지만 음양평형협조의 뜻을 포함하고 있다. 『주역(周易)』에서 본다면 팔괘 중에 건·곤 두 괘는 더욱 중요한 것으로, 그것은 음양의 특성을 집중적으로 표현하여 대표적인 천지 상호 교감으로 만물을 생성하는 근본이 된다.

『주역(周易)』 중에서 토론되는 문제는 주로 음양 상호관계의 문제이다.

① 음양의 상호 대립

『주역(周易)』의 팔괘 가운데는 모순 대립이 가득 차 있으며, 아울러 모두는 움직이면 변화하고, 그들은 자연계의 만사 만물 및 그 위치 관계를 상징한다고 인식하였다. 이 만물 만사가 음양 두 종류가 아닌 것이 없으며 음양의 모순 투쟁과 운동 변화는 자연계의 보편적인 법칙이다. 그래서 『주역(周易)·계사상(繫辭上)』에서 "일음일양위지도(一陰一陽謂之道)"라 하였다. 그리고 『주역(周易)·계사하(繫辭下)』에서는 "천지의 기운이 서로 합하여 왕성하면, 만물이 순수해진다"[1], "음양(남녀)이 교접하면 만물이 화생한다"[2]라 하였고, 『주역(周易)·설괘(說卦)』에서는 "수화가 서로 멀어지고, 뇌풍이 서로 일어나며, 산택이 기를 통한 연후에 능히 변화할 수 있으며 곧 만물을 이룬다"[3]라고 하였다.

② 음양의 호근호용

태괘(泰卦) 단사(彖辭)에서는 "태는 작은 것이 가고 큰 섯이 오니 길하고 형통한즉 곧 이것은 천지가 교류하고 만물이 통하는 것이다. 상하가 교류하고, 그 뜻이 같다. 안은 양이고 밖은 음이며, 안은 건전하고 밖은 순하다"[4]라 했다. 모든 만물의 생성을 설명하면 음양상교에서 생겨나지 않는 것이 없다. 즉 음양이 천지 만물 중에 보편적으로 존재하되, 다만 음양이 하나의 통일체 가운데에 자리 잡고 서로 의존하고

---

1) 天地絪縕, 萬物化醇.
2) 男女構精, 萬物化生.
3) 水火相逺, 雷風相悖, 山澤通氣, 然後能變化, 旣成萬物也.
4) 泰, 小往大來吉亨則是天地交而萬物通也, 上下交而其志同也, 內陽而外陰, 內健而外順.

서로 이용되어야 내외가 협조적이어서 만물이 마침내 생겨나며 생기는 것에 멈춤이 없다. 만약 음양이 충분하게 서로 이용되지 못하면 생명은 곧 소실될 것이다. 곧 "음이 없으면 양이 생할 수 없고, 양이 없으면 음이 커갈 수 없다"[5]는 것이다.

③ 음양의 상호 전화

사물이 생겨나는 것을 화(化)라고 하고 사물이 절정에 이르는 것을 변(變)이라 하는데, 일정한 조건하에서 음은 양으로 변할 수 있고 양은 음으로 변할 수 있다. 예를 들면 괘를 구할 때 노양(老陽)이 소음(少陰)으로 변할 수 있고, 노음(老陰)이 소양(少陽)으로 변할 수 있는 것인데, 괘상 중에서 비극(否極)하면 태괘(泰卦)가 오고 박극(剝極)하면 복괘(復卦)가 이르는 등이다. 건괘상구(乾卦上九) 상사(象辭)에 "높은 지위에 있는 자도 삼가지 않으면 후회하게 되고, 가득 찬 것은 오래가지 않는다"[6]라 한 것과 곤괘상육(坤卦上六) 상사(象辭)에 "용이 벌판에서 싸우니, 그 도(道)가 무궁하다"[7]라 한 것과 소강절(邵康節)이 말한 "움직임이 시작되면 곧 양이 생하고, 움직임이 극에 이르면 음이 생하고, 고요함이 시작되면 곧 음이 생하고, 고요함이 극에 이르면 양이 생한다"[8]라고 한 것들은 모두 사물이 극하면 반드시 전환한다는 뜻을 포함하고 있다.

④ 음양의 상호 소장

『주역(周易)·계사하(繫辭下)』에 말하기를 "해가 가면 달이 오고, 달이 오면 해가 오는데, 해와 달이 서로 밀어서 밝음이 생한다. 한이 가면 서가 오고, 서가 가면 한이 오는데, 한과 서가 서로 밀어서 세월이 이루어진다"[9]라 하였다.

---

5) 無陰則陽無以生, 無陽則陰無以長也.
6) 亢龍有悔, 盈不可久也.
7) 龍戰于野, 其道窮也.
8) 動之始則陽生, 動之極則陰生, 靜之始則陰生, 靜之極則陽生.
9) 日往則月來, 月往則日來, 日月相推而明生焉. 寒往則暑來, 暑往則寒來. 寒暑相推而歲成也.

2. 『내경(周易)』 음양학설의 형성 및 운용

『주역(周易)』의 음양 개념이 생겨난 뒤에 사람들은 음양의 구체성에 대해 그 기준이 일치되지 않음을 지적했다. 어떤 사람은 음양을 두 종류의 특수한 기(氣)로 보았는데, 『좌전(左傳)』에는 진(秦)나라 명의를 기재하고 병인(病因)을 상세히 서술하여 나타내기를 "하늘에는 육기(六氣)가 있다. …… 말해보면, 음·양·바람·비·어둠·밝음이다. 과하면 재앙이 된다"[10]라 하여 하늘에는 6종류의 기가 있다고 여겼는데, 음양은 그 가운데 두 종류라고 지적하였다. 만약 어떤 종류의 기가 태과 혹은 불급하면 상응하는 병재(病災)를 일으킬 수 있다. 어떤 사람은 이 두 종류의 구체적이고 대립적인 역량을 인식하였는데, 서주(西周) 말년에 백양부(伯陽父)는 음양을 이용하여 지진을 해석하였다. 그가 말한 "음이 잠복되어 나오지 못하고, 양이 핍박받아 오르지 못하면 이에 지진이 있게 된다"[11]는 것도 바로 음양 두 종류의 대립적 물질 역량이 협조적으로 운동하지 못할 때에 지진 등을 일으킬 수 있음을 설명한 것이다. 음양에서 비롯하여 개괄한 한열·온습·승강·허실·동정 등의 모순 현상은 인체의 생명 과정에서 급작스럽게 체현되는 것인데, 그로 인해서 음양이론은 의학과 긴밀한 결합을 이루었다. 전국 시대에 『내경(內經)』의 저자는 이전 사람들이 이룩한 기초 위에서 음양의 일대 범주에 대해서 더욱 발전된 정리를 하고 향상을 이룩하여 중의 이론에 응용함으로써 음양이 더 이상 어떤 종류의 한 사물 혹은 작용을 대표하게 하지 않으면서 특수한 의의를 갖추고 있는 이론학설을 이루게 되었다.

먼저 『내경(內經)』에서 '기(氣)'는 우주를 구성하는 처음 물질이다라고 인식되었다. 모든 기는 또 음기(陰氣)와 양기(陽氣) 크게 두 가지 종류로 나뉘어지는데, 양기는 경(輕)·청(淸)하고 승(升)해서 화산(化散)하며 무형의 태공(太空)이 된다. 음기는 탁(濁)·중(重)하고 강(降)해서

---

10) 天有六氣. …… 曰, 陰陽風雨晦明也. 過則爲災.
11) 陰伏而不能出, 陽迫而不能烝, 于是有地震.

응취(凝聚)하며 유형의 대지(大地)를 이룬다. 천지 음양지기(陰陽之氣)의 상호 교감 작용은 곧 만물을 생성한다. 그래서 『내경(內經)』에서 “사시음양은 만물의 근본이다”12)라고 한 것과 『주역(周易)·계사상(繫辭上)』에 “일음일양을 일러 도라 한다”13)라고 한 관점은 매우 근접한 것이다. 이렇게 본다면 만물은 모두 음양 이기(二氣)에서부터 구성된 것으로 어떠한 사물도 음양의 대립 통일 중에 있지 않은 것이 없음을 알 수 있다. 이로 인해 『내경(內經)』은 『주역(周易)』 중의 음양 개념에 대해 또 새로운 설명을 진행하여 음양을 하나의 광범위한 영역으로 확대하였다. 『소문(素問)·음양이합론(陰陽離合論)』의 “하늘은 양이 되고, 땅은 음이 되며, 해는 양이 되고, 달은 음이 된다”14), 『소문(素問)·음양응상대론(陰陽應象大論)』의 “물은 음이 되고, 불은 양이 되며, 양은 기가 되고, 음은 미가 된다”15), 『소문(素問)·금궤진언론(金匱眞言論)』의 “음 중에 음이 있고, 양 중에 양이 있으며, 평단에서 일중에 이르기까지 하늘은 양이고 양 중의 양이다. 일중에서 황혼에 이르기까지 하늘은 양이고 양 중의 음이다. 합야에서 계명에 이르기까지 하늘은 음이고 음 중의 음이다. 계명에서 평단에 이르기까지 하늘은 음이고 음 중의 양이다”16)등은 이것으로써 이론적 기초로 삼아 ‘천인상응(天人相應)’이론을 제출하였으며, 창조적으로 인체의 조직 구성을 상호 대립적인 음양 두 부분으로 구분하였다. 예를 들면 『소문(素問)·금궤진언론(金匱眞言論)』에 “대저 사람의 음양을 말함에 밖은 양이 되고 안은 음이 된다. 인체의 음양을 말함에 등은 양이 되고 배는 음이 된다. 인체의 장부의 음양을 말함에 장은 음이 되고 부는 양이 된다. 등은 양이 되는데 양 중의 양은 심이다. 등은 양이 되는데 양 중의 음은 폐이다. 배는 음이 되는데 음 중의 음은 신이다. 배는 음이 되는데 음 중의 양은 간이다.

12) 四時陰陽者萬物之根本也.
13) 一陰一陽之謂道.
14) 天爲陽, 地爲陰, 日爲陽, 月爲陰.
15) 水爲陰, 火爲陽, 陽爲氣, 陰爲味.
16) 陰中有陰, 陽中有陽, 平旦至日中, 天之陽, 陽中之陽也. 日中至黃昏, 天之陽, 陽中之陰也. 合夜至鷄鳴, 天之陰, 陰中之陰也. 鷄鳴至平旦, 天之陰, 陰中之陽也.

배는 음이 되는데 음 중의 지음은 비이다"[17]라 하였다.

『내경(內經)』 중의 음양학설에 대한 표현은 다음과 같이 정리할 수 있다.

① 음양의 상호대립

『소문(素問)·음양별론(陰陽別論)』의 "음은 안에서 다투고 양은 밖에서 흔들린다"[18], 『소문(素問)·학론(瘧論)』의 "음양이 상하로 서로 다투고 허실이 번갈아 일어나면 음양이 서로 이동한다"[19] 등은 이러한 특성을 설명한다.

② 음양의 상호의존

『소문(素問)·음양응상대론(陰陽應象大論)』의 "음은 안에 있으면서 양의 지킴이 되고, 양은 밖에 있으면서 음의 부림이 된다"[20]는 것은 이러한 특성을 설명한다.

③ 음양의 상호전화

『소문(素問)·음양응상대론(陰陽應象大論)』의 "음이 거듭되면 반드시 양이 되고 양이 거듭되면 반드시 음이 된다"[21], "한이 거듭되면 열이 되고 열이 거듭되면 한이 된다"[22], "한이 극에 이르면 열이 생기고 열이 극에 이르면 한이 생긴다"[23] 등은 이러한 도리를 설명한다.

④ 음양의 상호소장

『소문(素問)·맥요정미론(脈要精微論)』의 "동지로부터 사십오일 간에는 양기가 미미하게 올라가고 음기는 조금씩 내려오며, 하지에서부터 사십오일 간은 음기가 미미하게 올라가고 양기가 미미하게 내려온다"[24]라고 한 것은 일년 사계절 가운데 음양이 서로 소장되는 점진적

---

17) 夫言人之陰陽, 則外爲陽, 內爲陰. 言人身之陰陽, 則背爲陽, 腹爲陰. 言人身之臟腑中陰陽, 則臟者爲陰, 腑者爲陽. …… 背爲陽, 陽中之陽, 心也. 背爲陽, 陽中之陰, 肺也. 腹爲陰, 陰中之陰, 腎也. 腹爲陰, 陰中之陽, 肝也. 腹爲陰, 陰中之至陰, 脾也.

18) 陰爭于內, 陽搖于外.

19) 陰陽上下交爭, 虛實更作, 陰陽相移.

20) 陰在內, 陽之守也. 陽在外, 陰之使也.

21) 重陰必陽, 重陽必陰.

22) 重寒則熱, 重熱則寒.

23) 寒極生熱, 熱極生寒.

24) 冬至四十五日, 陽氣微上, 陰氣微下, 夏至四十五日, 陰氣微上, 陽氣微下.

인 변화 과정을 말한 것이다. 이렇게 『내경』 중의 음양학설은 『주역(周易)』의 음양학설을 충분히 드러내 보였음을 알 수 있다.

그 다음으로, 『내경(內經)』에 보이는 음양학설의 응용은 광범위한데, 다음과 같이 설명할 수 있다.

① 자연계의 변화

『소문(素問)·음양응상대론(陰陽應象大論)』: "청양은 천이 되고 탁음은 지가 된다. 지기가 위로 가서 구름이 되고 천기가 아래로 내려와 비가 된다. 비는 지기에서 나오고 구름은 천기에서 나온다."25)

② 인체의 조직구성

『소문(素問)·보명전형론(寶命全形論)』: "사람이 삶에 형이 있는데 음양과 분리되어서는 안 된다."26)

③ 인체의 생리기능

『소문(素問)·생기통천론(生氣通天論)』: "음이라는 것은 정을 저장하여 빠르게 일으켜 세우며, 양이라는 것은 밖을 에워싸서 견고하게 한다."27) "음이 평하고 양이 조밀해지면 정신이 이에 다스려진다. 음양이 떨어지면 정기가 이에 끊어진다."28)

④ 인체의 병리변화

『소문(素問)·음양응상대론(陰陽應象大論)』: "음이 승하면 양병이 생기고, 양이 승하면 음병이 생기고, 양이 성하면 외열이 되고, 음이 성하면 내한이 된다."29)

⑤ 변증진단

『소문(素問)·음양응상대론(陰陽應象大論)』: "잘 진찰하는 자는 얼굴색을 살피고 맥을 보고 먼저 음양을 판별한다."30) 팔강변증 및 육경, 위기영혈, 장부기혈변증 등은 모두 음양을 변증의 총강령으로 삼은 것

---

25) 淸陽爲天, 濁陰爲地. 地氣上爲雲, 天氣下爲雨. 雨出地氣, 雲出天氣.
26) 人生有形, 不離陰陽.
27) 陰者藏精而起亟也. 陽者衛外而爲固也.
28) 陰平陽秘精神乃治. 陰陽離訣精氣乃絶.
29) 陰勝則陽病, 陽勝則陰病, 陽盛則外熱, 陰盛則內寒.
30) 善診者, 察色按脈, 先別陰陽.

이다.

⑥ 치료법칙

『소문(素問)·음양응상대론(陰陽應象大論)』: "병을 치료하는 것은 반드시 근본에서 구한다."[31] 여기에서 근본이란 음양을 가리킨다. 『소문(素問)·지진요대론(至眞要大論)』: "음양이 있는 곳을 삼가 살펴서 그것을 조절하여 평하게 하여 시기로 삼는다."[32]

⑦ 약물의 성미 기능

『소문(素問)·음양응상대론(陰陽應象大論)』: "음미는 하규에서 나오고, 양기는 상규에서 나온다. 미가 두터운 것은 음이 되는데, 박한 것은 음 중의 양이 된다. 기가 후한 것은 양이 되는데, 박한 것은 양 중의 음이 된다. 기미가 맵고 달며 발산하는 것은 양이 되고, 시고 쓰며 용설하는 것은 음이 된다."[33] 『소문(素問)·지진요대론(至眞要大論)』: "짜고 용설하는 것은 음이 되고, 담담하고 삼설하는 것은 양이 된다."[34]

3. 결어

『내경(內經)』의 음양학설과 『주역(周易)』 중의 음양 개념의 실질은 기본이 서로 같은 바, 모두 소박한 유물 변증법 사상을 포함하고 있다. 『내경(內經)』의 음양학설은 『주역(周易)』 음양학설의 구체적인 체현으로 『주역(周易)』 음양학설의 이론적 지도하에서 끊임없이 보충되어 완벽을 기하였다. 중의 이론 체계의 각 방면에서 음양학설은 광범위하게 운용되어 그것을 이용해 자연계의 변화를 분석하고 인체의 생리기능과 병리변화법칙을 논증할 뿐 아니라 질병의 진단과 논치에 응용한다. 그래서 명대의 의가 장경악(張景岳)은 "비록 음양이 이미 내경에 갖추어졌다 하더라도 변화는 주역보다 큰 것이 없다. 고로 하늘과 사람의 한 이치는 모두 음양이다. ……"[35]라 하였다.

31) 治病必求于本.
32) 謹察陰陽所在而調之, 以平爲期.
33) 陰味出下竅, 陽氣出上竅. 味厚者爲陰, 薄爲陰之陽. 氣厚者爲陽, 薄爲陽之陰. …… 氣味辛甘發散爲陽, 酸苦涌泄爲陰.
34) 鹹味涌泄爲陰, 淡味滲泄爲陽.

역자 김혜선 / 교정 유애리

원 저 : 사천중의 1990년 8기(90108002)
由『周易』談『內經』陰陽學說的形成及運用

요 점 : 본문은 『주역(周易)』과 관련된 음양학설의 논술을 근거로 하여 『내경(內經)』의 음양학설이 형성된 기초를 상세히 서술하였으며, 자연계의 변화를 분석하고 인체의 생리기능과 병리변화 법칙을 논증하여 질병의 진단 치료 방면의 응용을 지도하였다.

주제어 : 주역 / 내경 / 음양

35) 雖陰陽已備于內經, 而變化莫大乎周易. 故曰天人一理者, 一此陰陽也. ……

『주역』이 중의'변증논치'이론에 끼친 영향

連江縣琯頭中心衛生院 陳功桑

『주역(周易)』은 중국 고대의 자연철학 전적(典籍)이다. 그 가운데는 소박한 변증법사상이 포함되어 있어서 중국 의학에 심각한 영향을 주었으므로 이전부터 '의역동원(醫易同源)'이라 하였다. 이 글에서는 『주역(周易)』이 중의 변증논치 이론에 끼친 영향에 대해 좁은 소견을 약술한다.

1. 『주역(周易)』의 '위(位)'·'시(時)'·'중(中)' 개념이 중의 변증논치에 끼친 영향

『역전(易傳)』의 매 괘는 초·이·삼·사·오·상의 육위(六位)로 나뉘어진다. 그 중에 이·사는 음위가 되고, 삼·오는 양위가 된다. 만약 양효가 양위(3·5)에 있고 음효가 음위(2·4)에 있다면, 그것을 '득위(得位)' 혹은 '득정(得正)'이라 하는데, 특별하지 않은 상황이라면 득위(得位)는 모두 길(吉)을 주관하고 사물의 발생 발전에 객관적인 공간기초를 가지고 있음을 나타낸다. 반대로 양효가 음위(2·4)에 있거나 음효가 양위(3·5)에 있다면, 그것을 '부득위(不得位)'라 하는데, 주로 흉(凶)을 주관하고 사물의 발생 발전에 공간 기초를 잃어버렸음을 나타내므로 대단히 어렵게 된다. 하나의 괘 중에서 2·5의 양위(兩位)는 중위가 되는데, 어떤 효가 위치하든지 모두 '득중(得中)'이라 하여 대개 이롭게 되는 바, 사물의 행함이 이곳에 이르면 이미 태과도 없고 또한 불급도 없이 중화(中和)의 최고의 상태를 갖추고 있음을 설명한다. 만약 양효가 오위(五

位)에 위치하고, 음효가 이위(二位)에 위치한다면 득위하면서 동시에 득중한 것이므로 크게 길(吉)하고 사물이 발전하기에 적합한 조건을 갖추고 있으며, 또 발전의 최고의 상태를 갖추고 있어 많은 부분에서 성공할 수 있음을 나타낸다. 『주역(周易)』에서는 또 사물의 발생 발전에는 각각 시간제한이 있어서 그 시간을 위배할 수 없다고 지적하였다. 풍(豊)괘 상사(象辭)에서는 "해가 중천에 뜨면 곧 사그라들고, 달이 가득 차면 곧 이지러지니, 천지가 가득 차고 빔이 시간과 더불어 사라지고 휴식하니 하물며 인간이랴? 하물며 귀신이랴?"[1]라 하였다. 이것은 천지가 항상 그 시간을 위반할 수 없는데 하물며 다른 사물이 위반하겠는가를 설명한 것이다. 결론적으로 '위(位)'·'시(時)'·'중(中)'은 이러한 의의를 갖추고 있다. 만약 한 가지 일이 이루어지는 바가 있다면 그것의 발전은 필수적으로 그것의 공간상의 조건〔位〕 및 시간상의 조건〔時〕에 적합해야 하며, 그 발전은 또 필수적으로 그것의 합당한 한도〔中〕에 부합해야 한다. 중국의학은 그 영향을 받아서 변증논치에 '위(位)'·'시(時)'·'중(中)'의 개념을 반영하였다.

⑴ '위(位)'

중국의학의 변증은 질병의 소재 부위를 명확하게 하는 데에 있으며 논치를 위하여 기초를 닦는 것이다. 그래서 "잘 진찰하는 자는 얼굴색을 살피고 맥을 보고 먼저 음양을 판단한다"[2], "음양이 있는 곳을 삼가 살펴서 그것을 조절한다"[3]고 하여 먼저 병위를 명확하게 해야 비로소 상응하는 치료를 할 수 있음을 말하였다. "병이 주리에 거하면 탕울이 미치는 바이고, 혈맥에 있으면 침석이 미치는 바이며, 그것이 장위에 있으면 주료가 미치는 바이고, 그것이 골수에 있으면 비록 사명이라 해도 어찌할 수 없다."[4](『史記·扁鵲倉公列傳』) 이것은 질병이

---

1) 日中則仄, 月盈則食, 天地盈虛, 與時消息, 而況人乎? 況鬼神乎?
2) 善診者, 察色按脈, 先別陰陽.
3) 謹察陰陽之所在而調之.
4) 疾之居腠理也, 湯蔚之所及也. 在血脈, 鍼石之所及也. 其在腸胃, 酒醪之所及也. 其在骨髓, 雖司命無奈之何.

위치한 '위(位)'로써 질병 발전의 길흉을 예측할 수 있다는 것이다.

장중경(張仲景)의 『상한론(傷寒論)』에서는 질병 발전의 각 단계를 음·양·표·리·한·열·허·실의 성질로 나타낸 것에 근거하여 태양·양명·소양·태음·소음·궐음의 육경으로써 변증논치를 개괄하였다. 즉, 태양병은 질병이 발생 발전하는 초기로 병사가 표에 있어서 병은 가볍고 위치는 얕으므로 마황탕과 계지탕으로 치료한다. 양명병은 양열이 항성하여 병사가 안으로 들어가 질병의 극성기에 처해 있는 것이므로 백호탕과 승기탕으로 치료한다. 소양병은 인체의 반표반리에 머물러서 정사(正邪)가 대립진퇴기에 처해 있는 것이므로 소시호탕으로 치료한다.

온병학자 섭천사(葉天士)는 온병을 위·기·영·혈의 다른 단계로 변증논치를 나누어, "위분에 있으면 한법이 가하다. 기분에 이르면 비로소 기분을 청하게 할 수 있다. 영분에 들어왔으면 또한 열을 투발시켜 기분에 전할 수 있다. 혈분에 들어왔으면 혈을 소모시키고 혈을 망행케 할 것이니 바로 량혈산혈해야 한다"[5]라고 함으로써 '병위(病位)'의 개념을 명확히 반영했다. 그 외에 오국통(吳鞠通)과 같이 온병을 상·중·하초로 나눈 변증논치 등등은 너무 많아서 일일이 다 헤아릴 수 없다.

(2) '시(時)'

질병이 일어나는 시간과 공간관을 근거로 해서 제때에 치료하고 아울러 병의 진로를 진단하며, 각 위의 정기를 충실히 하여 유기체의 화합을 촉진하며, 병사가 깊이 들어가 (병사를 몰아낼) 좋은 때를 놓치지 않게 한다는 것이다. 『소문(素問)·음양응상대론(陰陽應象大論)』에서는 "잘 다스리는 자는 피모를 다스리고, 그 다음은 기육을 다스리고, 그 다음은 근맥을 다스리고, 그 다음은 육부를 다스리고, 그 다음은 오장을 다스린다"[6]고 하였고, 장중경(張仲景)의 『금궤요략(金匱要略)』에서는 "간병을 보고는 간이 비에 전해지는 것을 알고 마땅히 먼저 비를

5) 在衛汗之可也. 到氣才可淸氣. 入營又可透熱轉氣. 入血就恐耗血動血, 直須凉血散血.
6) 善治者治皮毛, 其次治肌膚, 其次治筋脈, 其次治六腑, 其次治五臟.

실하게 해야 한다"[7]고 하였는데, 이것은 모두 '시(時)'의 개념을 구현한 것으로, 시기적으로 질병을 치료할 때를 잃지 않고 질병이 싹트는 시초를 막아 후환이 없게 하며 병사가 제거되게 한다.

⑶ '중(中)'

중국의학은 선약조방(選藥組方 : 약을 선택하고 처방을 구성함)을 마땅함으로 삼으니, 병을 치료할 때에 약물의 기미와 약력이 모두 병에 맞아 태과도 없고 또한 불급도 없게 된다. 태과하다면 정기를 상하게 되고 불급하다면 약이 병에 다다르지 못한다. 예를 들어 『소문(素問)·육원정기대론(六元正紀大論)』에서는 "대적대취는 그것을 없앰에 그 큰 것이 쇠하여져 반이 되면 멈춰야 하는데 과하면 죽는다"[8]라 하였고, 『소문(素問)·오상정대론(五常政大論)』에서는 "대독이 있는 약물로 병을 치료함에 십 중에 그 육을 제거하고, 상독이 있는 약물로 병을 치료함에 십 중에 그 칠을 치료하고, 소독이 있는 약물로 병을 치료함에 십 중에 그 팔을 치료하고, 무독의 약으로 병을 치료함에 십 중에 그 구를 제거하고, 곡식과 고기와 과일과 채소를 먹어 영양하면 십 중에 십을 다 없애지만 과하게 먹어 정기를 상하게 하지 말아야 한다"[9]라고 하였다. 장중경의 『상한론(傷寒論)』에도 이러한 정신을 명확하게 나타내어 계지탕(桂枝湯) 뒤에 "만약 한번 먹고 땀이 나면서 병이 나으면 복용을 멈출 것이지 반드시 제조한 약을 다 먹을 필요는 없다"[10]라고 하였으니, 곧 약력과 병이 서로 부합되어서 태과하여 정기를 손상시키는 폐단을 막아야 한다는 것이다.

2. 『주역(周易)』의 감·리 두 괘가 변증논치에 끼친 영향

『주역(周易)』의 8괘는 건(乾)·곤(坤)·진(震)·손(巽)·감(坎)·리(離)·간

7) 見肝之病, 知肝傳脾, 當先實脾.
8) 大積大聚, 其可犯也, 衰其大半而止, 過者死.
9) 大毒治病, 十去其六. 常毒治病, 十去其七. 小毒治病, 十去其八. 無毒治病, 十去其九. 穀肉果菜, 食養盡之. 無使過之, 傷其正也.
10) 若一服汗出病瘥, 停後服, 不必盡劑.

(艮)·태(兌)를 가리킨다. 그 부호는 건(☰)·곤(☷)·진(☳)·손(☴)·감(☵)·리(☲)·간(☶)·태(☱)가 된다. '—'을 이용해 양성을 표시하고 '--'을 이용해 음성을 표시한다.

감괘(坎卦)는 일양(一陽)이 이음(二陰)의 가운데에 감추어져 있는 것이고, 리괘(離卦)는 일음(一陰)이 이양(二陽)의 내에 감추어져 있는 것으로 음양 양자간에 상호조화를 이루어 나누어질 수 없는 관계가 있음을 설명한다. 이것의 영향을 받아 『소문(素問)·음양응상대론(陰陽應象大論)』에서는 "음은 안에 있어 양의 지킴이 되고, 양은 밖에 있어 음의 부림이 된다"[11]라고 하여 음양의 성질이 비록 같지 않지만 오히려 서로 용(用)이 되어 모두 인체의 정상적인 생리 기능을 유지하게 함을 설명하였다. 후세의 의가들은 여기에서 인체내의 기(양)·혈(음)의 상호관계를 깨달아 기가 행하면 혈이 행하고〔氣行則血行〕, 기가 체하면 혈이 응결되며〔氣滯則血凝〕, 기는 혈의 장수가 되고〔氣爲血帥〕, 혈은 기의 모가 된다〔血爲氣母〕는 이론을 제출하였다. 청대의 의가 왕청임(王淸任)이 이 이론을 따라 만든 보양환오탕은 오늘날까지 그대로 임상에서 널리 이용되고 있다.

명대의 의가 장경악(張景岳)은 "감(坎)은 일양이 이음 속에 의지한다. 리(離)는 일음이 이양 속에 감추어져 있다"는 음양호근 이론을 근거로 하여 새로운 변증논치 원칙을 깨달았다. 그가 "또한 양이 음을 잃어서 떨어지는 것은 양을 보하지 않고서 어찌 흩어져 망한 기를 구하겠습니까? 수가 화를 잃고서 패한 것은 화를 보하지 않고서 어찌 서의 죽어가는 음을 회생하겠습니까?"[12]라고 한 것은 또한 음양교제의 묘함이다. 때문에 "양을 잘 보하려는 자는 반드시 음 중에서 양을 구한다면 양이 음의 도움을 얻어서 생화에 다함이 없을 것이며, 음을 잘 보하려는 자는 반드시 양 중에서 음을 구한다면 음이 양의 승함을 얻어서 천원(泉源)이 마르지 않을 것이다"고 하였다. 좌귀환(左歸丸)·우

11) 陰在內, 陽之守也, 陽在外, 陰之使也.
12) 又有陽失陰而離者, 不補陽, 何以救散亡之氣? 水失火而敗者, 不補火, 何以蘇垂寂之陰?

귀환(右歸丸)을 만든 것은 감리수화학설(坎離水火學說)을 근거로 해서 깨달은 것인데, 오늘날까지 그대로 그것(坎離水火學說)을 이용하여 음양편쇠의 병증을 치료한다.

3. 『주역(周易)』의 지상달변사상(知常達變思想)이 중의변증논치에 끼친 영향

『주역(周易)·항괘(恒卦)·단전(彖傳)』에 "천지의 도는 항구하여 그치지 않는다. 일월이 하늘을 얻어 오래도록 비출 수 있고, 사시가 변화하여 오래 이룰 수 있고, 성인이 그 도에 오래도록 있어 천하가 이루어지니, 그 항상된 것을 보면 천지만물의 정을 가히 볼 수 있다"[13]라 하였는데, 항(恒)이 포함하고 있는 뜻은 '오랫동안' 혹은 '오래'이다. 항괘는 손(巽)이 아랫괘, 진(震)이 윗괘인데, 괘체(卦體)가 진의 양강(陽剛)은 위에 있고 손의 음유(陰柔)가 아래에 있기 때문에 진뢰손풍(震雷巽風), 음양교감(陰陽交感), 이기상성(二氣相成)하며 오랜 세월동안 바뀌지 않는 이치이다. 자연계 사물의 운동은 일정한 법칙이 있는 바, 언제든지 상대적인 항정(恒定 : 일정함)을 유지해야 하는데, 이것이 '상(常)'이다. 중국의학에는 질병이 비록 천변만화하지만 일정한 법칙을 갖고 변화하므로 일반적인 질병은 모두 고유한 전변법칙과 흔히 보이는 증상이 있다고 인식하였다. 『소문(素問)·옥기진장론(玉機眞藏論)』에 "오장에 병이 있으면 각각 그 승하는 것으로 전해진다"[14]라 하였고, 『소문(素問)·음양응상대론(陰陽應象大論)』에는 "양이 성하면 열이 되고, 음이 성하면 한이 된다"[15]라 하였는데, 이러한 것은 질병의 변화 과정 중에서 인식되었고 질병의 증상과 성질은 모두 서로 일치된다. 그래서 치료는 반드시 일정한 법칙이 있는데, 예를 들면 "한자열지(寒者熱之)" "열자한지(熱者寒之)"로서 이를 근거하여 제출한 것이 "역자정치(逆者正治)"

13) 天地之道恒久而不已也. 日月得天而能久照, 四時變化而能久成, 聖人久于其道而 天下化成, 觀其所恒, 而天地萬物之情可見矣.

14) 五臟有病則各傳其所勝.

15) 陽盛則熱, 陰盛則寒.

의 치료 원칙이다. 이는 임상에서 병을 치료하는 일반적인 법칙이다.

『역경(易經)·계사상(繫辭上)』에 "변화의 도를 아는 자는 그 신이 하는 바를 안다"[16]라 하였다. "변화의 도를 아는 자"라는 것은 사물의 내재적인 객관 규율을 파악하여 따르는 것인데, 그 항상됨을 이해하고 그 변화를 관찰한다. 중국의학에서는 질병의 발생과 발전이 비록 일반적인 법칙이 있지만 시간·환경·조건 등 여러 방면의 요소에 영향을 받는다고 인식하였으나, 또한 질병이 상반된(항상됨에 어긋남) 변화를 나타낼 수도 있다는 점을 인식하였는데, 이것은 질병 변화의 특수성이다. 이로 인해 질병의 발생과 발전의 '상(常)'을 파악해야 할 뿐만 아니라 반드시 질병변화의 특수성을 관찰하고 이해해서 그 변화에 통달해야 한다. 이것을 근거로 중국의학은 또 질병의 증상과 병변의 성질이 부합되지 않거나 가상을 드러내는 병변의 특징을 근거로 해서 "종자반치(從者反治)"라는 『소문(素問)·지진요대론(至眞要大論)』의 치료원칙을 제정하였고, "열인열용(熱因熱用)", "한인한용(寒因寒用)" 등의 특수한 치료방법을 제출하여서 그 '변(變)'에 대응하였다. 이것은 『주역(周易)』의 "변화의 도를 아는 자"라는 사상의 체현이다.

역자 김혜선 / 교정 유애리

원 저 : 복건중의약 1990년 2기(90072024)
略談『周易』對中醫'辨證論治'理論的影響

16) 知變化之道者, 其知神之所爲乎.

제 II 편

생리학
양생기공학

음양의 주종관계에 대한 논의

廣州部隊軍醫學校 甘樹炯

중의학은 인체의 생명 활동에서 양기(陽氣)의 중요 작용을 강조한다. 예를 들면 『소문(素問)·생기통천론(生氣通天論)』에서 "양기란 것은 하늘의 해와 같아서 그 소임을 잃으면 수명이 끊어지고 밝지 않다"[1), "무릇 음양의 중요점은 양은 촘촘하고 견고하다"[2)고 했다. 이런 이유로 후세 의가들이 인체는 양기로써 주도적인 것을 삼고 음은 종속관계에서 존재하는 것이라고 제의했다. 그 중 가장 대표적인 명대의 장경악(張景岳), 그는 "무릇 음은 양으로써 주를 삼고 조화의 근원에 관계하여서 성명(性命)의 근본이 되는 것은 오직 이것뿐이다"[3)라고 지적했다. 최근의 사람(신중의-1987.12)들 또한 인체 생명 활동은 양기로써 주도를 삼고 음은 종속되는 것이라고 인식했다. 이에 대해 필자는 분별이 없다고 생각지 않으며 나의 의견을 서술하니, 걸맞지 않은 곳은 바로 잡아 주기를 바란다.

1. 철학으로 본 인체 음양의 주종관계

유물변증법에서는 "모순 투쟁 과정은 주된 것과 부차적인 것이 있다"고 인식한다. 중의학의 음양학설은 비록 완전하지는 않더라도 철학의 모순 학설과 동일시되는데, 다만 중의학은 음양의 상호 이용 관계의 논술에서 인체의 생장 발육 과정 중 시시각각 음과 양 상호간의 주

1) 陽氣者, 若天與日, 失其所則折壽而不彰.
2) 凡陰陽之要, 陽密乃固.
3) 夫陰以陽爲主, 所關于造化之原, 而爲性命之本者, 唯斯而已.

종관계가 있다고 인식한다. 예를 들면 『소문(素問)·음양응상대론(陰陽應相大論)』에서 "양은 기(氣)를 화하고 음은 형(形)을 이룬다"[4]라고 했다. 이것은 물질 형태의 변화 과정을 설명한 것인데, 물질이 액체로부터 변화해 기체를 이루는 '기화(氣化)'과정은 양이 주도적 역할을 하고, 음이 종속적이 된다. 기체로부터 변화해 유형의 액체를 이루는 '성형(成形)'과정에는 음이 주도적 역할을 하고 양이 종속적 지위가 된다. 이것은 곧 음과 양이 만들어낸 대표 사물의 상호 대립적 두 면을 설명한 것으로 주종을 구분한 것이다. 바꾸어 말하면, 인체의 생명 활동 과정에서 항상 양이 주가 되고 음이 종이 되는 것이 아니고 음이 주가 되고 양이 종이 되기도 한다.

2. 음양의 주종관계의 가변성

유물변증법의 다른 하나의 관점은 사물의 발생 과정 중 모순 쌍방의 주차관계(主次關係)는 서로 연계되어서 일정한 조건하에서 서로 전환될 수 있음을 인식한다. 인체는 부음포양(負陰抱陽)의 유기생명체이며, 사람의 생명활동은 음양 두 기의 운동으로써 변화되어 체현되는 것이다. 인체 내의 음양은 조화롭게 운동하지만, 절대 평형은 아니고 일종의 비균형 상태에 처하는 것이며 또한 끊임없는 변화를 통하여 인체의 정상 생리 기능 활동을 유지한다. 예를 들면 인체는 기능 활동과 물질의 신진대사 방면에 대해, 각종의 기능활동〔陽〕의 생산이 있는데 반드시 일정한 영양물질〔陰〕의 소모를 필요로 하고, 각종 영양물질〔陰〕의 신진대사는 또 반드시 일정한 에너지〔陽〕를 소모한다. 이러한 소장(消長) 전환과정에는 음양의 주종관계의 전환 문제가 있다. 전자가 설명한 것은 음이 주가 되고 양이 종속되는 것이고, 후자의 것은 양으로써 주를 삼고 음이 종속되는 것이다. 감기 발열환자의 경우, 치료를 제때에 하지 못해서 폐렴이 겹치면 발열(發熱)·흉통(胸痛)·기침·담황(痰黃)·구갈뇨황(口渴尿黃)·대변비결(大便秘結)·설홍태황(舌紅苔黃) 등이 나타

---

4) 陽化氣, 陰成形.

난다. 병의 증세가 양열항성증(陽熱亢盛症)을 나타내면 양열항성이 주요 원인이 되고 상진(傷津)이 부차적인 원인이 된다. 치료를 하고 열이 내려간 후 환자는 열사상진(熱邪傷津)을 나타내고 음이 줄어든 증상이 두드러지는데, 이때 음액이 소모되는 것이 주요 모순이고 남은 열이 제거되지 않는 것은 부차적인 원인이 된다. 음양의 주종관계가 고정되어 결코 변하지 않는 것이 아님을 볼 수 있다.

3. 임상의 의의에 있어서 음양의 주종관계

중의학은 "병을 치료할 때 반드시 근본에서 구한다"[5]는 것을 강조한다. 전체적인 위의 이야기를 따라보면, 이 '근본'은 곧 음양(陰陽)이다. 질병을 진단하고 치료할 때, 주도적 지위의 원인을 사로잡기 시작해서 인체의 음과 양의 주종관계를 분명하게 가릴 수 있다면 의사가 임증(臨症)시에 위험을 보아도 다급하지 않을 수 있고 복잡한 것에 부딪혀도 어지럽지 않을 수 있으며, 마음 속에서는 순서가 있어서 순서대로 관리해서 병을 낫게 하는 방법을 한층 수준 높게 하고, 임상에서 질병을 진단하고 진료하는 수준을 향상시킬 수 있다. 이를테면 근래의 방약중(方藥中) 교수는 조설양위(早泄陽萎) 환자를 치료할 때 신중하게 장양약(壯陽藥)을 사용할 것을 주장하며, 음을 양성함에 착수하면 "음중에서 양을 구한다"[6]는 것에 따라 양음약(養陰藥)에 1~2종류의 보양약(補陽藥)을 더하게 된다. 항상 사용하는 지백팔미환(知柏八味丸)에 치료를 가감하면 많은 효과를 얻을 수 있다. 방 교수가 이러한 이론을 이끌어 내고, 그가 이러한 질병들을 진단하고 치료할 때, 환자를 만났을 당시 음정(陰精)이 소모되는 것이 환자의 음양이 균형을 잃은 주요 원인이다. 따라서 음정이 소모되는 것이 주도적인 원인이 되고, 양기가 부족한 것은 종속된 것이므로 자음사화법(滋陰瀉火法)을 채용하면 매우 효과적이다.

---

5) 治病必求于本.
6) 陰中求陽.

또 예를 들면 소화관 출혈로 야기된 실혈성(失血性) 쇼크 환자는 실혈과다로 인하여 음혈(陰血)이 망탈(亡脫)되어 머리가 어지럽고 기력이 쇠약해지며 정신이 흐리멍덩해지고 땀이 뚝뚝 떨어지며 안색이 창백하고 입술이 핏기가 없어지고 혀가 부으며 백태(苔白), 규맥(芤脈) 등의 음의 손실이 양에까지 미친 망음망양증(亡陰亡陽證)이 나타난다. 이때에 음양 두 가지에서 분명한 것은 망양이 주가 되고 망음이 종이 된다는 것이다. 치료상에서 유형의 사물은 빨리 생길 수 없으므로 무형의 기를 우선 구할 것을 강조하며 많이 사용하는 독삼탕(獨蔘湯) 혹은 삼부탕(蔘附湯)에 생맥산(生脈散)의 종류를 합하면 양으로 돌아가 이탈되는 것을 구한다. 양기가 회복된 후는 실혈로 야기된 음혈 부족 상승이 주요 원인이 되고 양기가 허한 것이 부차적인 원인이 된다. 이때, 치료 중점은 실혈로 인해 가져온 음혈 부족의 병증이고 양혈보혈(養血補血)의 처방을 사용한다. 예를 들면 사물탕(四物湯)·팔진탕(八珍湯) 등이 있다.

총괄하면 임상에서 "양기가 주도적인 지위가 된다"7)는 정식을 지키는 것은 옳지 않으며 마땅히 음양의 주종관계를 분명하게 구별하고 이 두 가지 변화의 동향을 파악해서 주요 원인을 찾아내고 증세를 판단해서 치료를 할 수 있다.

역자 김혜선 / 교정 표지희

원 저 : 길림중의학 1992년 4기(92054007)
淺淡陰陽的主從關係

---

7) 陽氣爲主導.

단계의 음승양강법

蓬安縣衛校 張心海

음양승강(陰陽升降)에는 양승음강(陽升陰降)과 음승양강(陰升陽降)이 있다. 이동원(李東垣)은 양승음강을 논함에 있어서 특히 양기(陽氣)의 승발(升發)을 중시하였는데, 주단계(朱丹溪)는 이동원의 관점을 계승하여 음승양강으로서 '음양비화(陰陽比和)'라는 새로운 관점을 만들었다. 그는 '음양비화'를 이루기 위해 반드시 음승양강을 기본 조건으로 하였는데, 이것은 이동원의 학설에 대하여 중요한 발전을 이룬 것이다.

단계의 승강학설은 인체의 생리·병리 방면에서의 상세한 논술 이외에도 치료상에 있어서 비토(脾土)의 음을 매우 중시하면서 비(脾)의 전수(轉輸)작용을 돕는 것을 중시했다. 음허양성(陰虛陽盛)에 대하여 '보음억양(補陰抑陽)'을 중시하였으며, 특히 양음보혈(養陰補血)의 작용을 강조하였다. 그는 "음혈을 보양함으로써 양은 스스로 음과 서로 부합되어 음양비화를 이루니 어찌 승(升)이 있겠는가?"[1]라고 하였다. 주단계의 음허양성을 치료하는 특징은 '육음잠양(育陰潛陽)' 방법을 사용하지 않고 음혈(陰血)을 보(補)하여 승하게 함으로써 음승양강하여 '음양비화'에 도달하는 방법을 상용한다는 것인데, 이것은 그의 독특한 견해이다. 필자는 학습을 통하여 많은 가르침을 얻었으며 더욱이 음허양왕(陰虛陽旺)의 치료방면에서는 아래와 같은 체험을 하였다.

흉비(胸痺 : 폐기종·늑막염·심장병 따위의 가슴이 아픈 병)의 음허양왕증 : 양면발적(兩面發赤 - 양 볼이 붉어짐), 두부홍열(頭部烘熱 - 머리에

1) 補養陰血, 陽自相附, 陰陽比和, 何升之有?

홍열이 남), 이명이폐(耳鳴耳閉 – 귀가 울리거나 막힘), 구건구고(口乾口苦 – 입이 마르거나 쓰다), 흉중작통(胸中灼痛 – 가슴이 타는 듯한 통증), 불매(不寐 – 잠을 자지 못함), 설적태황(舌赤苔黃 – 혀가 붉어지고 설태가 황색이 됨), 맥현삭(脈弦數) 등의 증상이 나타난다. 육음청양(育陰淸陽 – 음을 기르고 양을 맑게 함)하여야 하는데, 무관시중의원(武灌市中醫院)의 자생청양탕가감(資生淸陽湯加減)으로 처방한다.

현훈(眩暈 : 현기증)의 간음허화왕증(肝陰虛火旺症) :

현훈두통(眩暈頭痛), 목적협통(目赤脇痛 – 눈이 붉어지고 옆구리가 아픔), 구건구고, 시유범산(時有泛酸 – 때때로 신물이 넘어옴), 설적태황, 맥현세삭(脈弦細數) 등의 증상이 나타난다. 보통 양음강화법(養陰降火法)을 사용하는데, 『심씨존생서(沈氏尊生書)』의 자음강화탕(滋陰降火湯)과 좌금환가감(左金丸加減)으로 처방한다.

폐노(肺癆 : 폐결핵)의 음허화왕증 :

담타황조(痰唾黃稠 – 가래침이 황색이며 걸쭉함), 해혈선홍(咳血鮮紅 – 각혈이 선홍색임), 골증노열(骨蒸癆熱 – 깊숙한 부위에서 끓듯이 나는 열. 陰虛潮熱의 熱氣가 裏部에서 透發해 나오므로 이렇게 이름함), 심번실면(心煩失眠 – 열로 인해 가슴이 답답하여 잠을 이루지 못함), 설홍강(舌紅絳 – 혀가 붉음), 맥세삭(脈細數) 등의 증상이 나타난다. 자음강화(滋陰降火)로서 치료하는데, 백합고금탕(百合固金湯) 혹은 진교별갑탕가감(秦艽鱉甲湯加減)을 사용한다.

혈증의 음허화왕증 :

구설생창(口舌生瘡 – 입과 혀에 상처가 생김), 구취치뉵(口臭齒衄 – 입냄새가 나거나 치혈이 흐름), 두통목적(頭痛目赤 – 두통이 나고 눈이 붉어짐), 이명(耳鳴), 설적태황(舌赤苔黃), 맥삭(脈數) 등의 증상이 나타난다. 보양사화(補陽瀉火)를 위주로 치료하는데, 옥녀전합자음강화탕가감(玉女煎合滋陰降火湯加減)을 사용한다.

부녀장조(婦女臟躁 : 일종의 발작성 정신병)의 심허화독항(心虛火獨亢) :

환상환각(幻想幻覺 - 환상이나 환각이 보임), 곡소무상(哭笑無常 - 울다가 웃다가 함), 희노부정(喜怒不定 - 좋아하기도 하고 화를 내기도 함), 빈빈하흠(頻頻呵欠 - 자주 하품을 함), 불사음식(不思飮食 - 음식을 먹으려 하지 않음), 수면불안(睡眠不安), 설홍소태(舌紅少苔 - 혀가 붉어지고 설태가 적어짐), 맥현삭(脈弦細) 등의 증상이 나타난다. 자심음강심화법(滋心陰降心火法)을 이용하는데, 감맥대조탕가감(甘麥大棗湯加減 : 淮小麥(浮小麥)·生鐵落(철을 달인 물을 약으로 씀)·生菖蒲·紅棗·甘草 등)을 사용한다.

영류(癭瘤 : 목덜미에 생기는 종기)의 심간화항형(心肝火亢型) :

영류종대(癭瘤腫大 - 갑상선 기능 항진증. 목이 부으나 딱딱하지는 않음), 질연(質軟), 심번불안(心煩不安), 선노다한(善怒多汗), 심계수전(心悸手顫 - 가슴이 두근거리고 손이 떨림), 수족심열(手足心熱 - 손바닥과 발바닥에 열이 나는 증상), 목돌(目突 - 눈이 돌출되어 나옴), 설적태황(舌赤苔黃), 맥세삭(脈細數) 등의 증상이 나타난다. 자음억화(滋陰抑火)하여 치료하는데, 『의종금감(醫宗金鑒)』의 금련이모탕(芩連二母湯), 무관시중의원의 소영제항탕가감(消癭制亢湯加減)을 사용한다.

후비(喉痹)의 음허화왕증 :

후두종통(喉頭腫痛 - 후두가 붓고 아픔), 해수성시(咳嗽聲嘶 - 기침소리가 쉰소리로 남), 인부암홍(咽部暗紅 - 인후부가 암홍색), 허번비뉵(虛煩鼻衄 - 가슴이 답답하고 코피가 남), 소변단적(小便短赤 - 소변양이 적고 색이 붉음), 설홍소태, 맥세삭 등의 증상이 나타난다. 양음사화법(養陰瀉火法)을 이용하는데, 『중루옥약(重樓玉鑰)』의 양음청폐탕(養陰淸肺湯)에 찬신경험방(贊臣經驗方)의 양음리인탕가감(養陰利咽湯加減)을 합하여 사용한다.

모두 이와 같으니 하나하나 열거하지는 않겠다. 음승양강을 통하여 "음양비화"의 목적에 도달하기 위해서는 오로지 각종 병의 음허양왕증(陰虛陽旺證)에 대한 변증이 확실하여야 한다. 약을 사용함에 있어서 잘못이 없다면 자연히 뜻한 바의 효과를 얻을 수 있을 것이다. 더욱이 각종 완증(頑症 - 만성적 고질적 증상)에 대하여도 모두 이와 같다.

역자 전석수 / 교정 표지회

원 저 : 사천중의 1990년 2기(90102009)
學習丹溪陰升陽降治法體驗

오행에 대한 새로운 논의

湖南中醫學院大學院生 周德生
指導教授 陳大舜·曾勇

오행학설은 중의(中醫) 기초이론의 중요한 구성 부분의 하나이다. 전통적 오행학설은 금(金)·목(木)·수(水)·화(火)·토(土) 다섯 가지 사이의 생극승모(生克乘侮)를 이용하여, 인체 장부(臟腑) 사이의 생리·병리와 진료를 논증하여 왔다. 그러나 오행학설은 더욱 광범위한 내용을 포함하게 되었다. 오행이론에 대한 각가학설의 각도에 따라 연구 토론을 진행하여 시험삼아 지어 본 것이다. 졸렬하고 성숙되지 않은 의견으로 여러분의 고견을 기대한다.[1)]

1. 오행설(五行說)과 음양설(陰陽說)

오행이론은 음양학설의 기초에서 발전한 것이다. 목(木)·화(火)·토(土)·금(金)·수(水)의 기(氣), 다섯 가지 물질은 속성이 같지 않은 것을 추상하여 개괄한 것이다. 은주(殷周) 시대에 사람들이 살아가면서 오행을 이용하여 각종 사물 사이의 객관적인 관계성을 설명하였다. 『내경(內經)』은 오행이론을 의학에 운용하여 인체의 생리·병리 및 사람과 자연의 내외 환경 사이의 상호 연계를 설명하였고, 아울러 진단과 치료법을 제시하였다.

『사기(史記)』에 "역경은 천지·음양·사시·오행을 드러낸 고로 변화에

---

1) 抛磚引玉 : 벽돌을 던져서 구슬을 끌어들이다. 졸렬하고 성숙되지 않은 의견으로 다른 사람의 고견을 끌어내다.

능하다"[2]라고 하였다. 유향(劉向)은 더욱 명확하게 "하늘의 오성·운기·오행은 그 처음은 오직 음양에서 시작했다"[3]라고 제시하였다. 사람들은 자연에도 구체적인 것으로부터 추상적인 것으로, 간단한 것으로부터 복잡한 것으로, 단편적인 것으로부터 전면적인 것으로, 현상적인 것으로부터 본질적인 것으로 이르는 역사 발전의 과정이 있다고 인식하였다. 직관을 거쳐 상(象)을 유추하는 데도 먼저 이용된 것은 음양이론인데, 자연에 적용시킨 음양이론이나 사람에 적용시킨 음양이론이나 구별이 없다.[4] 『노자(老子)』에 "만물은 음을 가지고 양에 구애되며 충기로써 조화된다"[5]라고 하였다. 그러나 사회 발전에 따라 인류가 세계를 인식하는 방법 또한 발전했는데, 오행이론이 바로 그것이다.[6] 목·화·토·금·수 다섯 가지인데, 화는 양중지양(陽中之陽), 수는 음중지음(陰中之陰), 목은 음중지양(陰中之陽), 금은 양중지음(陽中之陰)이고, 토는 지음(至陰)인데 음류(陰類)에 속한다. 이로써 음양설(陰陽說)과 오행설(五行說)의 관계가 매우 긴밀함을 알 수 있다. 장경악(張景岳)은 "오행은 곧 음양의 질이며, 음양은 곧 오행의 기이니, 기는 질이 아니면 세우지 못하고, 질은 기가 아니면 행하지 못한다"[7]라고 말했다.

2. 고문(古文)의 오행설(五行說)과 금문(今文)의 오행설(五行說)

금문(今文) 『상서(尙書)』는 인체의 생리 기능에 근거하여, 오장(五臟)을 나누어 오행(五行)에 배속시켰는데, 그 배속 관계는 간은 목(木), 심은 화(火), 비는 토(土), 폐는 금(金), 신은 수(水)이다. 금문(今文)의 오행설(五行說)은 현재 우리가 쓰고 있는 설명 수단이 되어 이미 중의이

---

2) 易著天地陰陽四時五行, 故長于變.
3) 天之五星運氣五行, 其初猶發于陰陽.
4) 因爲沒有甚麽比日光的向背明暗更給人以區別了.
5) 萬物負陰而拘陽, 沖氣以爲和.
6) "五行理論就應運而生了"의 해석은 "五行 이론이 시기에 응하여 생겨났다"인데, 의미상 "五行 이론이 바로 그것이다"와 相通함.
7) 五行卽陰陽之質, 陰陽卽五行之氣, 氣非質不立, 質非氣不行.

론 체계의 한 구성 부분으로 융합되었다.

장태염(章太炎)[8]은 『논오장부오행부정설(論五臟腑五行不定說)』 중에서 "예전 『상서』에서 비는 목이고, 폐는 화이며, 심은 토이며, 간은 금이며, 신은 수라는 설이 있었다. …… 정씨의 주에는 '오기는 오장이 내놓은 기이다. 폐기는 열, 심기는 다음이며, 간기는 서늘함, 비기는 따뜻함, 신기는 차가움'이라 말하고, …… 내가 일찍이 정씨의 뜻을 미루어 봄에 대개 폐는 화가 되는 고로 열하고, 심은 토가 되는 고로 다음이 되고, 간은 금이 되는 고로 정하고, 비는 목이 되는 고로 따뜻하며, 신은 수가 되는 고로 차갑게 된다. 이것은 예전 상서의 논함과 함께 크게 차이가 없게 된다"[9]라고 제시하였다. 오장을 오행에 분배시키는 설(說)은 반복 운용을 거치고, 개진(改進)한 뒤에 점차적으로 형성된, 비교적 완전한 이론임을 알 수 있다. 비록 저것들(고문의 오행설과 금문의 오행설)의 귀납 배속이 같지 않지만, 오행의 방법론인 생극제화(生克制化)의 정체관(整體觀), 운동관(運動觀)과 평형관(平衡觀)의 의의는 같다.

3. 단상생극설(單相生克說)과 쌍상생극설(雙相生克說)

전통적 오행이론에서는 수생목(水生木)·목생화(木生火)·화생토(火生土)·토생금(土生金)·금생수(金生水), 목극토(木克土)·토극수(土克水)·수극화(水克火)·화극금(火克金)·금극목(金克木)이다. 『춘추번로(春秋繁露)』에 개괄하기를 "상생 사이에 상승이 있다"[10]라고 했다. 오행(五行)의 생극승모(生克乘侮)는 모두 그 특성으로 말한 것인데, 황원어(黃元御)는 "무릇 상생상극은 모두 기로써 이루어지지 질로써 이루어지지 않으니

8) 1938년에 『章太炎醫論』이라는 책을 지어, 적지 않은 學術問題에 대하여 자기의 見解를 발표. 예컨대 『內經』에 대해서는 '舍瑕取瑾'의 태도를 취하여 五臟을 五行에 配屬하는 說은 "類比에 너무 拘碍되지 말아야 한다"고 함.

9) 古尙書說, 脾木也, 肺火也, 心土也, 肝金也, 腎水也. …… 鄭注云, '五氣, 五臟所出氣也. 肺氣熱, 心氣次之, 肝氣凉, 脾氣溫, 腎氣寒.' …… 愚嘗推求鄭義, 蓋肺爲火故熱, 心爲土次之, 肝爲金故淨, 脾爲木故溫, 腎爲水故寒. 此與古尙書論仍無大異.

10) 間相生而比相勝.

질이 이루어진즉 생극은 불가능하다"[11]라고 말하였다. 오장(五臟)의 생리 활동 방식은 유기적인 일체로 연관되어 있는데, 신정(腎精)은 간을 자양하고, 간혈(肝血)은 심을 도우고, 심화(心火)는 비를 따뜻하게 하고, 비가 폐에 승(升)하여, 폐기가 신을 돕게 되는데, 이것이 상생(相生)이다. 폐가 강(降)하여 간이 항진되는 것을 막고, 간기는 비가 울창하게 되는 것을 막고, 비토는 신수를 막고, 신수는 심화를 제어하고, 심양은 폐금을 구속한다. 오장(五臟)은 상호 자생하고 상호 제약하여, 인체의 정상적인 생명 활동을 유지한다. 왕안도(王安道)는 "조화의 항상됨에 저항이 없으면 불가능하고, 또한 제재가 없어도 불가능하다"[12]라고 말하였다. 이것은『내경』시대에서 오늘날에 이르기까지 많은 의가들이 공통적으로 인식하는 것이다.

그런데 오행학설이 기술하는 우주의 구조도는 당연히 다유다층차(多維多層次)적인 입체여서, 그것의 이해가 그물망식의 평면도가 되어서는 안 된다. 조헌가(趙獻可)는『의관(醫貫)』중에서 "근세 사람들은 모두 수는 화를 극한다고 말하지만 나는 홀로 수는 화를 키운다"[13], "세상 사람들은 모두 토는 수를 극한다 말하지만 나는 홀로 수 중에서 토를 보한다"[14], "세상 사람들은 모두 목은 토를 극한다 말하지만 나는 홀로 화를 올려서 토를 배양한다"[15], "세상 사람들은 모두 금이 수를 생한다 말하지만 나는 홀로 수가 금을 생한다고 말한다"[16] 등등을 제시하였는데, 비록 그가 말한 수화(水火)가 진음진양(眞陰眞陽)·명문지화(命門之火)를 가리킬지라도 이런 종류의 쌍상생극(雙相生克) 학설은 방법론적으로 이미 전통적 관념을 타파하고 있어, 매우 큰 이론적 가치와 임상적 가치를 갖추고 있다. 청대(淸代) 화병암(華秉庵)도『의법심전(醫法心傳)』중에서 "금은 능히 수를 생하고, 수 또한 능히 금을

11) 凡相生相克, 皆以氣而不以質, 成質則不能生克也.
12) 造化之常, 不能以無亢, 亦不能以無制.
13) 近世人皆曰水克火, 而余獨曰水養火.
14) 世人皆曰土克水, 而余獨于水中補土.
15) 世人皆曰木克土, 而余獨升火以培土.
16) 世人皆曰金生水, 而余獨曰水生金.

생할 수 있어서, 금의 조한 성질로 폐위(肺痿)가 되면 모름지기 신을 자양하여 폐를 치료하는 것이 이것이다"17), "목은 토를 극할 수 있고, 토 또한 수를 극할 수 있어서, 비토(脾土)가 왕성하면 목을 베어 스스로 업신여긴다"18)라고 하였다. 그것을 임상에 시험해 보면 확실한 징험이 있다.

4. 오행단장설(五行單藏說)과 오행호장설(五行互藏說)

오행학설의 관점에 의하면, 거시적인 물질 세계의 구조모형은 오행 속성의 각종 물질 관계를 갖추고 있는 전체이다. 천인(天人)이 상응하기에 인체 또한 그러한데, 오행 귀납을 통해 간목(肝木)·심화(心火)·비토(脾土)·폐금(肺金)·신수(腎水)의 5대 기능 체계를 형성한다.

그러나 이것은 단지 오행단장설(五行單藏說)의 관점일 뿐이다. 실제로는 오행 가운데 어떠한 한가지라도 다 오행으로 나눌 수 있기에, 미시적인 우주 모형도 명백히 논술할 수 있다. 이것은 물질 세계의 단계가 무한하거나 나눌 수 있는 한계가 없는 성질19)을 나타냈고, 또한 중요한 방법론적 의의를 갖고 있다. 『유경도익(類經圖翼)』에서 "오행이란 것은 목·화·토·금·수이다. …… 다만 사람들은 다섯이 다섯인 줄만 알지, 다섯 중의 다섯이 다섯이 되어 이십오가 되고, 다시 오장의 묘(妙)가 있음을 알지 못한다"20)라고 했다. 『경악전서(景岳全書)』에 따르면 "이른바 무릇 양에는 다섯이 있어서 오장의 양이 된다. 무릇 오장의 기는 반드시 서로 자양하는 고로 오장 중에 반드시 각각 겸하여 나타나게 되므로, 이것이 이십오양이라 하는 것이다"21)라고 했다. 하몽요(何夢瑤)가 『의편(醫編)』에서 개탄하면서 "오장에 각각 오행이 있음을 알면

17) 金能生水, 水亦能生金, 金燥肺痿, 須滋腎以救肺是也.
18) 木可克土, 土亦可克水, 脾土健旺, 則斫木自乘也.
19) 無限層次性, 可無限可分性.
20) 五行者, 木火土金水也. …… 第人皆知五之爲五, 而不知五者之中, 五五二十五, 而復有五臟之妙焉.
21) 所謂凡陽有五者, 故五臟之陽也. 凡五臟之氣, 必互相灌濡, 故五臟之中, 必各兼見, 此所謂二十五陽也.

서로의 관계의 연유가 더욱 미루어지고 더욱 무궁하여 생의 묘가 나타나니 (그것을) 살피는 것을 즐기지 않겠는가!"[22]라고 했다. 당대열(唐大烈)이 지은 『오의회강(吳醫匯講)』 제2권에도 설생백(薛生白)의 『일강잡기(日講雜記)』에 나오는 8가지 원칙을 기술하고 있는데, 그 중 제3원칙에서 "『소문』을 읽어보면 귀가 심신에 겸하여 있고, 『영추』와 함께 보면 또한 폐와도 겸하니 매 규가 모두 오행을 겸하고 있음을 볼 수 있으니 천지의 기가 서로 들어가는 것이다"[23]라고 했다. 이것은 전통적인 관규(官竅) 이론과 다르고, 또한 (다른 것을) 검증하는 데 이용할 수도 있다.

5. 오행설(五行說)과 다행설(多行說)

우리는 오행학설의 주요 가치가 방법론적 의의에 있고, 음양학설에 대하여 필연적이고, 보충적이라는 것을 안다. 축세눌(祝世訥)은 오행모형은 인체가 스스로 자기를 조절하는 하나의 표현이고, 인체 조절과 방어 반응의 '조직 원칙', '자주성 원칙' 그리고 '목적성 원칙'을 반영했다고 여겼다. 오행 조절은 전형적인 피드백(feedback) 작용이고, 다양한 인체관계, 여러 가지 작용, 피드백(feedback) 제어, 불가역성, 전체 안정 등의 관계를 갖추고 있다. 오행학설은 인체 실제에 부합할 뿐 아니라, 또한 수학적인 다소 엄격한 규칙에도 부합되므로 특이한 요소를 가진 숫자 5에 따른다.

과학기술이 발달하지 않았던 고대에 사람들은 '실용관(實用觀)'이 발달함에 따라 자연과 인체의 몇몇 현상들을 해석하려 했고, 상상과 허구적 형식을 이용해서 일련의 이념화된 모식을 창조했다. 이러한 직관적인 체험과 이성적 사변의 병행 및 상호 보충은 전체적인 기능을 반영하고 있는 오행학설의 형성과 발전에 결정적인 작용을 했다. 이로

22) 知五臟各有五行, 則其相關涉之故, 愈推愈無窮, 而生生之妙, 不愈可見哉!
23) 讀素問耳兼心腎, 與靈樞合看, 則又兼肺, 可見每竅皆兼五行, 與天地之相互入者.

인해 각가학설의 관점에서 오행학설을 연구해 보면 최소한 오행이론은 과학적 내포와 매우 뛰어난 실천성을 갖고 있고, 그것의 존재는 상(象)을 유추해 내는 데 있어 생극제화(生克制化)로 이루어지는 전체관적인 방법론의 의의를 생각할 수 있을 것이다.

역자 문기영 장경희 서윤지 / 교정 박현식

원 저 : 절강중의학원학보 1991년 3기(91233041)
五行別論
주제어 : 오행(五行) / 각가학설(各家學說) / 방법론(方法論)

중의 '기'의 실질에 대한 생화약리학과 생물막학에서의 검토

中心實驗室 陳文爲·祁頌平·張家後·胡沛然

'기(氣)'는 중의 기초 이론의 핵심 내용으로 인체의 생명 활동을 유지하는 필요 인소이다. 근대 생물학에서는 생물 에너지원인 ATP가 인체를 유지하는 필요 물질이라고 인식했다. 그 생물 에너지의 특징은 각 조직 세포 내의 미토콘드리아(線粒體) 중에서 합성된 ATP가 단지 각 자조직의 에너지 수요를 만족시킬 수 있고 각 조직의 구성 특징에 따라 전환되어 많은 형식의 생리 기능을 이루는 것이다.

중의 '기'의 실제와 근대 생물 에너지원은 모두 물질성과 기능성의 비슷한 내용을 갖추고 있다. 다만 지금은 오히려 계통 비교의 실험 검증이 결여되어 있다. 본 과제는 상술한 두 가지 학술 사상 체계에 근거하여 임상에서 상용되는 익기중약복방(益氣中藥復方), 단미약(單味藥)과 동물의 심(心)·간(肝) 조직세포와 미토콘드리아의 구조 및 기능에 대한 영향이 있는 몇몇 단체(單體)를 선택하여 '기'의 실질을 밝히기 위하여 과학 근거를 제공하였다.

실험 연구 결과는 익기중약이 이하의 4가지 생물 작용을 갖추고 있음을 실증한다.

① 미토콘드리아 막구조와 기능의 완전성을 조절한다.
② 세포내 pH의 평형을 유지한다.
③ 막의 유동성을 조정하고 물질의 교환을 개선한다.

④ 약물을 통과시켜 산화 성분을 막고 유리기가 막지질을 손상시키는 반응을 억제한다.

익기중약의 이러한 작용은 중의학 익기약물의 메카니즘에 관한 내용과 '기'와 '생물에너지' 사이의 공통된 내용의 설명에 충실하고, 일정한 근거를 제공하며, 동시에 양자가 생명 활동을 유지하는 중에 있어서의 공조성을 설명할 수 있다.

역자 김민수 / 교정 박현식

원 저 : 북경중의학원보 1993년 2기(93092069)
從生化藥理學和生物膜學探討中醫'氣'的實質
주제어 : 기(氣) / 익기중약(益氣中藥) / ATP / pH(산도, 能荷值) / 미토콘드리아(線粒體) / 유리기(遊離基, 自由基) / 막구조(膜構造) / 지질과산화반응(脂質過酸化反應)

장경악이 논한 양생의 학술사상 탐구

北京中醫藥大學 劉占文

장경악(張景岳)은 명대(明代)의 저명한 중의학가로서 의술을 깊이 연구했을 뿐만 아니라 양생을 매우 중시하였다. 또한 독특한 견해를 가지고 의가(醫家)·도가(道家)·유가(儒家)·석가(釋家) 등을 모두 받아들여 정밀하고 투철하게 논술하여 중국양생학 발전에 매우 큰 공헌을 하였다. 지금부터 양생의 학술 사상에 대하여 아래와 같이 탐구해 보기로 한다.

1. 명문을 근본으로 하고 음양을 모두 중시하였다(命門爲本陰陽幷重)

장경악은 명문을 선천(先天)의 근본, 원기(元氣)의 근본으로 그 안에 진음(眞陰)과 진양(眞陽)이 남아 있어 장부(臟腑)의 음정(陰精)과 양기(陽氣)의 발원지이며 생명의 근본 원천이라 인식하였는데, 이점은 양생 방면에서 특별한 의의를 지니고 있다. 장경악은 『내경(內經)』의 "양기라는 것은 마치 하늘이 태양과 함께 하면서 빛나는 것과 같이, 즉 그 장소에 잃으면 수명을 실절하게 되어 밝게 드러내지 못한다"1)와 『주역(周易)』의 양(陽)이 강건(剛健)하면 장수(長壽)한다는 사상(思想)의 영향을 받아서 양생에 있어서 양기(陽氣)의 작용을 특히 중시하여, 양이 굳세면 장수하고 양이 쇠하면 요절(夭折)하게 된다고 인식하였다. 『유경(類經)』에서 "만물의 생함은 양에서 유래하고, 만물의 죽음도 양에

1) 陽氣者, 若天與日, 失其所則折壽而不彰.

서 유래되니, 양이 만물을 죽이는 것이 아니다. 양이 오면 생하고, 양이 가면 죽는 것이다"[2]라고 지적하여, 사람들에게 경고하기를 "생명을 보중(保重)하려는 자는 양기를 보호하여야 한다"고 하였다. 장경악은 양생을 논하는 동시에 음정(陰精)의 작용 또한 매우 중시하여 양생을 위해서는 음양을 모두 중시하여 치우침이 없어야 된다고 주장하였는데, 이것은 음양호근(陰陽互根)인 까닭이다. 『유경부익(類經附翼)』에서는 "생하는 이유를 알고자 하면 모름지기 양에서 살펴야 하는데, 양을 살펴야 한다는 것은 그 쇠함과 쇠하지 않음을 살피는 것이다. 존망의 이유를 알고자 하면 모름지기 음에서 살펴야 하는데, 음을 살펴야 한다는 것은 어그러짐과 어그러지지 않음을 살피는 것이니, 이것이 보중(保重)하는 요법이다"[3]라고 하였는데, 이러한 사상은 그가 만든 좌귀환(음)(左歸丸(飮))·우귀환(음)(右歸丸(飮))에 잘 나타나 있으며, 음에서 양을 구하고 양에서 음을 구하는 "보양을 잘한다는 것은 반드시 음 중에서 양을 구해서 양이 음의 도움을 얻어 생화가 무궁하게 하는 것이고, 보음을 잘한다는 것은 반드시 양 중에서 음을 구해서 음이 양의 승(升)함을 얻어 원천이 마르지 않게 하는 것이다"[4]의 치료학 관점 또한 마찬가지로 양생에 활용되었다. 명문을 근본으로 하고 음양 모두를 중시하는 것은 장경악의 양생 사상의 하나의 큰 특색이다.

2. 형을 다스리고 정을 소중히 여겨 형과 신을 함께 기른다 (治形寶精 形神共養)

중국 고대의 양생은 의가·도가·유가·석가를 막론하고 모두 신(神)을 기르는 것을 중시하였다. 장경악은 고인(古人)의 기초 위에서 치형보정(治形寶精), 형신공양(形神共養)의 양생 관점을 제기하였다. 형과 신을

---

2) 萬物之生由乎陽, 萬物之死亦由乎陽, 非陽能死物也, 陽來則生, 陽去則死矣.

3) 欲知所以生者, 須察乎陽, 察乎陽, 察其衰與不衰, 欲知所以存亡者, 須察乎陰, 察陰者, 察其壞與不壞, 此保重之要法也.

4) 善補陽者, 必于陰中求陽, 則陽得陰助而生化無窮, 善補陰者, 必于陽中求陰, 則陰得陽升而泉源不竭.

분명하게 나눌 수는 없다고 인식하여 『경악전서(景岳全書)』에서 "나에게 큰 즐거움이 있는 이유는 내가 형(形)을 가지고 있기 때문으로, 내게 형이 없다면 나에게 무슨 즐거움이 있겠는가?"5)라 하여, 형신공양을 강조하였으며, 형을 신의 집으로 삼아 "몸을 잘 기르는 것에 어찌 먼저 형(形)을 길러서 신명이 거하는 곳이 되게 하지 않겠는가?"6)라 하였다. 형을 기르는 관건(關鍵)은 정혈(精血)을 소중히 여기는 것으로, 즉 "양생을 잘한다는 것은 반드시 정을 소중히 여긴다는 것이다"7)라 하였으며, 정혈의 양생을 통하여 양형(養形)의 목적에 도달하게 된다. 양형과 양신(養神)의 관계에 대하여 장경악은 『유경』에서 매우 좋은 설명을 하였는데, "사람은 천지음양의 기를 품부받음으로써 태어나고, 혈육을 빌어서 형을 이루며, 하나의 기가 그 속에서 두루 흘러서 신(神)을 이루게 되며, 형신이 모두 갖추어져서 전체가 된다"8), "신(神)은 비록 정기로부터 화생(化生)되나 정기를 통솔하여 운용하는 것은 또한 내 마음의 신(神)에 있다"9)라 하였다. 형신이 모두 길러지면 비로소 형과 신의 다섯 가지가 길러지고 또한 비로소 전체가 천년을 보양(保養)하게 된다고 지적했다. 장경악은 형신공양의 형신통일론(形神統一論)을 변증하여 제기하였는데, 이러한 동태(動態)의 형신 공양관은 매우 과학적이며 매우 현실적인 의의와 지도적 작용을 갖추고 있다.

3. 선천을 중시하고 생육을 좋게 해야 한다(重視先天 優生優育)

장경악은 선천적으로 타고난 강약이 사람의 장수와 요절에 대하여 매우 중요한 영향을 미친다고 인식하여 『경악전서』에서 이르기를 "선천이 강후하면 오래 살고, 선천이 박약하면 요절한다"10)라고 하였다. 그러므로 장경악이 논한 양생 역시 선천을 중시하고 선천의 보양(保

---

5) 吾所以有大樂者, 爲吾有形, 使吾無形, 吾有何樂.
6) 善養身者, 何不先養此形以爲神明之宅.
7) 善養生者, 必寶其精.
8) 人稟天地陰陽之氣以生, 借血肉以成其形, 一氣周流于其中以成其神, 形神俱備乃爲全體.
9) 神雖由精氣化生, 但統馭精氣而爲運用者, 又在吾心之神.
10) 先天强厚者多壽, 先天薄弱者多夭.

養)에 더하여 태아 보건과 부모와의 관계가 매우 밀접하다는 것을 특히 강조하였다. 그 구체적인 내용은 아래 3가지 방면의 예가 있다. 첫째, 방실(房室) 보건을 중시하였으며 방사(房事)의 조화를 주장하였다. 장경악은 『경악전서』에서 명확하게 지적하기를 "음양의 도는 합치되면 모이고, 합치되지 않으면 문란해진다. 합해지면 이루어지고, 합치되지 않으면 패한다"11), "합과 불합에는 열 가지가 있는데, 이를 얻을 수 있는 것은 내게 있는 것이다"12)라고 하였다. 위에서 알 수 있다시피 방사 생활의 조화 여부는 자손의 유무와 직접 관계되는데, 방사의 조화는 부부 자신들의 건강에 유리할 뿐만 아니라 자녀의 건강과 장수를 위한 선천적 기초를 마련한다. 둘째, 욕망을 절제하고 몸을 강하게 하며 정을 보호하고 혈을 온전하게 하는 것은 우생(優生)의 중요 수단 중의 하나이다. 장경악은 『유경』에서 이르기를 "무릇 욕망을 절제하여 자식을 얻으면 귀하고 장수하며, 욕망을 절제하지 못하여 자식을 얻으면 천하고 요절한다"13)라고 하였다. 장수의 근본은 종종 임신하기 전에 결정되는데, 임신 전에는 욕망을 절제하고 정을 보호하며 혈을 온전하게 하여 선천의 근본을 굳건히 해야 한다. 태아가 이미 생겼을 때는 더욱 욕망을 절제하여 모기(母氣)가 새어나가게 하거나 선천의 근본이 동요되게 해서는 안 된다. 셋째, 음식을 알맞게 하고 태원(胎元)을 보양(保養)하고 선천을 자양(滋養)시킨다. 장경악은 『경악전서(景岳全書)·부인규(婦人規)』에서 임산부는 음식을 알맞게 하여 태아의 영양을 충족시켜야 하며 편식을 해서는 안 된다고 인식하였는데, 그에 이르기를 "무릇 음식의 종류는 사람의 장기(臟氣)와 각기 마땅한 것이 있으나, 반드시 얽매여 고집할 필요는 없지만, 오직 술을 많이 하는 것은 마땅하지 않다"14)라고 하였다. 특히 임산부에게 술이 금기라는 것은 매우 과학적으로 "술의 성(性)은 음열(淫熱)하여, 오직 성품을 어지럽히는 것만이 아니라 아울러 정(精)을 어지럽히고, …… 정이 충실치

11) 陰陽之道, 合則聚, 不合者楽, 合則成, 不合則敗.
12) 合與不合, 機有十焉, 使能得之, 僅在我焉.
13) 凡寡欲而得之男女, 貴而壽, 多欲而得之男女, 濁而夭.
14) 凡飮食之類, 則人之臟氣各有所宜, 似不必過于狗執, 唯酒多者不宜.

못하면 태원(胎元)이 견고하지 못하다"[15]라 하였다. 주지하다시피 임산부의 음주가 과도하게 되면 태아의 선천적인 사고(思考)에 손상을 주게 되므로 삼가하지 않으면 안 된다.

4. 중년에 건강을 확인하여 근기를 다시 세운다(中年修理再振根基)

중년은 이미 인생의 황혼기이며 인체 생명 활동이 성(盛)에서 쇠(衰)로 전환되는 시기이다. 현대 의학은 중년에 출현하기 시작하는 일련의 생리 변화 역시 많은 노년병을 일으키는 원인이라는 것을 과학적으로 실증하였다. 장경악은 인체 생명 활동 변화의 이러한 규율을 매우 중시하여 명확하게 지적하기를 "사람이 중년쯤에 마땅히 크게 한번 수리하여 다시 근기를 떨친다"[16]라 하였다. 동시에 사람들에게 인위적으로 이러한 생리 기능의 자연적인 노쇠 과정을 가속시키거나 젊음을 믿고 하지 않는 것이 없어서는 안 된다고 경고하였다. 청년기의 신체 건강을 믿고 양생에 부주의하고 생육(生育)·정지(情志)·노상(勞傷)·기욕(嗜欲)·음식(飮食) 등을 절제하지 않으면 인체의 정기가 크게 훼손되거나 결핍되어 좋지 않은 결과를 낳게 된다. 장경악은 『경악전서(景岳全書)·전충록(傳忠錄)』에서 "원기가 이미 손상됨에 소중한 것은 그것을 회복함에 있다"[17], "사람으로부터 상처를 입었으면 그 만회하는 방법이 사람으로부터 있지 않겠는가! 또 이것은 하늘을 거슬러 억지로 구하는 것이 아니고 또한 내 고유한 것을 회복하는 것에 불과한 것이다"[18] 등의 중년의 양생 원칙을 제출하였다. 이러한 양상의 조짐은 자연 규율과 부합되는 것으로서 단지 일련의 이미 잃어버린 물질을 다시 새롭게 만회하는 것인데, 이는 인력으로 도달할 수 있는 것이다. 이러한 종류의 '중년수리'의 양생 사상은 매우 적극적인 것이다.

---

15) 酒性淫熱, 非唯亂性, 幷且亂精, …… 精不充實, 則胎元不固.
16) 人于中年左右, 當大爲修理一番, 則再振根基.
17) 元氣旣損, 貴在復之.
18) 所喪由人, 而挽回之道有不仍由人乎! 且此非逆天以强求, 亦不過復吾之固有.

5. 사람이 안정되면 하늘을 극복할 수 있으며 장수와 요절은 사람에게 달려 있다(人定勝天 壽夭在人)

선천적으로 타고난 강약은 사람을 장수하게 하는 중요한 인소(因素)이지만 장경악은 선천을 중시하는 동시에 또한 후천의 조양(調養)을 강조하여 건강 장수의 관건은 사람의 주관적 능동성을 발휘하는 것이라고 인식하였다. 그는 『유경』에서 지적하기를 "이른바 선천〔天〕이 정해지면 후천〔人〕을 승(勝)할 수 있고, 후천〔人〕이 정해지면 선천〔天〕을 승(勝)할 수 있다"[19]라 하였는데, 이러한 관점은 손사막(孫思邈)이 『양생명(養生銘)』에서 지적한 "수요(壽夭)는 명(命)에 따라 정해지고, 수행은 각 사람에게 있다"[20]는 관점과 서로 부합되는 것이다. 선천적으로 타고나는 것은 부모의 책임이고 후천적 수양은 자기에게 있으니 체질 강약은 전화될 수 있는 것으로서 양생을 아는 자는 약하더라도 강해질 수 있고, 양생을 모르는 자는 강하더라도 약해질 수 있다. 장경악은 『경악전서』에서 이러한 도리에 대하여 충분히 논술하였는데, "선천이 강하고 후하면 장수하고, 선천이 박하고 약하면 요절한다. 후천이 배양된다는 것은 수명을 다시 늘이는 것이고, 후천이 깎인다는 것은 요절하는 것을 더욱 요절케 하는 것으로, 양천(선천과 후천)이 모두 온전함을 얻었다면 장수함을 의심할 필요가 없다"[21]라고 하였다. 또한 "선천의 강함은 믿을 수 없다. 믿으면 아울러 그 강함을 잃고, 후천의 약함은 마땅히 삼가함을 알고, 삼가하면 인간은 능히 천을 이긴다. 이른바 삼간다는 것은 정지를 삼가함으로써 정신을 보전하고, 한서를 삼가함으로써 폐기를 보전하고, 주색을 삼가함으로써 간신을 보존하고, 노권음식을 삼가함으로써 비위를 보전하고, …… 단지 표리로 하여금 휴손됨이 없게 하면 사질(邪疾)이 어디로부터 말미암

19) 所謂天定則能勝人, 人定亦能勝天.

20) 壽夭休論命, 修行在各人.

21) 先天强厚者多壽, 先天薄弱者多夭, 後天培養者壽更壽, 後天所削者夭更夭, 兩天俱得其全者, 耆艾無疑也.

아 일어나며 양천(陽川)의 균형이 나에게 있지 않겠는가?"22)라 하였다. 이로 말미암아 알 수 있다시피 사람의 장수와 요절은 대부분 자신의 섭생(攝生)과 양생에 좌우되며 사람의 주관적 능동성은 섭생 보건에서 주도적인 작용을 한다. 장경악의 이러한 '인정승천(人定勝天)'의 양생관은 사람의 인소를 제일로 하는 적극적 양생관으로 지금까지 지도적인 작용을 하고 있다.

역자 전석수 / 교정 박현식

원 저 : 절강중의잡지 95년 10기(9522A467)
張景岳論養生的學術思想探討

---

22) 先天之强者不可恃, 恃則幷失其强矣, 後天之弱者當知愼, 愼則人能勝天矣, 所謂愼者, 愼情志以保精神, 愼寒暑以保肺氣, 愼酒色以保肝腎, 愼勞倦飮食以保脾胃, …… 但使表裏無虧, 則邪疾何由而起, 而兩天之權不在我乎?

생명은 바로 운동에 있다

武漢市第二醫院 徐子評

기공(氣功 : 안으로 氣를 기르는 것을 가리킨다)은 상대 정지적(相對靜止的)인 것으로 목적은 장수하는 데 있다. 대개 이에 대해서는 다른 견해가 없다.

기공은 무엇인가? 기는 에너지를 말한다. 이는 물질의 운동이지, 운동하는 물질은 아니다. 어떤 학자는 기를 입자의 흐름이라고 말한다. 이는 거짓이 아니다. 다만 입자가 흐르지 않는 것은 기가 아니다. 공(功)은 공부(工夫 : 노력)이다. 그렇다면 신체의 에너지를 단련하는 공부는 곧 기공이고, 기공 그 자체는 움직임이고 정지된 것이 아님을 알 수 있다.

어째서 기공이 상대 정지적이라고 설명했는가?

1. 기공의 심화(深化)과정

일반적으로 『성명규지(性命圭旨)·본체공허초출삼계(本體空虛超出三界)』에서 설명한 "정(精)을 단련하여 기(氣)로 화(化)하고, 기(氣)를 단련하여 신(神)으로 화하고, 신(神)을 단련하면 허(虛)로 돌아온다"와 "허(虛)를 단련하여 도(道)에 합(合)한다"1)등 4가지 단계에 따른다.

(1) 정을 단련하여 기로 화한다[煉精化氣]

비의(脾意)로 중심을 삼고 "묘유주천(卯酉周天)"을 단련하여 간심양

1) 煉精化氣, 煉氣化神, 煉神還虛. 煉虛合道.

정(肝心陽精)이 위로 오르고, 폐신음정(肺腎陰精)이 하강하여 좌우로 선회하니, 이를 "양화(陽火)로 나가고", "음부(陰符)로 물러난다"고 하고, 또 '수내약(收內藥)'이라 명하고 종합하여 "사상을 화합한다〔和合四象〕"라고 하였다.

사상화합은 "금목수화(金木水火)가 진토(眞土)의 가운데서 혼융(混融)되고 정신혼백(精神魂魄)이 진의(眞意)의 내에 모인다"는 것이므로 "오행(五行)이 한곳에 모인다"라고 한다. 이것은 반드시 정(精)을 장(藏)하고 사(瀉)하지 않아 비기(脾氣)가 크게 왕성하여 식욕이 양호하니, 이것이 바로 "정을 단련하여 기로 화한다"라는 것인데, 상대 정지적으로 전화한다. "묘유주천(卯酉周天)" 이외에 또 자오주천연정법(子午周天煉精法)이 있다. 또 이를 "건곤교구(乾坤交媾 : 건곤이 상합하다)", "취감전리(取坎塡離 : 감을 취하여 리를 메운다)", "하거반운(河車搬運)", "활자시(活子時)", "수외약(收外藥)" 등으로 명한다. 성욕을 왕성하게 하지만 정(精)을 사하지 않게 한다. 여기서는 더 이상 설명하지 않기로 한다.

(2) 기를 단련하여 신으로 화한다[煉氣化神]

이것은 식신(識神)을 중심으로 삼아 무기토기(戊己土氣)를 단련하는 것이다. "기토(己土)를 단련하는 자는 이일(離日)의 수은〔火〕을 얻고, 무토(戊土)를 단련하는 자는 감월(坎月)의 납〔水〕을 얻는다. 납과 수은이 이미 모여서 금단(金丹)이 절로 굳는다." 단련하여 금단을 얻으면 심(心)이 신명(神明)을 주(主)하게 되어 전신이 건강하고 편안해진다. 『내경(內經)』에서 이르길 "고로 명(明)을 주하면 아래로 편안하고 이로써 양생하면 장수하고 죽을 때에도 위태롭지 않다. 천하를 다스린다면 크게 번영한다"[2)]고 하였다. 이렇다면 "연기화신(煉氣化神 : 識神)"의 효과를 설명함을 이용해서 전신이 건강해진다. 한걸음 더 나아가 상대 정지적으로 전화한다.

2) 故主明則下安, 以此養生則壽, 歿世不殆. 以爲天下則大昌.

(3) 신을 단련하면 허로 돌아온다[煉神還虛]

이것은 원신(元神)을 중심으로 삼아 식신(識神) 심음심양(心陰心陽) 두 기(氣)를 단련하여 음양(陰陽)을 측정할 수 없고, 동정(動靜)을 판단할 수도 없고, 있는 것 같기도 하고 없는 것 같기도 하고, 흩어진 것 같고 모인 것 같기도 한 혼돈 경계에 도달한다. 이것이 『성명규지(性命圭旨)·대도설(大道說)』에서 설명한 '기(炁)'이다. 이 시기에는 이미 상대 정지의 정점에 이른 것이다. 이상은 기공과정이 상대 정지가 점차 심화되는 과정임을 설명한다.

2. 동정결론(動靜結論)

기공은 이제 "신을 단련하면 허로 돌아오는〔煉神還虛〕" 경계에 도달하였다. 지극히 정적이고 정지적인 상태에 도달하였다고 설명할 수 있다. 그렇다면 이러한 '허(虛)' 역시 상대적인 허이다. 모든 사람이 다 알듯 천운(天運)이 동(動)하여 정(靜)하지 않으면 사람도 그것에 응한다. 이는 천운의 '실(實)'로써 자기 존재의 근거를 삼는다. 천운의 '실재(實在)'는 있지 않고 곧 인체 생명의 실재도 없는 것이다. 이러한 '허'는 곧 근거가 없고 존재하지 않는다. 그러니 생명은 여전히 운동에 있다.

내양정공(內養靜功)을 단련하는 모든 사람은 반드시 지체(肢體)가 안정되고 오장(五臟)이 끓어오르는 듯한 공통된 느낌을 가진다. 지체는 밖에 있어 양(陽)이 되고 양동(陽動)이 된다. 오장은 안에 있어 음(陰)이 되고 음정(陰靜)이 된다. 한낮에는 양이 나아가고 음이 물러가 양(陽)이 동(動)하는 생리 상태가 되고 한밤에는 양(陽)이 물러나고 음(陰)이 나아가 음(陰)이 정(靜)한 생리 상태가 된다. 양이 동하거나 음이 정한 것은 생리 상태이며, 즉 생명은 바로 운동에 있다.

의식이 있는 상태 하에서 양(陽)이 물러나고 음(陰)이 나아가는 것은 한밤, 한낮을 논할 필요도 없이 모두 기공 상태이다. 그러므로 기공을 단련할 때 지체가 안정되고 오장이 끓어오르는 현상이 나타난다. 그러면 동(動)하지 않고 어떠한가?

종합해 보면 기공의 과정은 상대 정지의 과정으로 다만 상대적인 정지이고 여전히 절대적인 운동이 있다. 또한 목적은 생명 지속의 순차적 운동에 있다. 이로 인하여 기공의 상대 정지는 절대적인 운동에 있다. 명백히 "생명은 운동에 있다."

역자 김민수 / 교정 구용만

원　저 : 상해중의약잡지 1992년 12기(9213C003)
生命就是在于運動
주제어 : "생명은 운동에 있다.(生命在于運動)"

'간주소설'에 대한 논의

吳敦序

간의 소설(疏泄) 기능이 부족할 때에는 이로 인해 '울(鬱)'하게 된다. 그렇다면 간의 소설은 태과(太過)함이 있는가? 이에 대한 작자의 대답은 긍정적이다.

'간주소설(肝主疏泄)'의 이론은 『내경(內經)』에서 유래한다. 『소문(素問)·오상정대론(五象定大論)』 중에 "토기는 소설하고 위기를 창달케 한다"[1]라 기재되어 있다. 즉 목기(木氣 : 生氣)가 위로 오르면 토체(土體)가 소통할 수 있다는 것이다. 『내경(內經)』 이후 한·진·당·송의 의서 중에는 '간주소설'의 문제에 대한 언급이 드물다. 원(元)의 주단계(朱丹溪)는 『격치여론(格致餘論)·양유여음부족론(陽有餘陰不足論)』 중에서 간이 소설의 기능을 맡는다고 하였지만 주로 간의 정액(精液) 소설 작용에 대한 것을 가리킨 것뿐이다. 실제로 '간주소설'의 작용은 단지 정액을 주설(走泄)시키는 것뿐만 아니라 인체의 기기(氣機) 흐름이 막히지 않도록 유지하여 혈·진액과 각종 물질의 유통을 추동하는 것이 더욱 중요하다. 만일 소설 기능을 잃으면 억눌리어 기가 통하지 못하게 되는데, 이를 '울'이라 칭한다. 울증은 매우 많은데 주단계는 일찍이 기(氣)·혈(血)·담(痰)·화(火)·습(濕)·식(食)의 육울설을 제시하였다. 풍현손(馮顯遜)은 육울은 서로 원인이 되지만 기울(氣鬱)이 주가 된다고 인식하였다. 간이 수달(修達)하지 못하는 것으로 인해서 기가 막히게 되고 기울이 만들어진다. 기가 울하면 혈도 뭉치게 되어 혈울(血鬱)이 생기

---

1) 土疏泄, 蒼氣達.

게 된다. 기울이 화(火)로 화(化)하면 곧 화(울)이다. 화의 성질은 염상(炎上)인데 진을 마르게 하여 담이 되고 담(울)을 형성한다. 목불소토(木不疏土)하면 비(脾)의 운화기능이 상실되며 습(울)과 식(울)이 이를 따라서 생겨난다. 『내경』에는 목화토금수의 오울(五鬱)설이 있다. 조헌가(趙獻可)는 『의관(醫貫)·울병론(鬱病論)』 중에서 "동방은 먼저 목에서 생하니 목은 생하는 기인즉 화기는 공간 중에서 화가 되니 목(木) 중에 붙어서 목울한즉 화도 역시 목 중에서 그러하다(울한다). 비단 이것뿐만 아니라 화울이면 토(土)도 자연히 그러하다. 토울이면 금도 역시 그러하다. 금울이면 수(水)도 역시 그러하다. 다섯 가지 울체가 서로 원인이 되는 것은 자연스런 이치이다"[2)]를 제시하였다. 오울 중에서 가장 중요한 것은 목울인데 목울을 인체에서 말하면 곧 간울이다. 육울 중에 가장 중요한 것은 기울인데, 기울은 주로 간이 소설 기능을 잃은 것이 원인이 된다. 그래서 "무릇 울은 모두 간병이다"[3)]라 한다.

간의 소설 기능은 정신과 정지 활동의 조절 작용을 갖고 있는 것으로 표현된다. 간의 소설 기능이 정상이면 기의 흐름이 순조롭고 정신이 유쾌하다. 만일 소설의 기능을 잃게 되면 정지가 억눌리는데, 이런 상태를 '인병치울(因病致鬱)'이라 칭한다. 외부의 정신 자극도 종종 사람의 기의 흐름을 문란하게 한다. 일찍이 『소문(素問)·음양응상대론(陰陽應象大論)』에서 "노상간(怒傷肝)"이라 제기하였고, 『소문(素問)·거통론(擧痛論)』 중에 "노하면 기가 역상하고, …… 노하면 기가 궐역하고, 심하면 피를 토하고 손설한다. 그러므로 기가 역상한 것이다"[4)]라고 진일보한 논술을 하였다. 그러나 이것을 간의 소설 기능과 연계시키지는 않았다. 명대에 와서야 사람들은 정지와 간울의 관계에 대해 점점 인식하게 되었다. 예를 들면 손일규(孫一奎)의 『치량경내인안(治亮卿內人案)』에서는 날이 더워져서 스트레스로 인한 증상이 나타나게 되면 유방통(乳房痛)이나 옥호(玉戶 : 가슴 부위의 혈자리)가 당기거나 아프고

2) 東方先生木, 木者生生之氣, 卽火氣空中之火, 附于木中. 木(鬱)則火亦(鬱)于木中矣. 不特如此也, 火(鬱)土自(鬱), 土(鬱)金亦(鬱), 金(鬱)水亦(鬱), 五鬱相因, 自然之理.

3) 凡(鬱)皆肝病也.

4) 怒則氣上, …… 怒則氣逆, 甚則嘔血及飧泄, 故氣上矣.

대변이 3일간 나오지 않고 아울러 오후에 발열하고 두통과 신동 등이 있게 된다. 소간(疏肝)·사간(瀉肝)과 겸해 청서(淸署)한 약을 사용하면 3일이면 낫는다고 하였다. 손일규는 "의사를 거스르는 데서 인하여 일어난다", "심유가 모두 창만해진다"[5]를 소간해울(疏肝解鬱)의 치료방법에 연관하여 '인울치병(因鬱治病)'을 설명하는 일정한 인식이 있었다. 청대 섭천사(葉天士)는 정신 자극과 간주소설의 관계에 대해 비교적 정확한 논술을 하였다. 그는 "고뇌하고 노하면 간이 울결된다", "근심하여 억울되면 간기를 동하여 병이 된다. …… 소설이 직능을 잃는다", "기가 울체되어 펴지지 않으면 목기가 조달하지 못한다"[6]라 하였고, 유악정(兪岳貞)은 섭천사의 간 치료법을 '치간이십법(治肝二十法)'으로 귀납하였는데 그 중 소간해울법(疏肝解鬱法)은 상술한 병기(病機)를 위주로 하여 만들었다.

간이 소설 기능을 잃음으로 인해 야기되는 간울의 원인은 성내는 것과 우울한 것 이외에 동양국(董襄國)은 또한 3종의 원인이 있다고 인식하였다. ① 다른 장의 병이 간에 미친 것, 예를 들면 신수(腎水)의 허(虛)로 간목(肝木)을 자윤해 주지 못한 것이나 중초(中焦)의 습곤(濕困)으로 기의 승강(升降)을 막는 것 등은 모두 간(울)에 이를 수 있다. ② 혈이 간을 자양(滋養)하지 못하는 것. ③ 약을 잘못 사용한 것, 예를 들어 향조(香燥)한 약을 많이 사용하여 기음(氣陰)을 상하거나 자이(滋膩)한 약을 많이 사용하여 기의 유동을 방해하면 또한 간울을 일으킬 수 있다고 하였다. 이외에 왕수검(王樹謙)·반문규(潘文奎) 등은 또한 간기가 허(虛)하거나 간양(肝陽)이 허할 때 간의 소설 기능이 부족하여 온양(溫養) 역시 약해져서 간이 소설 기능을 잃는 증상에 이를 수 있다고 하였다. 단 이것은 일반적인 정지(情志)가 (울)하게 되는 것과 허실(虛實)의 구별이 있다.

간은 소설을 주하여 기기의 조창, 승강출입 및 흐름을 자연스럽게 한다. 만약 간이 소설 기능을 잃으면 간과 간경(肝經)의 기혈 불통(不

---

5) 因大拂意事而起, 心乳皆脹.
6) "惱怒肝鬱." "悒鬱動肝致病, 疏泄失職." "氣鬱不舒, 木不條達."

通)이 가장 먼저 나타나고 흉륵(胸肋)·유방·소복(少腹)에 창통(脹痛)이 나타나고, 여성은 혹 생리통이나 폐경등이 나타나기도 한다. 울결(鬱結)이 너무 심하면 다른 장에 영향을 주는데, 비위(脾胃)에 대한 영향이 가장 크다. 간의 소설이 정상일 때에는 목은 토를 통하게 할 수 있어 비기(脾氣)가 스스로 올라가고 위기(胃氣)는 스스로 내려가니 기기가 유창하고 운화가 자유롭다. 만약 간이 소설 기능을 잃으면 목이 토를 소통시킬 수 없어 기기는 옹체(壅滯)되고 막히니 비기가 올라가야 하는데 올라가지 못하므로 운화할 수 없고, 위기는 내려가야 하는데 내려가지 못하므로 조화를 잃는다. 간이 소설 기능을 잃으면 비의 운화기능의 실조(失調)도 따라 일어나는데, 이를 간비불화(肝脾不和)라고 한다. 간울증상이 일어나는 것을 제외하고도 납소(納少)·복창(腹脹)·장명(腸鳴)·변당(便糖)·시기(矢氣 : 방귀) 등 비기가 승청하지 못하고 운화하는 기능을 잃게 된다. 간기울결(肝氣鬱結)하면 위의 강(降)하는 기능을 잃게 하여 간울 증상이 있는 외에도 애역(呃逆 : 딸꾹질)·애기(噯氣 : 트림)·탄산(呑酸 : 신물)·조잡(嘈雜 : 증상이 종잡을 수 없음)·위완창통(胃脘脹痛) 등 위가 탁한 것을 내리지 못하는 증상이 나타나는데, 이를 일반적으로 간위불화(肝胃不和)라고 한다. 간울이 비위에 영향을 주는 데 대하여는 섭천사가 아주 상세히 논했는데 『임증지남의안(臨證指南醫案)』에 "목승토(木乘土)"의 구절이 있고 "치간가이안위(治肝可以安胃)"의 명구가 있는데 바로 이 이론으로부터 나온 것이다. 왕태림(王泰林)의 '치간삼십법(治肝三十法)' 중에는 '배토설목법(培土泄木法)'과 '설간화위법(泄肝和胃法)'이 있는데 모두 이에 대하여 세운 것이다. 이 이론과 치법은 지금까지도 여전히 임상에 광범위하게 이용되고 있고 또한 발전의 여지가 있다.

간과 담(膽)은 서로 표리가 된다. 담즙은 간의 여기(餘氣)가 화(化)한 것이므로 간의 소설은 담즙 분비와 배설을 촉진시키는 작용을 한다. 전재선(田在善) 등이 소간해울약(疏肝解鬱藥)을 마취시킨 쥐의 위에 투여하였더니 소간약 중 대부분이 담즙 분비량의 증가와 담즙 중 고체 성분의 배출을 촉진시키는 이담(利膽) 작용이 있음이 실제로 나타났다.

현대 중의학계는 보편적으로 간주소설이 주로 인체 기기(氣機)가 조창(調暢)하도록 유지하는 것이라 인식하고 있다. 기는 혈과 진액을 흐르게 할 수 있으므로 기의 흐름에 막힘이 없으면 혈과 진액의 흐름 또한 순조로워진다. 기기가 조창하면 사람의 정지 또한 상쾌해진다. 기기가 조창하면 장부기(臟腑氣)의 승강출입(升降出入)이 정상으로 되고 비(脾)는 승청(升淸)할 수 있어 운화기능이 좋아지고 위(胃)는 강탁(降濁)하여 조화로워지며 담의 분비와 배설 또한 좋아진다. 반대로 간의 소설이 부족하면 간실소설(肝失疏泄)이라 하는데, 이는 기 순환의 장애를 조성한다. 기가 울하면 혈이 막혀서 또한 진이 정체(停滯)하여 담이 되고 정지가 억눌릴 수 있다. 기가 울하면 장부기의 승강출입이 문란해져 비는 승청하지 못해 운화에 이상이 생기고 위는 강탁하지 못해 조화를 잃고 담의 분비 배설에도 장애가 생긴다. 이미 소설 부족이란 것은 있는데 소설 태과(疏泄太過)가 없을 수 있겠는가? 적지 않은 사람이 있다고 생각한다. 이른바 소설이란 소통(疏通)과 소창(疏暢)의 의미이기 때문이다. 소창하려면 반드시 정지(停止)하지 않고 움직여야 한다. 소설의 기능은 움직임을 통해 실현된다. 간은 목에 속하고 그 성질은 승(升)이니 동(動)인 동시에 또한 승의 추세가 있어서 소설하려면 곧 승·동함이 있다. 승과 동함을 조절하는 것은 간의 정상적인 생리 활동을 진행시키는 데 필수적인 것으로 승·동하지 못하면 소설의 기능도 없어진다. 승과 동은 모두 양에 속하고 소설 또한 양에 속한다. 만일 태과하면 태과에 대해 상대적인 잠강(潛降)과 정장(靜藏)이 불급해져 이에 따라 기혈이 위로 올라(급히 움직이는 형세를 수반한다) 두창(頭脹)·두통(頭痛)·안화(眼花)·면홍목적(面紅目赤), 조급하고 쉽게 성내는 등의 증상이 출현하는데, 일반적으로 '간양상항(肝陽上亢)'이라 한다. 만일 승동함이 과도하면 기의 승동함이 너무 급해져서 풍(風)이 발생하고 현훈(眩暈)·진전(震顫)·동요(動搖), 심하면 추축(抽搐) 혹은 갑자기 쓰러져 인사불성(人事不省)이 되는 증상이 출현하기도 하는데, 섭천사는 그것을 일컬어 "내풍은 신체 중에서 양기가 움직여 변한 것이다"[7]라 하였고, "양화내풍(陽化內風)"의 증상을 일반적으로 “간풍내동(肝風內動)”이라 하였다. 그러나 옛사람들이 “소설태과(疏泄太過)”라는 말을 매우 적게 언급하였고 현대의 문헌 해석 또한 그다지 명료하지 않아 사람들은 “간기소설태과(肝氣疏泄太過)”의 표현법을 개념상 모호하게 인식하고 있어 이론에 있어서 모순을 초래하여 중의학 이론의 정확성과 통일성에 장애가 되었다. 우리는 간주소설의 기능이 태과하고 또한 불급함이 있음을 안다. 임상에서 간실소설(肝失疏泄)한 기체(氣滯)와 혈어(血瘀)는 치료에 마땅히 소통시키고, 소설이 태과하여 승동함에 절제가 없어 간양이 항진되어 간풍내동한 것은 치료에 마땅히 잠강(潛降)과 전정(鎭靜)을 사용하니 이것은 모두 객관적인 실제 사실이다.

역자 황상웅 구진숙 / 교정 여진주

원　저 : 상해중의약잡지 1985년 3기(85133039)
論肝主疏泄

주제어 : ‘간주소설’의 이론은 『내경』에서 유래한다. 그 후 한(漢)·진(晋)·당(唐)·송(宋) 때에는 언급함이 드물었다. 명 청에 이르러 이 이론이 전면적으로 발전하였다. ‘간주소설’의 작용은, ① 전신 기기(氣機)의 흐름이 막히지 않게 유지하며 혈(血)과 진액(津液) 등의 물질 유통을 추동한다. 간이 소설 기능을 잃으면 ‘육울(六鬱)’이 이어서 생기고 또한 다른 장(臟)을 ‘울(鬱)’하게 만든다. 특히 비(脾)·위(胃)에 대한 영향이 가장 커서 비가 운화기능을 상실할 수 있다. ② 정신(精神)·정지(情志) 활동을 조절한다. ③ 담즙의 분비와 배설을 조절한다.

---

7) 內風, 乃身中陽氣之動變.

'간생우좌 폐장우우'설에 관한 견해

張群豪

"간은 왼쪽에서 생하고 폐는 오른쪽에서 저장한다. 심은 표에서 다스리고 신은 리에서 다스린다"[1]라는 『소문(素問)·자금론(刺禁論)』에 대하여 역대 의가들이 주석(注釋)한 것은 그 시대에 인재가 모자란 것은 아니었지만 그 견해에 각기 차이가 존재하며, 지금은 중설(衆說)이 분분(紛紛)하여 어떤 이는 심지어 이를 빌어 중의학을 공격하므로 이 글에서는 이에 대하여 탐구해 보기로 한다.

중의학은 "사람은 천지와 서로 합참되고 해·달과 상응한다"[2]는 천인상응(天人相應)의 정체관(整體觀)을 기초로 하여 인체 내부의 장부와 외계의 자연환경이 밀접한 상호 관계가 있다고 인식하고 있다. 고인들은 남방풍(南方風)과 일려(日麗)는 온난(溫暖)·조기(祖氣)·광명(光明)·흥왕(興旺)의 현상을 갖추고 있어서 사람들이 좋아하게 되었다고 인식하였다. 남방은 가장 존귀한 방위로서 고대 황제의 '옥좌(玉座)'는 반드시 남쪽 방위를 취하였다. 『주역(周易)·설괘(說卦)』에 이르기를 "리괘라는 것은 밝음이며 만물이 서로 드러나는 것으로 남방의 괘이다. 성인이 남쪽을 향해 천하사를 듣고 밝음을 향해서 다스리니 대개 이것에서 취했다"[3]라고 하였다. 고대 점성가들은 북극성을 제왕이 되는 상징으로 보았는데, 북극성은 북극에 거하여 자연히 남쪽으로 면(面)하고 있으므

1) 肝生于左, 肺藏于右, 心部于表, 腎治于里.
2) 人與天地相參也, 與日月相應也.
3) 離也者, 明也, 萬物皆相見, 南方之卦也. 聖人南方面以聽天下, 向明而治, 盖取諸此也.

로 천하를 굽어보고 지휘할 수 있다. 『소문(素問)·음양이합론(陰陽離合論)』에 이르기를 "성인남면이립(聖人南面而立)"이라고 하였는데, 즉 전방을 남방으로 하면 이에 상응하여 좌동(左東), 우서(右西), 후북(後北)의 사방이 형성된다. 고대 운기도(運氣圖) 및 사시계절(四時季節)·성진(星辰)·간지(干支)의 배합상에는 모두 이러한 방위를 취하였다. 이것은 우리가 평상시 볼 수 있는 지도 방위와는 상반되는 것이다. 이러한 방위가 사시(四時)·오행(五行)·오장(五臟)과 천인상응(天人相應)이 관계되는 정체관추론(整體觀推論)에 근거하여 좌측은 동방으로서 목에 속하며 계절은 봄이 되며 장(臟)으로는 간에 속하고, 앞은 남방으로서 화에 속하고 계절은 여름이 되며 장으로는 심장에 속하고, 우측은 서방으로 금에 속하고 계절은 가을이 되며 장으로는 폐가 되고, 위는 북방으로 수에 속하고 계절은 겨울이 되며 장으로는 신장이 된다. 그러므로 만약 좌간우폐(左肝右肺)를 실질 장부의 해부위치로 이해한다면 그것은 매우 잘못된 것이며, 네 가지 조합은 간(肝)·심(心)·폐(肺)·신(腎)을 목(木)·화(火)·금(金)·수(水)에 배속시키고 동·남·서·북 사방에 분포시킨 천인상응의 장상(臟象) 모형일 따름이라는 것은 의심의 여지가 없다. 당(唐)의 왕빙(王冰)은 "간은 목을 닮았고 봄에 왕성한데 봄에 양기가 발생하여 좌측에서 발생한다. 폐는 금을 닮았고 가을에 왕성한데 가을에 금기가 수살하여 우측에서 간직된다"[4]라고 하였다. 명(明)의 마시(馬蒔)도 "간은 목을 닮았고 목은 동방을 주한다. 그러므로 왼쪽에서 생한다. 폐는 금을 닮았고 금은 서방을 주하므로 폐는 오른쪽에서 장한다. 비록 그 형상이 오장의 화개가 되더라도 그 쓰임은 오른쪽에 있다. 간은 소양이 되고 양은 왼쪽을 주한다. 그러므로 생한다고 한다. 폐는 태음이 되고 음은 장을 주한다. 그러므로 장한다고 한다"[5]라고 하였다. 청대의 고사종(高士宗)의 설은 더욱 확실한데, "인체가 남쪽을 향하면 왼쪽은 동쪽이, 오른쪽은 서쪽이 된다. 간은 춘생의 기를 주하

4) 肝象木, 王于春. 春陽發生, 故生于左也. 肺象金, 王于秋, 秋陰收殺, 故藏于右.
5) 肝象木, 木主東方, 故肝生于左. 肺象金, 金主西方, 故肺藏于右, 雖其形爲五臟華盖, 而其用則在于右也, 肝爲少陽, 陽主于左, 故曰生. 肺爲太陰, 陰主于藏, 故曰藏.

고 위치는 동방에서 거하므로 간은 왼쪽에서 생한다. 폐는 추수의 기를 주한다. 위치는 서방에서 거하므로 폐는 오른쪽에서 장한다. 심은 양 중의 태양이 되므로 심은 표에서 다스리고, 신은 음 중의 소음이 되므로 신은 리에서 다스린다"[6]라고 하였다. 이외에도 또한 양상선(楊上善)·장개빈(張介賓)·오곤(吳昆)·황원어(黃元御) 등도 모두 이러한 설을 지지하였다. 그들은 정체관이 나타남에 따라서 음양오행학설을 사상적 지도로 이용하고 '비류취상(比類取象)'을 통하여 간장을 목·춘·동방·좌위에, 폐장을 금·추·서방·우위에 유기적으로 관계시켰다. 상술한 천인상응의 정체관의 지도하에서 임응추(任應秋)는 『소문(素問)·음양응상대론(陰陽應象大論)』의 "좌우라는 것은 음양의 도로이다"와 양상선(楊上善)의 "음기는 오른쪽에서 행하고, 양기는 왼쪽에서 행한다"[7]라는 설에 근거하여 간생우좌는 간목생발(肝木生發)의 기(氣)가 왼쪽에 저장되는 것을 말한 것이고, 폐장우우는 폐의 숙강지기(淸肅之氣)가 오른쪽에 저장된다는 것으로 제시하였다. 이전의 섭계(葉桂)·서대춘(徐大椿)·장지총(張志聰)·진념조(陳念祖) 등도 또한 동일한 관점을 가지고 있다.

총결하면 "간은 왼쪽에서 생하고 폐는 오른쪽에서 장한다"[8]는 설이 형성된 주요 원인은 두 가지이다. 하나는 고인들이 '천인상응(天人相應)'의 정체관의 지도하에서 남쪽을 향해서 섰을 때 좌는 동, 우는 서가 되며, 간은 목에 속하므로 동쪽에 비유되며 인체의 좌측이며, 폐는 금에 속하므로 서에 비유되며 인체의 우측이 된다. 두번째는 좌우는 음양의 통로이며 음기는 우행(右行)하고 양기는 좌행(左行)하며 간의 기 작용은 왼쪽에서 나타나며 폐의 기 작용은 오른쪽에 나타난다.

중서의학은 다른 문화적 배경에서 발생한 두 종류의 서로 다른 의학체계로서 결코 서의학의 이론으로서 중의학을 저울질 할 수는 없다.

6) 人身面南, 左東右西. 肝主春生之氣, 位居東方, 故肝生于左. 肺主秋收之氣, 位居西方, 故肺藏于右. 心爲陽中之太陽, 故心部于表. 腎爲陰中少陰, 故腎治于里.

7) 陰氣右行, 陽氣左行, 左右者, 陰陽之道路也.

8) 肝生于左, 肺藏于右.

중의장상이론(中醫臟象理論)은 결코 해부학적 개념이 아닐 뿐만 아니라 더욱 중요한 것은 생리·병리학적 개념이라는 것이다. 중의 고서(古書)를 열심히 읽고 단순히 글자상의 연구할 가치가 없거나 해결할 수 없는 문제에 애써 끝까지 매달리지 말고 중의 기초 이론 체계의 지도하에서 빠르게 이해하여야 하는데, 이러한 점들은 매우 중요하다.

역자 전석수 / 교정 여진주

원 저 : 절강중의잡지 1992년 1월호(92221003)
肝生于左肺藏于右說

'심주신'에 대한 분석

蘭州醫學院 趙健雄

1. 심주신(心主神)이지 심주신지(心主神志)는 아니다

근래의 중의학 서적과 교재에서 심의 생리 기능을 논함에 있어 "심은 신·지를 주하니, 즉 신명을 주하고 혹은 신을 장한다고 칭해진다"[1] 라고 한다. 또한 해석하기를 심이 주(主)하는 신지, 즉 협의의 신은 사람의 정신(精神)·의식(意識)·사유활동(思惟活動)이라 한다. 필자는 이것에 대하여 토의해 볼 필요가 있다고 생각한다.

『내경(內經)』에서 논한 것을 보면 "심은 생의 근본이요 신이 변화하는 곳이다"(『素問·六節臟象論』), "심은 군주지관이니 신명이 그곳에서 나온다"(『素問·靈蘭秘典論』), "심은 신을 장한다"(『素問·宣明五氣』), "심은 신이 거하는 곳이다"(『靈樞·大惑』)라 하였으니 이를 근거로 "심은 신을 장한다" 혹은 "심은 신명을 주한다"라고 개괄할 수 있다. 그러나 『내경(內經)』에서는 "심은 신·지를 주한다"를 뜻하는 것은 아니다.[2]

2. 신지와 신의 개념은 같지 않다

신지는 주로 사람의 의식, 즉 인간의 환경과 자신에 대한 인지 상태 혹은 분별 능력을 말하는 것이다. 이는 단순한 인간 정신 활동의 한

---

1) 心主神志也, 卽心主神明, 或稱心藏神.
2) 心者, 生之本, 神之變也. 心者, 君主之官, 神明出焉. 心藏神. 心者, 神之舍也. 心主神. 心主神明. 心主神志.

방면으로, 인간의 정신 활동은 의식뿐만 아니라 감각·지각·사유·정감·기억·의지·지능 등을 포괄한다.

『내경』에 서술한 신을 인체에서 본다면 광의와 협의의 구분이 있다. 광의의 신은 유기체적인 사람의 생명 활동과 그 외재적 표현이고, 협의의 신은 사람의 정신 활동을 가리킨다. 명확히 말하면 신지와 신의 개념에는 구분이 있으며 좁은 의미의 신 또한 신지와 같지 않다.

3. 심주신은 협의와 광의의 신을 포함한다

심주신은 협의의 신과 광의의 신 두 가지 면을 포함한다. 사람의 정신활동을 오장에 배속시키면 주로 심장에 속한다. 예를 들면 감각(感覺)과 지각(知覺)에 대해서는 『소문(素問)·팔정신론(八精神論)』에서 "눈을 밝게 하고 심(심규)을 열어주면 지(志)가 선행하게 되어 지혜가 자연히 홀로 깨닫게 되고 밝음이 자연히 홀로 밝아지게 되어 마치 바람이 구름을 불어내는 것과 같으므로 신(神)이라고 이른다"[3]라 하였고, 사유(思惟)에 대해서는 『영추(靈樞)·본신(本神)』에서 "사물에 임하는 것을 일컬어 심이라 한다"[4]라 했는데, '임물(任物)'이란 외부사물을 받아들여 생기는 사유활동의 인식과정이다. 기억(記憶)·지능(知能)에 대해서는 『영추(靈樞)·오색(五色)』에서 "신이 심에 쌓임으로써 옛날과 지금을 알 수 있다"[5]라 했으며, 정감에 대해서는 『영추(靈樞)·본신(本神)』에서 "심기가 허하면 슬퍼지고 실하면 웃음이 그치지 않는다"[6]라 하였다. 더욱 중요한 것은 심장이 인체의 생명 활동에서 주도적인 작용을 하며 각 장부 중에서 가장 주요한 지위를 차지하기 때문에 '생지본(生之本)', '군주지관(君主之官)'이라고 불리는 것이다. 심의 주신(主神) 기능이 정상이어야만 오장육부는 상호 협조와 정상적인 생명 활동을 유지해갈 수 있다. 만일 심의 기능(主神)에 이상이 생기면 곧

---

3) 目明心開而志先, 慧然獨悟. …… 昭然獨明, 若風吹雲, 故曰神.
4) 所以任物者, 謂之心.
5) 積神于心, 以知往今.
6) 心氣虛卽悲, 實卽笑不休.

각 장부의 기능 활동과 그들의 협조평형에 영향을 미치게 되어 심하면 생명까지 위험하다. 『소문(素問)·영란비전론(靈蘭秘典論)』에서 “명을 주하면 아래가 안전하고 …… 명을 주하지 못하면 12관이 위태로우니 길을 폐색하게 하면 통하지 않아서 형(몸)이 이에 큰 해를 입게 된다”7)라 한다. 이 문장에서 ‘주(主)’는 심주신명(心主神明)의 기능을 가리키며 ‘십이관(十二官)’은 오장육부에 단중(膻中)을 더한 것이고 ‘사도(使道)’는 기혈(氣血)의 길이다. 『영추(靈樞)·사객(邪客)』에서 “심은 오장육부의 큰 주인이요 정신이 거하는 곳이니 심이 해를 입게 되면 신이 가버리고 신이 가버리면 죽게 된다”8)라 하였다.

4. 심주혈맥(心主血脈)은 심주신의 물리적 기초가 된다

혈은 신의 주요한 기초 물질이다. 『소문(素問)·팔정신론(八精神論)』에서는 “기혈은 사람의 신이니 삼가 자양하지 않을 수 없다”9)라 하고, 『영추(靈樞)·영위생화(榮衛生化)』에서는 “혈은 신기이다”10)라 한다. 심주혈맥하고 추동(推動)하는 혈액이 맥 중에서 순행함으로써 온몸의 장부 조직 기관을 자양하고 정상적인 생리 활동을 유지시켜 준다. 그러므로 『영추(靈樞)·본신(本神)』에서 “심은 맥을 장하고 맥은 신에 거한다”11), 『영추(靈樞)·평인절곡(平人絶穀)』에서 “혈맥이 조화롭고 이로우면 정신이 이에 거한다”12)라 했다.

이것으로 심주신과 심주혈맥의 밀접한 관계를 알 수 있고, 심주혈맥은 사람의 정신 활동에 물질적 기초를 제공할 뿐 아니라 심장의 오장육부와 인체 생명활동의 주재작용에 연원이 된다.

역자 황상웅 / 교정 여진주

---

7) 主明卽下安. …… 主不明卽十二官危, 使道閉塞以不通, 形乃大傷.
8) 心者, 五臟六腑之大主也, 精神之所舍也, 心傷卽神去, 神去卽死矣.
9) 血氣者, 人之神, 不可不謹養.
10) 血者, 神氣也.
11) 心藏脈, 脈舍神.
12) 血脈和利, 精神乃居.

원 저 : 상해중의약잡지 1990년 10기(90131036)
"心主神"辨
주제어 : 신(神) / 신지(神志) / 심주신(心主神)

비위설 요약

河南中醫學院 郭芳·梁華龍

비위학설에 관해서 황제(黃帝)·기백(岐伯) 이래로 역대 현인들이 여러 가지로 설명하여 오늘에 이르러서 비위이론의 기본 개념이 정리되어 계통을 이루고 있다. 실제로 이동원의 이론은 비위학설의 일부분에 지나지 않는다. 여러 의가의 이론을 살펴보면 비위학설은 온양승비설, 자음강위설, 비주음승양강설, 비음설, 후천지본설 등 몇 종류로 요약할 수 있다. 필자는 이를 약술하고자 한다.

1. 온양승비설(溫陽升脾說)

비위는 인체에서 중요한 위치를 차지하고 있다. 남송(南宋)의 허숙미(許叔微)가 "부양위맥이 생사를 결정한다"와 "비는 중주토가 되고 네 가지(간·심·폐·신)가 몸에서 하는 일을 결정한다"[1]라고 주장한 후로 여러 의가에서 점차 그를 중시하였다. 『영추(靈樞)』와 『소문(素問)』을 제외하면 허숙미를 비위학설의 선구자라고 할 만하다. 그는 "오장육부 표리의 사이는 모두 곡기로부터 나와서 서로 전해주는 것이 있다"[2]고 강조하였다. 곡기(穀氣)는 수곡(水穀)의 정미로운 기운이다. 비위에서 수납·운화·소화를 맡아 하므로 식욕을 증진시키고 기(氣)를 기르며 식사를 하는 것이 비를 치료하는 대법이다. 장결고(張潔古)는 장부한열허실변증(臟腑寒熱虛實辨證)뿐만 아니라 특히 비위를 중시한 것으로 유

1) 趺陽胃脈定生死. 脾爲中州土, 主四之一身之事.
2) 五臟六腑表裏之間, 皆出自穀氣而相傳受.(『本事方續集』)

명하다. 그는 "비는 토이다. …… 오곡을 소화시켜 흉중에 쌓아두고 사방을 자양한다", "위기가 장성하면 오장육부는 모두 장성하다"3)라고 주장하였다. 변증에서도 위기(胃氣)의 유무를 강조하여 "곡식을 안정되게 공급하면 성하고, 끊으면 망한다"4)라 하였다. 치료에서 약을 쓰는 방법에서도 한편으로 온양비위(溫陽脾胃)를 중시하였는데 이는 이동원·나천익(羅天益) 등이 온보학설(溫補學說)을 창립하는 기초가 되었다. 다른 면으로는 백작약(白芍藥)·봉밀(蜂蜜)·오매(烏梅) 등으로 비를 치료하며 혈(血)을 보(補)하는 이론과 경험은 후세의 비음학설에 큰 영향을 주었다.

온보비위(溫補脾胃) 이론을 가장 널리 주장하고 공헌한 사람은 이동원이다. 이동원은 "비위는 기혈음양의 근본이 된다"5)라 인식하였고 인체 원기(元氣)의 근본으로 인식, "비위의 기가 상하면 원기 역시 충만하지 못하게 되어 모든 병이 생기는 원인이 된다"6)라는 발병학적 견해를 내세워 비위내상학설(脾胃內傷學說)의 기본 병리 이론을 확립하였다. 인체 기의 승강출입(升降出入)의 운동 중에 있어서 비의 전륜(轉輪) 작용은 중요한 역할을 하는데, 비위의 승강전륜에서도 특히 승발(升發)의 측면에 중점을 두었다. 비기가 승발하면 음화(陰火)가 렴강(斂降)하고 원기가 충만해져서 생명력이 왕성해진다. 반대로 기화(氣火)가 조화를 잃어 승발에 이상이 생기는 것은 비위내상병의 발병 원인이 된다. 그래서 이동원은 삼(蔘)·황기(黃芪)·승마(升麻)·시호(柴胡) 등을 자주 사용하여 보기승양(補氣升陽)하는 동시에 잠강(潛降)의 일면에도 주의하였으나 잠강음화(潛降陰火)는 단지 승발을 돕는 보조적인 방법일 뿐 후대의 자음강위(滋陰降胃) 학설과 같다고 볼 수는 없다.

이동원에게는 나천익이라는 제자가 있었는데, 나천익은 스승의 가르침을 다 깨치고 자신의 견해와 여러 의가의 이론을 모아서 이동원의

---

3) 脾者土也. …… 消磨五穀, 寄在胸中養于四旁. / 胃氣壯則五臟六腑皆壯也.(『儒門事親·痿』)

4) 安穀則昌, 絶穀則亡.(『儒門事親·立諸時氣解利禁忌式』)

5) 脾胃爲血氣陰陽之根蒂.(『蘭室秘藏·升陽除濕湯』)

6) 脾胃之氣旣傷, 而元氣亦不能充, 而諸病之所由生.(『脾胃論·脾胃虛實傳變論』)

음식과 피로로 비위가 상한다는 학설에서 한 걸음 더 나아가 비위가 상한 것을 식(食)과 음(飮)으로 나누고 또 피로로 상한 것은 마땅히 한(寒)과 열(熱)로 나누어야 한다는 정밀한 이론을 주장하여 비위병의 변증에 정확함과 상세함을 더하였다. 나천익의 학설이 비위학설의 발전을 추동하였음은 의심의 여지가 없다.

위에 논술한 것 이외에 역수학파(易水學派)의 여러 의가도 비위학설에 대해 깊고 낮은 연구를 하였는데, 공통점은 비위의 양기허약에 중점을 둔 것이고 비위의 기타 방면에 대한 언급은 많지 않다.

2. 자음강위설(滋陰降胃說)

금원(金元) 역수파(易水派)가 보비설(補脾說)을 형성한 이후 후세에 많은 추앙을 받아 한때에는 비를 치료하는 대법(大法) 규정을 이루었다. 청대(淸代) 말기에 섭천사(葉天士)가 나와 온병(溫病)은 열을 치료하고 음을 기른다는 기초하에 위음학설(胃陰學說)을 주장하여 동원의 온비승양설에 상응하는 자음강위설을 주장하였다.

섭천사의 『임증지남의안(臨證指南醫案)』 중에 비위가 태음습토(太陰濕土)임에 대해 그 특성은 본래 동원과 여러 의가에서 논한 것과 같아서 그 성질은 강조(剛燥)한 것을 좋아하고 항상 승(升)하며 저장하는 직책을 맡으니 이른바 "비기는 승하면 건강하다", "비는 강조한 것을 좋아한다", "태음습토가 양을 얻으면 처음으로 운화한다"[7] 등 비의 생리 특성을 나타내었다. 그리고 위(胃)는 "양명 양토로 음기를 얻으면 안정된다", "위는 유윤한 것을 좋아한다", "위기가 하강하면 조화롭다"[8]라 하여 비위가 모두 중초에 있으나 그 생리 특성이 다름을 명확히 나타내었다. 비·위 두 장부는 모두 오행의 토에 속하지만 위는 양토이고 비는 음토이며, 모두 음식에 관계되지만 위는 수납을 주관하고 비는 운화를 주관하며, 기순환의 중심축 역할을 하지만 비는 승(升)을

7) 脾宜升則健. / 脾喜剛燥. / 太陰濕土得陽始運.(『臨證指南醫案』)
8) 陽明陽土, 得陰自安. / 胃喜柔潤. / 胃宜降則和.(『臨證指南醫案』)

주관하고 위는 강(降)을 주관하며, 비위의 좋아하고 싫어함에 있어서 비는 강조(强燥)를 좋아하고 수습(水濕)을 싫어하며 위는 유윤(柔潤)을 좋아하고 조열(燥熱)을 싫어하며, 비는 정(精)을 장(藏)함으로써 수습을 운화할 수 있고 위는 통강(通降)으로 진액의 창고가 되는 것 등등이다. 비위의 이러한 다른 생리 특성은 비위가 다른 병리 변화를 나타내는 근본적인 이유이다. 비병은 주로 승의 불급(不及), 저장의 부족, 운화의 무력, 건조함의 장애이고, 위병은 주로 강의 불급, 소통의 무력, 수납의 부족, 습윤함의 이상이 있다. 비의 병은 양의 부족, 위의 병은 음의 부족이다. 이로써 비위의 생리 병리가 모두 다름을 알 수 있다.

섭천사는 비위의 생리 병리가 모두 다름을 인식하고 그 치료법 또한 하나로 통일되지 않아 비의 치료는 마땅히 이동원의 감온승비설(甘溫升脾說)을 따르고 위의 치료는 다른 방법을 찾아서 위음(胃陰)부족과 위의 조열로 인한 구규불화(九竅不和)의 증세에 대해서 섭천사는 청보(淸補)를 주장하여 "장이 통하면 보해야 하니 감미는 장을 유윤하게 하니 기를 하행시키면 효과가 있다"[9]라 하였다. "감미가 평하든 량하든 유윤함으로써 위음을 자양한다"[10]는 위를 치료하는 대법이고 진액을 기르고 통강기능을 회복함으로써 비를 치료하는 감온승발에 상대적인 감윤통강(甘潤通降)의 위를 치료하는 대법을 확립하였다. 약을 쓸 때 위가 "양토는 부드러운 것을 좋아하고 한편으로는 강조한 것을 싫어한다"[11]는 것을 강조하여 대부분 사삼(沙蔘)·이동(二冬)·생지(生地)·옥죽(玉竹) 류의 음을 기르고 진액을 생기게 하는 약품을 사용하여 "진액을 회복하게 하여 그것으로 통강(通降)이 이루어지게 한다"[12]의 치료 효과를 거두었다.

섭천사의 위음학설 창립은 단순한 온보비위의 부족한 점을 보충하고 위병을 치료하는 대법의 교량적 역할을 제시하였다.

---

9) 臟宜通卽是補, 甘柔潤胃氣下行則有效驗.(『臨證指南醫案』)
10) 甘平或甘凉柔潤以養胃陰.(『臨證指南醫案』)
11) 陽土喜柔偏惡剛燥.(『臨證指南醫案』)
12) 津液來復使之通降.(『臨證指南醫案』)

3. 비음설(脾陰說)

비록 일찍이 장중경(張仲景)의 『상한론(傷寒論)』 중에 이미 비음이 부족한 비약증(脾約證)이 있었다 하지만 후대의 그것에 대한 인식은 부족하였다. 주단계(朱丹溪)에 이르러 비토지음(脾土之陰)의 비음학설에 관한 설명과 연구가 시작되어 자못 세밀하고 철저해져 생리 및 병리의 각도에 따라 비와 위를 구분하여 치료법을 나타내었는데, 음양승강의 이론에 편중하여 비음 그 자체에 대한 언급은 많지 않았다. 명(明)의 말기에 이르러 의가들의 비음이론에 대한 깊은 토의와 연구가 진행되기 시작하여 깊이 연구하고 크게 공헌한 사람으로 마땅히 왕여언을 들 수 있다.

왕여언(王汝言 : 이름은 綸, 호는 節齋)의 논치비위학(論治脾胃學)은 동원을 계승하여 비위승강운화의 기능에 대해 제법 많이 설명하였고 정밀한 면이 적지 않다. 그런데 더욱 뛰어난 것은 이동원과 주단계의 비위론과 자음설을 한 틀에 녹여서 비음학설을 주장하였다는 것이다. 즉 "근세에 비위치료를 논하는 자는 음양·기혈을 구분하지 않는다"[13]고 하여 약을 사용하는데 신온열조(辛溫熱燥)한 약을 사용하여 "위화가 왕성함을 낫게 하면, 비음이 상하는 것도 낫게 된다"[14]고 하고, "비장이 탁절하면 죽을 시기가 가까워온 것이다"[15]고 하였다. 이로써 "위양은 기를 주하고 위음은 혈을 주한다"[16]의 법을 내세웠다. 비병을 치료할 때에는 반드시 양기의 승발에 주의하고, 또한 반드시 비의 음혈휴핍(陰血虧乏)의 일면에 주의해야 한다. 왕여언은 또 병리상으로 비음허(脾陰虛)와 위화성(胃火盛)의 순환적 인과 관계를 주장하였다. 즉 비의 음혈이 부족하면 위화가 과도하게 왕성해지고 위화의 항성은 비의 음혈의 손상을 가져온다. 이로 인해서 치료시에 보비음으로 위화를 제

13) 近世論治脾胃者, 不分陰陽氣血.(『明醫雜著·枳朮丸論』)
14) 胃火愈旺脾陰愈傷.(『明醫雜著·枳朮丸論』)
15) 脾臟漸絶, 而死期迫矣.(『明醫雜著·枳朮丸論』)
16) 胃陽主氣, 胃陰主血.(『明醫雜著·枳朮丸論』)

어할 수 있고 청위화(淸胃火)로 비음을 도울 수 있다. 모두 중초의 음이지만 비음과 위음의 구별이 있고 비음·위음·위화는 모두 하나의 정체(整體)로 비위 치료에서 반드시 음양기혈 어느 것이 부족한지 분명히 해야만 하며 신온하여 음을 소모시키는 약으로 통용해서는 안된다. 왕여언은 자양비음에 대해서는 보기양음(補氣養陰)한 인삼, 산감화음(酸甘化陰)한 백작(白芍), 청열(淸熱)한 감초 등의 약을 많이 사용하였다. 왕여언은 이런 여러 장점을 융합하여 새로운 의미의 학문태도를 개창하였다. 이는 후대의 의학도가 배울 만하다.

4. 비주음승양강설(脾主陰升陽降說)

중초의 비위와 음양승강의 관계 문제에 대해 이동원의 온보학파는 비양의 승발건운(升發健運)만을 강조하였고 섭천사의 자음강위설은 비위의 화강을 강조하여 이 두 가지는 양 방면으로 비위 자체의 기기승강(氣機升降) 문제를 기술하였다. 주단계는 비위가 몸 전체 기의 순환에 대해 핵심적인 역할을 한다고 강조하였다. 이것으로 비주음승양강설을 제시하였다.

일반적으로 말하면 양의 특성은 승발과 위로 향하고자 하는 것이고, 음의 특성은 침강과 아래로 향하고자 하는 것이다. 비위의 운화 기능이 정상이면 음양청탁을 각각의 길로 인도하여 각기 임무를 맡게 하지만 비위의 운화기능에 이상이 생기면 "청양이 상승하지 못하고 탁음이 하강하지 못한다"[17]의 병리 상태가 출현하게 되어 이를 따라 "청기가 아래에 있으면 손설을 생하고 탁기가 아래에 있으면 창만을 생한다"[18]는 임상의 병리 변화에 이르게 된다. 그러나 인체의 음양은 하나의 대립적·통일적인 정체로서, 양승(陽升)이 심해지면 강(降)하고 음강(陰降)이 심해지면 승(升)하는 이런 종류의 자기 안정의 조절 방법을 통해서 동태적 평형을 유지하므로 주단계는 음양비화(陰陽比和)로 출발점을

17) 淸陽不升, 濁陰不降.
18) 淸氣在下則生飡泄, 濁氣在下則生䐜脹.

삼는 음승양강설을 주장하였다.

주단계는 인체의 음양을 "일승일강(一升一降)하여 막힘이 없다"[19]라 하였고, 아울러 "심폐의 양기는 하강하고 간신의 음기는 상승한다"[20], "심은 화가 되어 위에 거하고 신은 수가 되어 아래에 거한다. 수는 상승할 수 있고 화는 하강할 수 있다"[21], "기는 양이 되어 하강함이 마땅하고 혈은 음이 되어 상승함이 마땅하다"[22]라 인식하였다.

그러나 이런 음승양강의 과정 중에서 음은 스스로 승할 수 없으며 양도 스스로 강할 수 없으므로 반드시 비위의 작용에 의존해야 한다. 비기의 운화가 좋으면 충분히 순환작용을 중재하여 위에서 말한 음승양강의 목적에 이를 수 있다. 비토의 중재는 기의 음승양강을 촉진한다. 이로써 일단 비위가 기 순환의 중심축 역할을 잃으면 음양 기의 승강이 문란해지고 음양비화 할 수 없어 양이 항진되어 위로 오르며 음이 훼손되어 아래로 향하게 되므로 청탁이 서로 혼돈되고 백병(百病)이 생겨난다.

주단계는 비주음승양강하여 중심축을 중재하는 역할을 다 할 수 있음을 강조하였고 임상에서 특히 비토자음과 기 순환의 중심축을 돕는 것을 중시하여 비록 후세에 전하는 정법(定法)과 성방(成方)은 없지만 후세에 전하는 바가 적지 않다. 비위설을 연구할 때에 이것 또한 무시할 수 없다

5. 비위후천지본설(脾爲後天之本說)

이중재(李中梓)는 동원의 이론을 높이 인정하여 이동원과 요승(遙乘)·전을(錢乙)의 신(腎)을 중시하는 이론을 본받아 "선천의 근본은 신에 있고 후천의 근본은 비에 있다"[23]는 이론을 주장하고, "훌륭한 의

19) 一升一降, 無有窮已.(『局方發揮』)
20) 心肺之陽降, 肝腎之陰升.(『格致餘論·鼓脹論』)
21) 心爲火居上, 腎爲水居下, 水能升而火能降.(『格致餘論·房中補益論』)
22) 氣爲陽宜降, 血爲陰宜升.(『格致餘論·房中補益論』)
23) 先天之本在腎, 後天之本在脾.

사가 되고자 하는 자는 반드시 근본을 따져서 기본적으로 선후천을 구분할 수 있어야 한다"[24]고 강조하였다.

비위의 기능에 대해서 많은 의가의 연구가 깊은데 이중재는 그 모든 설을 비가 후천의 근본이 되는 것으로 종합하고 비위가 인체에서 특별한 위치를 갖는다고 확정하였다. 오행(五行)으로 말하면 "비는 중궁의 토이니 토는 만물의 어머니가 된다"[25]이다. 기능으로 말하면 비위가 곡기를 받아 기혈(氣血)을 생산하며 각 장부 조직은 비의 온후(溫煦)·유양(濡養) 기능에 의존함으로써 정상적인 기능을 유지할 수 있다. 그러므로 이중재는 "어린아이가 이미 생기면 하루동안 먹지 않으면 굶주리고 일주일을 먹지 않으면 위장이 마르고 끊어져서 죽는다"[26]라 하였다. 사람의 몸에는 반드시 곡기를 제공해야 하며 곡기는 비위의 수납과 운화에 의존한다. 발병으로 말하면 다른 장부에 병이 생겼을 때 만일 위기가 끊기지 않았으면 치료의 희망이 있고 예후가 매우 좋다. 만일 비위에 병이 있으면 다른 장부에도 부단히 영향을 미치게 된다. 또 "위기가 한번 패하면 백약으로도 치료하기 어렵다"[27]라 하였으며, 비위를 설명할 때 "병가의 군량운반 길〔향도〕과 같다. 향도가 끊어지면 무리가 바로 흩어진다"[28]라 하였다. 이중재는 생리 병리를 통해 후천지본인 비위가 장부 중에서 중요한 작용을 하고 있음을 천술하였다.

진단의 면으로 본다면 비위 기의 강약은 맥으로 반영되는데, 곧 위기(胃氣)이다. 맥의 위기를 살피면 중초의 기능을 판별할 수 있고 비위의 기능을 판별할 수 있으면 질병 예후의 양악(良惡)을 추정할 수 있다. 비위병의 치료에 대해 이중재는 "후천의 본을 치료하려면 음식노권의 구분이 있어야 하고 음식에 상한 것은 지각환으로 주치하고 노권에 상한 자는 보중익기로 주치하라"[29]라 하였다. 음식으로 상한 것은

24) 善爲醫者, 必責根本, 而本有先後天之辨.
25) 脾爲中宮之土, 土爲萬物之母.(『醫宗必讀·腎爲先天本脾爲後天本論』)
26) 嬰兒旣生, 一日不食則飢, 七日不食則腸胃涸絶而死.(『醫宗必讀·腎爲先天本脾爲後天本論』)
27) 胃氣一敗, 百藥難施. …… (『醫宗必讀·腎爲先天本脾爲後天本論』)
28) 猶兵家之餉道也, 餉道一絶, 萬衆立散.(『醫宗必讀·腎爲先天本脾爲後天本論』)
29) 治後天之本者, 則有飮食勞倦之分, 飮食傷者, 枳殼丸主之, 勞倦傷者, 補中益氣主之.(『醫宗必讀·腎爲先天本脾爲後天本論』)

허 중에 실이 있으니 실한 것을 없앰으로 보허하며, 피로로 상한 것은 순허에 속하니 당연히 승양으로 보기(補氣)한다고 하였다. 종합하면 비위의 기능 회복으로 본을 삼는 것은 비위의 납운이 좋아지면 병이 나을 수 있다.

모두 종합하면 비위학설에서 이동원은 비장의 승발에 중점을 두었고, 섭천사는 비위의 화강을 중시하였고, 주단계는 기기의 출발에 따라 비주음승양강설을 주장하였고, 왕륜은 이동원과 주단계의 장점을 융합하여 비위학설을 주장했고, 이중재는 여러 의가의 이론을 종합하여 비위가 후천지본임을 강조하였다. 단지 이 내용만 전면적으로 이해하더라도 비위의 기능에 대해 계통적으로 인식할 수 있다.

역자 황상웅 / 교정 여진주

원 저 : 강소중의 1993년 8기(93048038)
脾胃說要略

주 제 : 비위학설(脾胃學說)은 이동원(李東垣) 학파에서만 주장한 것이 아니다. 여러 의가의 저술을 보면 비위학설은 크게 온양승비설(溫陽升脾說), 자음강위설(滋陰降胃說), 비주음승양강설(脾主陰升陽降說), 비음설(脾陰說), 후천지본설(後天之本說) 등 여러 설이 있으며 각각 저명한 의가로 대표된다.

'비장영'에 대한 논의

江西省撫州中醫學校本刊函授學員 何曉暉

『소문(素問)·오장별론(五臟別論)』에서 "오장은 정기를 저장하지만 사하지는 않는다"1)라고 하였는데, 오장(五臟)의 공통된 특징은 정기(精氣)를 화생(化生)하고 저장하는 것으로, 심(心)은 신(神)을 저장하며, 폐(肺)는 기(氣)를 저장하며, 간(肝)은 혈(血)을 저장하며, 신(腎)은 정(精)을 저장하지만, 비(脾)는 '창름지관(倉廪之官)'이 되어 어떤 물(物)을 저장하는 것인지 여러 판본의 중의학 교재인 『중의학기초(中醫學基礎)』는 아직 분명히 나타내지 못하고, 장상학설(臟象學說) 이론 체계는 오히려 완전하지 못해서 우리들이 가르치는 중에 항상 학생들의 질문을 받게끔 한다. 『영추(靈樞)·본신(本神)』에서 "비는 영을 장하고 영은 의에 거하는데 비기가 허라면 하지를 쓸 수 없고 오장도 안정되지 못한다"2)라고 하여, 이미 "비장영(脾藏營)"의 개념을 확실히 제시하였다.

1. 생리의의

『소문(素問)·비론(痺論)』에서 "영이라는 것은 수곡의 정기이다"3)라고 하였는데, '영(營)'의 뜻에는 두 가지가 있다. 첫째는 전신을 영양(營養)하는 정미물질(精微物質)을 가리키고, 둘째는 영기(營氣)를 가리킨다. '영'에는 풍부하게 영양함이 있고, 윤양(潤陽) 작용을 갖추고 있어 음

1) 五臟者, 臧精氣而不寫也.
2) 脾臧營, 營舍意, 脾氣虛則四肢不用, 五臧不安.
3) 營者, 水穀之精氣也.

(陰)에 속한다. 비는 수곡을 운화(運化)하고 정미(精微)를 수포하는 것을 주로 하여 기혈(氣血) 생화(生化)의 근원이 된다. 『소문(素問)·영란비전론(靈蘭秘典論)』에서 "비위는 창름지관이며 오미가 그곳에서 나온다"[4]라 하고, 『소문(素問)·육절장상론(六節藏象論)』에서는 "비는 창름지관이며 영이 거한다"[5]라고 한 것은 비가 수곡정미를 운화하고 수포하는 것 외에 또한 창고와 같이 영양 물질을 저장, 신진 대사를 제공하는 생리 작용을 갖추고 있음(이런 종류의 기능은 현대 의학 이론 중의 글리코겐과 지방의 저장에 해당한다)을 말한다. 그러나 비의 수곡운화와 영양 물질의 저장 기능이 정상이어야 비로소 장부(臟腑)·경락(經絡)·백해(百骸) 및 근육 피모는 충분한 영양을 받을 수 있다. 만약 비영이 충만되어 있으면 기혈이 왕성해지고, 장부가 강성해지며, 정력이 충패(充沛)하고 사지(四肢)가 건장해서 힘이 있는 것으로 나타난다.

2. 병리변화

비의 병변(病變)은 운화(運化)에 권도(權道)가 없거나 소화 흡수 기능이 정상을 잃는 것 및 수습저류(水濕瀦留), 청양불승(淸陽不升) 등의 방면 외에 비장영의 기능 실조(失調)가 나타날 수 있다. 비장영의 병리변화는 주로 비영부족(脾營不足) 및 비영불운(脾營不運)의 두 유형이 있다.

(1) 비영부족

비영부족은 비가 저장하는 수곡정미가 훼손되어서 기체(機體)가 영양되지 않는 증후를 나타내는 것이다. 비영부족을 일으키는 원인에는 세 가지가 있는데, 첫째는 식물(食物) 중에 영양이 결핍되어 비영에 근원이 없는 것이고, 둘째는 음식의 무절제로 노권사려(勞倦思慮)하여 비가 건운(健運)을 잃고 정미가 흡수될 수 없어서 비영이 훼손된 것이고, 셋째는 오랜 병과 열병 등으로 소모가 태과(太過)하여 비영이 모손(耗

---

4) 脾胃者, 倉廩之官, 五味出焉.
5) 脾者, 倉廩之官, 營之居也.

損)된 것이다.

비영부족의 임상 표현은 영양 불량을 특징으로 하는데, 주요 증상은 형체소수(形體消瘦)·기육위약(肌肉痿弱)·사지무력(四肢無力)·정신피로(精神疲勞)·라언기단(懶言氣短)·면색위황(面色萎黃)·맥허무력(脈虛無力)이다. 비는 후천(後天)의 근본이 되어 기·혈·영·정·진액을 생화(生化)하여 전신을 유양(濡養)한다. 비영부족으로 사지 기육이 영양되지 않는다면 기육위약·형체소수·사지무력하고, 장부가 영양되지 않는다면 정신피로·라언기단·맥허무력하고, 안색이 그 영(榮)을 잃는다면 위황실화(萎黃失華)한다.

비영부족과 비기부족(脾氣不足)에는 한결같이 사지무력·정신피로·섬언기단·맥허무력 등의 중초(中焦)가 허약해지는 증상을 볼 수 있는데, 감별점은 비영부족은 영양불량·형체소수·기육위약·면색위황을 특징으로 하고, 비기부족이라면 항상 납매(納呆)·복창(腹脹)·변당(便溏) 등 비실건운(脾失健運) 혹은 중기하함(中氣下陷), 혹은 비불통혈(脾不統血)의 증상을 겸한다. 그러나 비기부족한 사람은 항상 운화를 상실함으로써 비영의 근원이 없어지고, 비영부족한 사람은 기가 영양을 상실함으로써 비기가 허약해지므로 임상에서 두 가지는 종종 같이 보인다. 영은 음에 속하므로 비영부족한 사람은 또한 비음(脾陰)이 허(虛)한 증상도 볼 수 있는데, 예를 들면 설홍소태(舌紅少苔), 혹은 광박태(光剝苔)·구건순조(口乾脣燥)·수족심열(手足心熱) 등이다.

비영부족의 치료 원칙은 건비익영(健脾益營)이고, 대표적인 처방은 삼령백출산(參苓白朮散)으로 처방 중의 산약(山藥)·연육(蓮肉)·편두(扁豆)·이인(苡仁)·대조(大棗)는 미(味)가 감(甘)하고 성(性)은 유(柔)하고 질(質)은 윤(潤)하여, 곧 건비의 효능이 있고, 또한 풍부하게 영양함이 있어 건비익영의 좋은 약이 된다. 필자는 항상 이 처방으로 비영부족증을 치료하여 수 차례 좋은 효과를 보았다.

예1) 서모, 남, 42세, 공인, 1979년 5월 10일 진찰.

근 10년 가까이 '십이지장궤양'을 앓았고, 일년 전에 이미 위 절제를 실시한 바 있다. 증상으로는 형체소수·사지핍력(四肢乏力)·정신부진(精神不振)·섬언소기·면색위황·납식불형(納食不馨)·대변당박(大便溏薄)·안면하지부종(顏面下肢浮腫)·설질담반(舌質淡胖)·태박백(苔薄白)·맥허무력이 보였다. 비영부족으로 변증(辨證)하고 치료로는 건비익영하는 삼령백출산을 주로 하여, 백출(白朮) 10g, 연자육 12g, 초편두(炒扁豆)·당삼(黨參)·복령(茯苓)·산약·초이인·북황기(北黃芪)·초산사(焦山楂) 각 15g, 대조 5개이다. 다섯 첩을 복용한 후 정신이 좋은 상태로 돌아왔고, 대변이 견실해지고, 부종(浮腫)이 이미 감퇴되고, 온갖 가려운 것이 완만해져서 처방을 유지하면서 가감(加減)하여 20첩을 먹었는데, 식사가 증진되고, 정신이 매우 좋은 상태이고, 기력이 배로 증진되고, 안색이 좋아졌다. 음식 조절에 주의하고, 계속해서 육군자환(六君子丸)을 복용하여 그 후를 좋게 하였다.

근거 : 평소에 비위의 질병이 있어, 중초가 맡은 것을 상실하고, 후천의 근원이 없어지고, 비영이 줄어서 허해지고, 기체는 영양을 상실하였다. 처방으로 쓴 당삼·백출·복령·황기는 익기건비하고, 산약·편두·연육·이인·대조는 익비보영하고, 산사는 소식조운(消食助運)하고, 진피(陳皮)는 이기건중(理氣健中)하여 비를 건왕(健旺)하고 영(營)에는 화원(化源)이 있게 한다.

(2) 비영불운

비영불운은 비운실건(脾運失健)·영온불운(營蘊不運)·기체실양(機體失養)을 특징으로 하는 병증을 가리키는 것이다. 비영불운을 야기하는 원인에는 두 가지가 있는데, 첫째는 기름진 고기와 차진 곡식을 제멋대로 먹고 살이 쪄서 담습(痰濕)이 자생(滋生)해서 비를 얽매어 비운실건(脾運失健)·영온불운(營蘊不運)한 것이고, 둘째는 노권이 비를 상하고 비기가 손실을 받아 운화가 무력하고 영이 막혀서 운화를 잃은 것이다.

비영부족의 임상 표현 특징은 형(形)이 성하고 체(體)가 약한데, 주요 증상은 형체반대(形體胖大)·체지과성(體脂過盛)·권태무력(倦怠無力)

하다. 담습형(痰濕型)은 아울러 흉비완민(胸痞脘悶)·지체침중(肢體沈重)·설태니(舌苔膩)·맥현활(脈弦滑)이 보이고, 기허형(氣虛型)은 아울러 소기라언(少氣懶言)·동즉자한(動則自汗)·형한기와(形寒嗜臥)·설담태백(舌淡苔白)·맥세약(脈細弱)이 보인다. 위(胃)는 수납(受納)을 비는 운화를 주관하는데, 예를 들어 비기가 건왕하고 음식이 위에 들어가 비의 소화·흡수·전수(轉輸)와 산정(散情) 작용을 통해, 수곡정미는 비로소 전신에 퍼질 수 있고, 기혈로 변화하여 장부 조직을 영양하게 된다. 만약 담습이 내온하여 비실건운 혹은 비기허약하고 운화가 무력함으로써 비의 전수와 산정이 상실됨에 이르면 영은 중(中)에 막히고, 습이 모여 담을 생하고, 축적되어서 지(脂)가 되므로 체지과성(體脂過盛)·형체반대(形體胖大)한다. 비가 정(精)을 분포하지 못하여 영이 운화를 받지 못하고 장부 조직이 유양을 받지 못하거나, 형은 성하나 기는 약해져서 노권무력해진다. 흉민·지체침중·설태·맥활은 담습 내저(內阻)의 상(象)이고, 소기라언(少氣懶言)·동즉자한(動則自汗)·형한기와(形寒嗜臥)·설담맥세(舌淡脈細)는 기 허약의 상이다. 어떤 사람은 형체풍유(形體豊腴)하나 기육실(肌肉實)·사지유력·정신포만(精神飽滿)은 정상 정황(情況)에 속하고, 비영불운의 비반증(肥胖症)과는 감별(鑑別)된다.

비영불운의 치료 원칙은 운비산영(運脾散營)이다. 담습은 아울러 거담화습(祛痰化濕)하고, 기허는 아울러 건비익기(健脾益氣)한다. 사곡평위산(楂曲平胃散)은 건비조습(健脾燥濕)·조운소적(助運消積)할 수 있고, 이진탕(二陳湯)은 화담거습하는 효능이 있어 두 처방을 합하여 답습형에 사용하고, 기허라면 육군자탕(六君子湯)을 이용하여 건비·익기·화담하고, 장기간 복용하면 좋은 효과를 본다.

예2) 이모, 여, 40세, 간부, 1982년 10월12일 초진함.

비반병을 앓은 지 이미 7년이고, 중서(中西)약을 많이 복용했으나 체중은 줄지 않고 오히려 증가했다. 체(體)는 살찌며 배는 나오고, 안면과 하지에 가벼운 부종이 있고, 행동이 곤란(困難)하고 심장이 두근거리며, 가슴이 답답하고, 오줌이 적고, 설태는 희고 기름지고, 맥은 침약

했다. 심·간·신 기능 검사에서 특별한 이상은 없었다. 비허담습(脾虛痰濕)·영실건운(營失健運)으로 변증하고, 치료는 건비운영·거담화습이 마땅하여 이진탕(二陳湯)·사곡평위산(楂曲平胃散)과 육군자탕(六君子湯) 세 개의 처방을 합하여 치료하였는데, 복령 12g, 창출 6g, 이인 30g, 반하·진피·백출·택사·당삼·간하협·대복피 각 10g, 산사 15g이다. 약을 네 첩 복용 후, 부종이 가라앉고 흉복이 편해졌으나 여전히 피곤하고 무력하여 원래 처방에 황기 15g을 더하였다. 열 첩의 약을 복용 후, 살이 빠지기 시작하고, 피곤함을 느끼지 못하고, 사지에 힘이 붙고, 맥이 완하며 유력하였다. 계속해서 이전의 처방을 가감해서 약을 20여 첩을 복용하니, 체중이 눈에 띄게 빠졌으며, 체형은 기본 상태로 회복됐고, 가끔 심장이 두근거리는 외에는 다른 증상은 모두 없어졌다. 음식을 주의할 것을 당부하고, 오랫동안 육군자환을 복용하면 확실한 치료 효과를 볼 수 있다.

근거 : 비만한 사람은 담습이 많고, 담습은 비를 쉽게 곤(困)하고, 비가 곤을 받아 영이 건운을 상실하여 몸이 영양을 받지 못하면 형은 성하나 체는 약하다. 처방으로 쓴 복령·백출·당삼은 건비익기하고, 창출·반하·진피·이인은 거담 화습 운비하고, 하협은 승청성비(升清醒脾)하고, 산사는 조비소적(助脾消積)하고, 대복피는 관중행체(寬中行滯)하여 비를 치료한다. 비가 건(健)하다면 영이 운(運)하고, 영이 운하다면 지(脂)가 분포되고, 지가 분포되면 몸이 건(健)해진다. 칠 년의 고질병이 한달 만에 회복됐다.

역자 양종한 / 교정 여진주

원　저 : 상해중의약잡지 1989년 6기(89136045)
試論"脾藏營"

비음과 위음의 차이

四川蓬安縣錦屛中心衛生院 黎忠民

비위(脾胃)는 중초에 있으면서 서로 표리가 되고 경맥이 이어져서 막(膜)으로 연계가 되는데, 두 가지는 음식물을 받아들여 소화 흡수하는 데 협조하고, 승강상인(升降相因)하는 동시에 진액을 생성시키는 근원이 되므로 매우 밀접한 관계에 있다. 그래서 일부 학자들은 비위의 음을 엄격하게 구분하지 않고 습관적으로 대개 진액이 부족한 것은 위(胃)에 원인을 두고 위(胃)를 치료하고, 양기(陽氣)가 편허(偏虛)한 것은 비(脾)에 원인을 두고 비(脾)를 치료한다고 생각했다. 필자의 생각으로는 비음과 위음은 생리적(生理的)으로 각각 서로 다른 특징이 있을 뿐만 아니라 병리 변화, 임상 표현과 치법(治法), 방약(方藥)의 면에서도 또한 각각 차이가 있으므로 구분하지 않을 수 없다.

비위의 음은 내포하는 뜻이 서로 다르다. 비록 두 가지는 모두 인체 생명 활동의 물질적인 기초가 되어 형체를 충양(充養)하고 장부를 유양(濡養)하며 기부(肌膚)·사지(四肢)·구규(九竅)를 자양충택(滋養充澤)하는 공동작용이 있다하지만, 비음은 비장(脾臟)이 장이불사(藏而不瀉)하는 영음(營陰)으로서, 수곡의 정미가 변화하여 생성되는 영혈(營血)이 되어 바로 장부를 영양하는 원천이다. 반면에, 위음은 위중(胃中)의 특정한 음액(陰液)으로서 "기름 같기도 하고 지방 같기도 한 것이 위 저부에 축적되는데, 이것이 바로 위음이다"[1]라고 하여, 바로 수곡을 부숙(腐熟)시키는 물질적인 기초가 된다.

---

1) 如膏如脂, 疊積胃低, 卽胃陰是也.

비위의 음은 생리적으로 차이가 있다. 비(脾)는 음인데 양기(陽氣)를 내포하고 있으므로 음양(陰陽)이 협조하여 수곡의 정미를 전수시켜서 위로 심(心)과 아울러서 영혈(營血)이 되게 한다. 영(營)은 비장(脾臟)에서 기인하고, 혈(血)은 비리(脾裏)에서 기인하므로 "비의 음이 영혈이 된다"[2]라고 했다. 위(胃)는 양부(陽腑)인데 음액을 내포하고 있으므로 음식물이 위로 들어가 부숙 작용을 거친 뒤에 정기(精氣)로 넘쳐 나서 위로 폐(肺)에 들어가 폐가 선발산포(宣發散布)하는 것을 따라 전신에 유주한다. 그래서 위에 그 기원을 두고 "위의 음이 진액이 된다"[3]라고 했다. 진액의 수요, 저장은 모르는 사이에 유동(流動)되어 전신을 충양(充養)시키므로 또한 '음중지양(陰中之陽)'이라 일컫는다. 영(營)은 비록 유통되는 것을 중요하게 여기나 반드시 맥도(脈道)의 안쪽에서 운행된다. 맥외(脈外)로 넘치게 되면 망행이 되는데 진액과 서로 합해져서 그 주산유동(走散流動)하는 성질이 뚜렷이 감소된다. 그러므로 이것은 '음중지음(陰中之陰)'이라고 일컫는다. 비음을 생각해보면 음식물을 변화시켜서 운행하는 것을 도와 혈액을 만들어내고 장부(臟腑)를 유양(濡養)시키고 위음의 생성을 촉진시킨다. 반면에 위음은 수곡을 부숙시키고 위장(胃腸)을 유윤(濡潤)하게 해서 비음에 물질적인 기초를 제공한다. 두 가지는 생리적으로 서로 촉진시키고 공동 협조하여 수곡의 소화 흡수를 완전히 이루어서 인체의 생존에 물질적인 기초를 제공한다.

비위의 음은 병리적(病理的)으로 다름이 있다. 비음이 손상을 입는 것은 더디고 위음이 상하는 것은 빠르다. 비음으로 인하여 본장(本臟)의 자병(自病)과 타장(他臟)이 피로하고 허해질 수 있다. 본장, 자병의 병리적인 기초는 바로 비기허(脾氣虛)인데, 만약 기허가 회복되지 않고 오래되면 비음이 또한 허해진다. 때때로 비기허가 더더욱 발전되어 비양허(脾陽虛)가 되고 양허로 인해 음허에 이르게 된다. 타장이 피로하다는 것은 심(心)·폐(肺)·간(肝)·신(腎)의 음이 오랜 기간 허손된 데에

---

2) 脾之陰爲營血.
3) 胃之陰爲津液.

기인한다. 그러므로 비음허는 하루아침에 나타나는 것이 아니라 종종 더디게 발생한다. 반면에 위음은 항상 화열(火熱)에 의해 손상을 받는다. 예를 들어 온병(溫病)의 화열이 기분(氣分)에 들어가면 위가 바로 그것에 대응하여 정(正)·사(邪)가 서로 다툰다. 열세가 치성(熾盛)하면 위액(胃液)은 반드시 대량으로 소모되고 다시 온병의 발열(發熱)·한출(汗出)이 주증(主症)이 되어 열이 점점 높아짐에 따라 진액(津液)도 점점 손상되고, 열이 오래 지속되면 될수록 진액의 손상도 더욱 심해진다. 그러므로 위음은 쉽게 손상을 받고 또 그 손상되는 것도 빠르다. 그래서 섭천사(葉天士)는 위음을 구하는 데는 "진액을 보존하는 것이 제일 필요한 일이다"[4]라고 했고, 또 "음을 구하는 것은 혈에 있지 않고 진액과 땀에 있다"[5]라고 강조했다. 이것은 후인들이 위음허를 치료할 때 진액을 보존하는 데에서 치법(治法)을 구하라는 것을 보여준다. 만약 비음이 편허(偏虛)하면 비혈(脾血)이 소모되는데, 그 주요한 병리 변화는 첫째 운화실조(運化失調), 영혈(營血)의 생화괴핍(生化匱乏), 오장육부의 실양(失養)이고, 둘째 허화(虛火)가 왕동(旺動)하고 경락이 상하고 신(神)을 어지럽히며 영혈이 저장되지 않아서 의지가 머무는 곳이 없어지는 것이다. 만약 위음이 휴허(虧虛)하게 되면 진액의 손상을 받아서 조토(燥土)가 그 임무를 다하지 못하므로 그 주요한 병리 변화가 첫째 수납(收納)·부숙(腐熟) 기능의 감퇴, 소화력 감약(減弱), 둘째 위장의 윤강(潤降) 기능 실조로 인한 조종중생(燥從中生), 셋째 위양의 편항(偏亢), 허화상승(虛火上升) 등이다. 임상에서는 두 가지가 비록 서로 다른 장부의 음액(진액) 편허이지만 위음의 부족은 항상 비음을 훼손시키고 비음의 편허 또한 항상 위음을 피곤하게 하므로 음허의 증은 항상 겸하여 나타난다.

임상 표현에서도 각각 특징이 있다. 필자의 임상 체험에 근거하면 비위음허는 모두 식욕감퇴(食欲減退)·완복작열(脘腹灼熱)·구건변비(口乾便秘)·설홍소태(舌紅少苔) 등의 증상이 나타난다. 그런데 비음이 허

---

4) 存津液爲第一要著.

5) 救陰不在血而在津與汗.

하면 겸하여 식입난화(食入難化) 혹은 식후복창(食後腹脹)·구담무미(口淡無味)·구순건조(口唇乾燥)·불희다식(不喜多飮) 혹은 구강미란(口腔糜爛)·면색무화(面色無華)·형수핍력(形瘦乏力)·설질눈홍중박소태(舌質嫩紅中薄少苔)·맥허세무력(脈虛細無力) 등이 나타난다. 위음이 허하면 겸하여 구갈(口渴)·지기납소(知飢納少)·위완작열(胃脘灼熱)·조잡(嘈雜)·건구애역(乾嘔呃逆) 혹은 토산(吐酸)·설홍소태 혹은 광박여경(光剝如鏡)·맥세삭(脈細數) 등의 증이 나타난다.

두 가지를 세밀하게 살펴보면 비음 허증은 만성 질병 과정 중에 많이 나타나며 주로 음액·음혈의 생성이 결핍된 허손 증상을 드러낸다. 병의 진행 과정이 비교적 길고, 항상 기허와 더불어 나타난다. 음이 손상된 것은 빠르게 생긴 것이 아니므로 치료 또한 다소 힘이 든다. 위음 허증은 병위가 비교적 얕은 곳에 있고 대개 화열의 사로 인해 손상된 것이 많아서 종종 급성 열병 과정 중에 많이 나타난다. 주로 진액이 고갈되어 장이 건조해져서 음식물을 받아들여 아래로 보내는 기능이 원활하지 못한 작열증(燥熱證)이 드러난다. 그러므로 위음허는 허한 상태가 비교적 심하고 또 화가 왕성한 열상(熱狀)을 나타낸다.

치료 방법에도 큰 차이가 있다. 비음허는 마땅히 자음익비(滋陰益脾)·양영생진(養營生津)하는 것을 원칙으로 삼는데, 다만 보음(補陰)하는 데에 순전히 자윤하여 보하는 것이 아니라 감담(甘淡)하고 평보(平補)하는 것을 중요시해야 한다. 그러므로 처방(處方)을 골라 약을 쓰는 데에 마땅히 "감(甘)·산(酸)·승(升)·윤(潤)"의 네 가지 방면에서 시작하는데, 첫째 보비(補脾)하는 맛으로써 생진화액(生津化液)시키고, 둘째 승진제기(升津提氣)하여 영음의 상승을 촉진시켜 진액(津液)이 산포되도록 한다. 약은 산약(山藥)·백출(白朮)·태자삼(太子蔘)·연실(蓮實)·편두(扁豆)·석곡(石斛)·연자육(蓮子肉)·화마인(火麻仁)·승마(升麻)·갈근(葛根)·백작약(白芍藥)·오매(烏梅)·석류피(石榴皮) 등이 있고, 처방은 삼령백출산(蔘苓白朮散)·신유양진탕(愼柔養眞湯)·칠미백출산(七味白朮散) 등을 우선 꼽을 수 있다. 위음허는 유양진액(濡養津液)하고 위음을 배양하여 회복하는 것을 원칙으로 삼는데, 익위하여 납체(納滯)가 되지 않게 하고 청열시켜서 위기를 손상시키지 않게 한다. 그러므로 선방용약(選方用藥)할 때에 감평양윤(甘平涼潤)한 것이 마땅한데, 먼저 이미 위장의 격렬한 조증을 제거하고 체내의 진액의 고갈을 다스리며, 또 위기가 하행하도록 해서 아래로 내려가는 성질을 순조롭게 하여 부드럽게 선통(宣通)이 되게 한다. 약은 사삼(沙參)·맥문동(麥門冬)·생지황(生地黃)·현삼(玄參)·이즙(梨汁)·자즙(蔗汁)·빙당(冰糖) 등이 있고, 처방으로는 증액탕(增液湯)·익위탕(益胃湯) 등을 우선 꼽을 수 있는데, 증에 따라 가감한다. 만약 위음이 부족하여 감량유윤(甘涼濡潤)한 약을 오래 복용하여도 효과가 없는 자는 자신양위법(滋腎養胃法)을 사용할 수 있는데, 육미지황환(六味地黃丸)에 당귀(當歸)·백작약(白芍藥)을 더 넣어 쓴다. 위에 서술한 두 가지에서 치료와 용약의 차이를 볼 수 있다. 다만 비위의 음은 모두 음의 류에 속하여 모두 온조강산(溫燥剛酸)하는 약을 금하여 화(火)를 도와 진액을 소모시켜서 다시 음액을 상하지 않도록 한다. 동시에 자니(滋膩)한 약을 경계하여 위에 장애를 주거나 비에 저체되고 습(濕)을 조장하는 폐단이 없도록 하여 납입하고 운행하는 것이 더디지 않도록 한다. 그러므로 선방 용약은 모두 평화(平和)한 것이 마땅하다.

총괄해 보면 비음과 위음은 유사한 가운데 차이점이 있고 그 개념과 생리·병리 및 임상 표현에 있어서 구별이 분명하고 증후(症候)에 대해 선방 용약하는 것도 병기에 부합해야 한다. 내가 일찍이 곽모라는 세 살 된 남자아이를 치료했는데, 병이 이미 2개월이나 되었고 면황기수(面黃肌瘦)·발희여수(發稀如穗)·정신권태(精神倦怠)·구갈참기(口渴饞嗜)·복창변당(腹脹便溏)에 불소화음식(不消化飮食)·뇨여미감(尿如米泔)·오심번열(惡心煩熱)·설홍소진(舌紅少津)·지문자체(指紋紫滯) 등을 동반하고 있었다. 내가 생각하기에 구갈참기·오심번열을 보고 위음 부족이라 여기기는 의심스러워 다시 그 어머니에게 물어서 갈불욕식(渴不欲飮)·식후복창민여고(食後腹脹悶如鼓) 등을 알게 되었다. 진찰을 통해 비음 부족으로 운화(運化)가 실조되어 적체내정(積滯內停)된 감증(疳

證)이란 것을 알았다. 따라서 자비하여 운화를 돕고 감증을 없애고 적취를 제거하는 치료법을 세웠다. 당삼(黨參)·분갈(粉葛)·천화분(天花粉)·호황련(胡黃連) 각 8g, 준산약(淮山藥)·천석곡(川石斛)·오곡충(五穀蟲) 각 12g, 자계내금(炙鷄內金) 10g, 창출(蒼朮)·백출(白朮) 각 6g(土水로 炒한다), 용담초(龍膽草)·생감초(生甘草) 각 3g을 투여하고 따로 섬사산(蟾砂散)을 복용시켰다. 연이어 5첩을 복용케 하니 정신이 맑아지고 복창이 경감되고 음식물이 완전히 소화되었다. 다시 원방(原方)에서 용담초, 섬사산을 빼고 갈근(葛根)의 양을 4g으로 줄이고 연자육(蓮子肉) 12g을 더 넣어 계속 5첩을 복용시켰더니 모든 증상이 완전히 사라졌다. 오직 그 허손(虛損)한 것은 회복되기가 어려워서 뒤에 산약(山藥)·자계내금(炙鷄內金)·천석곡(川石斛)·편두(扁豆)를 각각 등푼(等分)으로 분말을 만들어 미음으로 복용케 하니 한달 남짓 되어 완전히 나았다.

역자 우현수 / 교정 여진주

원　저 : 사천중의학원 1994년 제3기(94103015)
論脾陰胃陰之異

"비폐는 모두 후천의 근본이다"에 대한 논술

山東省青島市平度衛生職工中等專業學敎 張維
山東省平度市人民醫院 王金海

송(宋)나라 이래로 비(脾)·신(腎) 두 장부는 날로 의가들이 중시하는 바가 되었다. 명조(明朝) 말년에 이르러 의학자 이중재(李中梓)는 명의들의 설(說)을 모아서 "선천의 본은 신에 있다"1), "후천의 본은 비에 있다"2)는 이론을 명확하게 주장했다. 이로부터 이러한 이론은 더욱 후세 의가들이 학습하고 준수하는 규범이 되었다. 그러나 필자는 후천의 근본은 비에 있을 뿐만이 아니라 폐에도 있어 비·폐 모두 후천의 근본이 됨을 인식하게 되었다. 아래와 같이 한번 논해 본다.

인간의 출생은 부모에 의해서이고, 인간의 성장은 음양(陰陽)에 의존한다. 음양은 천지(天地)며 기혈(氣血)이다. 그런데 기혈의 생(生)하는 바는 첫째 선천의 정(精)이 충만해서 화생(化生)하는데 의존하며, 둘째로는 후천의 정(精)의 자양(滋養)과 보충(補充)에 의존한다. 선천의 정은 부모에게서 받아 신장(腎臟)에서 기원한다. 그러므로 "신은 선천의 본이 된다"3)라 칭한다. 이것은 자명하다. 그런데 후천의 정은 곧 종기(宗氣)에 근원한다. 종기는 후천의 기다. 이것은 폐로부터 호흡된 자연청기(淸氣)와 비위(脾胃)가 화생한 수곡(水穀)의 기가 결합되어 이루어져 흉중에 모인 후에 폐기(肺氣)의 선발숙강(宣發肅降)과 승강출입(升降出入)을 따라 전신에 전달된다. 경락(經絡)에 들어와서는 경락을 영

1) 先天之本在腎.
2) 後天之本在脾.
3) 腎爲先天之本.

양하고, 위로는 두면(頭面)에 이르러 청규(淸竅)를 충양하고, 외로는 기표(肌表)에 도달해 위기(衛氣)가 되고, 내로는 맥도(脈道)에 들어와서는 영혈(營血)을 이루고, 폐장에 들어와서는 폐기를 도와 호흡을 주관하며, 심장에 들어와서는 심기(心氣)를 도와 혈액을 추동한다. 비위에 들어와서는 중초(中焦)의 기를 이루어서 운화(運化)·부숙(腐熟)을 도운다. 간장에 들어와서는 간기(肝氣)·간혈(肝血)이 되어 조달서창(條達舒暢)을 보조한다. 신장에 들어와서는 신음(腎陰)·신양(腎陽)이 되어 선천의 기를 자양 보충한다. 여기에서 보듯이 장부 경락·사지백해(四肢百骸)·오관구규(五官九竅)·골육근맥(骨肉筋脈)은 모두 종기에 의해서 생긴다. 영위의 기, 오장의 기(氣), 육부(六腑)의 기(氣), 경락(經絡)의 기(氣) 모두는 종기의 영양을 받는다. 선천의 정(精)도 종기가 화생한 후천의 정의 자양과 보충에 의존해야 한다. 만약 폐가 청기를 흡입하지 못한다거나 비위가 수곡 정미를 운화하지 못한다면 종기의 원천은 곧 끊어지고 기혈이 화생하지 못해 장부백해가 모두 영양하는 바를 잃어버린다. 선천의 정은 비록 충분하지만 의존하는 바가 없다면 생명이 어떻게 존재할 수 있겠는가? 아시다시피 후천의 기의 화생은 이미 비(脾)가 없이는 불가능하며 또 폐가 없어도 불가하다. 비폐 모두 후천의 기의 근원이다. 이와 같을 뿐만이 아니니라 비토일장(脾土一臟)과 비교해 보면, 폐장은 비와 함께 후천의 기-종기의 생성-에 같이 참여할 뿐만 아니라 종기(宗氣)의 수송(輸送)·부산(敷散)을 주재한다. 이것은 비장과 비교할 수 없다. 아시다시피 후천의 기의 생성과 운동에 대해 말하자면, 폐장은 비장에 비해 더욱 중요하다. 이렇듯 전통상 단지 "비는 후천의 본이 된다"[4]라고 칭하는 것은 매우 비합리적으로 보인다. 최소한 "비폐 모두는 후천의 본이 된다"[5]라 칭해야 한다. 다시 말하지만 오장 중 폐(肺)는 장부(臟腑)의 화개(華蓋), 천(天)이 된다. 비(脾)는 백해(百骸)의 부모, 지(地)가 된다. 천지는 같이 존재하고 처음 건곤(乾坤)을 이룬다. 하늘은 있는데 땅이 없든지, 땅은 있는데 하늘이 없다면 어떻게 음

4) 脾爲後天之本.
5) 脾肺皆爲後天之本.

양의 도를 이룰 수 있겠는가? 음양의 도가 이루어지지 않고 후천 만물이 어디서 생기겠는가? 후천의 본은 또 어떻게 나오겠는가?

이중재는 『의종필독(醫宗必讀)』에서 "신은 선천지본이요 비위는 후천지본이다"6)라 하여 인체가 음식에 의존한다는 것을 말함으로써 비위의 중요 작용을 주장했다. 다른 이는 "비위는 중궁의 토이고 토는 만물의 어머니이다. …… 무릇 어린아이가 이미 생겨서 하루동안 음식을 먹지 못하면 굶주리고, 칠일동안 음식을 먹지 못하면 위장이 마르고 끊겨서 죽는다. …… 누구에게나 이 몸이라는 게 있어서 반드시 곡기를 받아야 되고, 곡기가 위에 들어가서 육부에까지 흘러서 기가 도달하면 오장에까지 조화롭게 되어서 혈이 생하여 사람이 이것으로써 생하게 되는 것이다. 그러므로 말하기를 후천지본은 비에 있다고 한다"7)라고 하였다. 만약 이에 근거하여 추론해 보면, 호흡이 어찌 음식보다 더 중요하지 않을 수 있겠는가? 아기가 태어나면 급히 공급해야 하는 제일 처음의 일은 음식이 아니라 호흡이다. 만약 인간이 잠시라도 호흡하지 못하면 생명이 바로 정지한다. 그래서 호흡을 주관하는 것은 바로 이 폐장이다. 알다시피 생명에 대해 말하자면 폐장은 확실히 비장에 비해 중요하다. 이와 같은 설명에서 이중재의 상술한 이론은 비토를 중시했으나, 폐금을 소홀히 한 것은 비교적 큰 단면성〔片面性〕을 띠고 있다. 그런데 치료상에 있어서 이중재는 비·신을 중시하는 것 이외에도 폐를 매우 중시하였다. 예를 들어 폐허 혹 비폐의 손상을 치료할 때 보비(補脾)·보폐(補肺)를 겸행할 것을 주장했다. 동시에 그는 "비는 폐를 생하게 하는 능력이 있으나 폐는 비를 도우는 공(功)이 없으므로 비를 보하는 약은 폐에도 이롭다"8)라고 인식했다. 아울러 그는 화타(華佗)의 설(說)을 인용하여 "폐는 생사의 근원이요, …… 청탁을 구별하게 하여 운화를 주관하니 인체의 소약(素約)이 된다"9)라고

6) 腎爲先天之本, 脾胃後天之本.

7) 脾胃中宮之土, 土爲萬物之母. …… 蓋嬰兒旣生, 一日不再食則飢, 七日不食則腸胃涸絶而死. …… 一有此身, 必資穀氣,穀入于胃, 洒陳于六府而氣至, 和調于五藏而血生, 而人資以爲生者也. 故曰, 後天之本在脾.

8) 脾有生肺之能, 肺無扶脾之攻, 故補脾之藥, 尤要于肺.

하였다. 이러한 논술은 이미 고인이 논한 것을 계승한 것일 뿐만이 아니라 선현이 미치지 못한 바를 밝혔으므로 고인의 고견을 떨쳤다 라고 말할 수 있다.

명말 의사 기석(綺石)도 비·폐·신 세 장의 작용을 매우 중시하였다. 그는 『이허원감(理虛元鑒)』 중에서 이 세 장을 "허를 치료하는 세 가지 근본이다"10)라 칭하고, 아울러 이 삼본 중에서도 비폐, 두 장을 더욱 중시해서 "허를 치료하여 통괄한다"11)는 것으로 간주하였다. "양허로 빼앗기는 것은 비장에서 통괄하고, 음허의 증상은 폐장에서 통괄한다."12) 나아가 그는 "폐는 오장의 하늘이고, 비는 백해의 어머니이며, 신은 성명의 근본이 된다"13)는 것을 강조했다. 이른바 성명의 근본인 것은 선천의 근본이다. 천지 부모는 후천의 근본이다.

바로 상술한 원인 때문에 후세에 더욱 "폐기의 성쇠는 수명의 장단과 관계 있다"14)는 설이 나오게 되었다. 무한시(武漢市)의 유명한 노중의사(老中醫師) 고원성(高原成)이 다년간 선폐양폐법(宣肺養肺法)을 사용하여 많은 중증을 치료한 임상 경험도 이러한 점을 충분히 증명한다. 제노인은 흔히 보이는 구병과 중병은 대부분 비신에서부터 치료를 논하였고 폐로부터 치료를 논한 것은 비교적 적다고 인식했다. 뜻밖에 비·폐·신·세 장이 모두 기를 주관하는 장이 됨은 치료시 비록 치중한 면이 같지 않지만 결과는 같다. 폐는 온몸의 기와 생명의 동기(動氣)-종기의 생성과 밀접한 상관이 있는-를 주한다. 종기는 흉중에 쌓여 후롱(喉嚨)으로부터 나와 심맥을 관통한다. 이것은 호흡과 순환을 추동하는 동력이다. 인간 생명의 종료는 호흡과 순환의 쇠갈에 있지만 종기도 이 두 가지 기능을 주재한다. 이로부터 폐가 일신(一身)의 기를 주하는 중요성을 볼 수 있다. 이 말은 경험에서 나온 말이라 할 수 있다.

---

9) 肺者, 生死之源. …… 司淸濁, 主運化, 爲人身之素約.
10) 治虛三本.
11) 治虛而統.
12) 陽虛之奪統于脾, 陰虛之症統于肺.
13) 肺爲五藏之天, 脾爲百骸之母, 腎爲性命之根.
14) 肺氣之衰旺, 關于壽命之短長.

그 외 요우신(姚寓晨)의 "부인과의 질병은 폐를 따라서 논치한다"15) 등과 같은 경험의 총결이나 임상보고 또한 흔히 볼 수 있다. 이에 하나하나 예를 들지 못함을 용서하기 바란다.

위에 상술한 바를 종합해 보면, 생명이 의지하는 바는 단지 선천의 정과 후천의 정이라는 점을 아는 것은 어렵지 않다. 선천의 정은 신에서 근원한다. 그러므로 "신은 선천의 본이다"라고 칭한다. 후천의 정은 음식과 호흡에 근원하여 비와 폐에 의존한다. 그러므로 비폐 모두 후천의 본이라 말한다.

역자 김종성 / 교정 박현식

원 저 : 절강중의잡지 1995년 4기(95224180)
"脾肺皆後天之本"論

15) 婦科疾病從肺論治.

제 Ⅲ 편

병리학
진단학

간기허증의 병기와 치료

雲南省中醫中藥研究所 孫發明

간기허(肝氣虛)의 이론은 일찍이 『내경(內經)』 중에 기재되어 있는데, 이미 간기허의 병인(病因)과 증후 진행에 대해 구분하여 논술했다. 예를 들면, "40세에 신기가 쇠한다. …… 56세에 간기가 쇠한다"[1] (『素問·上古天眞論』), "50세에 간기가 쇠하기 시작하여 …… 간엽이 얇아지기 시작하고 담즙이 줄어들기 시작하고 눈이 저절로 밝지 않게 된다"[2] (『靈樞·本神』)이다. "간기가 허하면 버섯 향기와 생풀을 보게 된다. ……"[3] (『素問·方盛衰論』), "간은 피로를 이기는 근본이다"[4] (『素問·六節藏象論』) 등등이다. 역대 의가의 전적에도 또한 기재가 많이 있다. 그러나 지금 비록 많은 학자들이 본 증에 대해 연구 토론과 임상 보도를 전개했지만 아직 중시하는 단계까지는 이르지 못하였는데, 예를 들면 현행 전국의 모든 의약 단과 대학과 종합 대학 교재 중에 간기허증이 없고 이론상으로도 아직 계통적이고 완전한 체계를 형성하지 못했다.

1. 간이 주하는 바의 불급에 따른 간기허의 인식

"간은 소설을 주관하고, 또한 혈을 저장한다."[5] 그 소설(疏泄)은 장

1) 五八腎氣衰七八肝氣衰.
2) 五十肝氣始衰, …… 肝葉始薄, 膽汁始減, 目自不明.
3) 肝氣虛則夢見菌香生草. ……
4) 肝者, 擺極之本.
5) 肝主疏泄, 肝藏血.

부 기능을 조정할 수 있고, 또한 정지를 조창(調暢)시킬 수 있다. 간의 소설 기능이 비정상이라면 소설 부족 혹은 소설 태과를 나타낼 수 있다. 소설 부족은 간기 허약 혹은 정지가 상한 바에 기인해서 간의 소통달설(疏通達泄)하는 기능이 감퇴되고, 기기(氣機)의 유창이 방해를 받아 간기울결(肝氣鬱結), 기체(氣滯)를 일으키며 흉협비민불서(胸脇痺悶不舒)를 나타내어 그 비괴(痺塊)가 고정되지 않고 홀연 모였다가 홀연 흩어진다. 혹은 흉늑동통(胸肋疼痛)하는데, 통증은 일정한 곳에 있지 않다. 기체하고 혈류(血流)가 순조롭지 못하면 근맥(筋脈)이 자양함을 잃게 되어 몸에 힘이 없고, 나태하고, 피로를 이기지 못하고, 근련구통마목(筋攣拘痛麻木), 두훈안화(頭暈眼花), 맥유세(脈濡細), 설(舌)이 반(胖)하고 치흔(齒痕)이 있는 등의 증상이 나타난다. 간울 기체는 수액이 정취해서 담울을 형성하게 한다. 목불소토(木不疏土)는 식울증(食鬱證)을 초래할 수 있다. 목이 심에 맺히면 심맥(心脈)이 통하지 않아서 심통을 유발한다. 기체는 혈어(血瘀) 등의 증을 초래한다.

간장혈의 기능은 혈맥을 조절하는 기능에 있는데, 그것과 간의 소설의 정상 여부는 서로 밀접하게 관련이 있어 만약 간기가 충분하고 소설이 정상이면 혈행이 맥을 돈다. 만약 간기가 허하면 혈행이 느리고 체류해서 어혈이 된다.

위에서 서술한 바를 종합하면, 간의 소설과 장혈의 생리 기능 저하가 정상 생리 상태의 표현과 다르게 나타나는 것은 간기 허증이 객관적으로 존재한다는 것을 설명하기에 충분하다.

2. 간기 허증의 증후 분석

간기 허증은 선천부족(先天不足)이나 후천실양(後天失養)으로 말미암을 수 있고, 혹은 오랜 병으로 기를 소모하거나 연로하여 기약(氣弱)하거나 혹은 피로가 심해서 기가 흩어지는 등의 요소로 초래될 수 있다. 간기허는 그 경맥이 지나는 곳은 모두 상응하는 병증을 보인다. 만약 경맥 기혈이 막히고 전정(巓頂)이 그 자양함을 잃으면 머리가 무겁다.

간의 경맥은 위로 목계(目系)와 연결되어 있고, 눈의 시력은 간기의 소설과 간혈의 영양에 의지함이 있어서 간기가 허하고 소설이 무력하며 눈이 자양을 잃으면 사물을 볼 때 눈이 아찔하다. 간맥은 음기(陰器)를 두르고 소복(小腹)을 지나는데, 간기가 허해서 그 온포(溫包)하는 기능을 잃으면 소복냉통구급(小腹冷痛拘急), 한산(寒疝), 낭랭(囊冷), 음습(陰濕), 양위(陽萎), 여자의 월경 색이 엷고 또 양이 적으며, 경폐, 불임 등의 증을 나타낸다.

간기허, 소설 무력하면 간이 관장하는 부분인 옆구리가 그 기기의 울체로 인해 창민불서(脹悶不舒) 혹은 동통을 나타내며, 승발소설(升發疏泄)하는 능력이 없고, 조달서창(條達舒暢)의 성이 기능을 잃으면 심기의 정상 운행에 영향을 주어 심민여압(心悶如壓), 수와불녕(睡臥不寧), 번조불안(煩燥不安), 이비선공(易悲善恐), 억울과환(抑鬱寡歡), 나기소언(懶氣少言)해진다. 기기가 방해를 받고 폐기 운행이 막히면 흉민기급(胸悶氣急)하고, 큰 숨을 잘 쉬게 된다. 목이 허해서 소토(疏土)하지 못하면 위기(胃氣)가 상역해서 구토를 발하게 된다. 비위가 그 운화를 잃으면 복창(腹脹)이 있고, 배가 고프지만 먹으려 하지 않고, 비기(脾氣)가 승(升)하지 않고 반대로 하함하면 설사하게 된다. 간은 피극지본으로 간기가 허하면 피로하고, 사지가 피곤하며 무력하다.

간기허하고, 생발지기(生發之氣)가 부족하고, 각 장부, 조직 기혈, 음양의 승강이 실조하고, 생기가 쇠퇴하며, 기혈생화(氣血生化)가 부족하면 기소혈허(氣少血虛)의 증을 나타낸다. 인체의 기기승깅이 실조하고, 기혈의 운행이 완만하여 기울 혈체를 초래하며, 심하면 혈어한다. 임상에서 나타나는 병증은 기혈 울체나 혈어 부위의 차이에 따라 함께 나타난다. 만약 흉에 정체하면 흉통이고, 위완부에 정체하면 위완통이고, 두부(頭部)가 방해를 받으면 두통이고, 옆구리에 모이면 협륵통(脇肋痛)이며, 소복(小腹)·포중(胞中)에 정체하면 소복포중통이다.

간담은 서로 표리이므로 간기가 허하면 담즙 분비와 배설을 촉진할 수 없어서 복창이 있고, 기름진 것을 먹기 싫어하고, 기름진 고기 요리를 많이 먹으면 설사하며 대변에 항상 소화되지 않은 지방 알갱이가 있다.

"을계동원(乙癸同源)"의 이론에 근거하면 간기허는 또한 신기 부족에 영향을 줄 수 있어서, 정신피비(情神疲憊), 건망(健忘), 이명(耳鳴), 요산연(腰酸軟) 혹은 요통 등의 증을 보인다.

간기허, 기기 울결해서 목불소토(木不疏土)를 초래하면 비허해서 담을 생한다. 기체하고 혈행이 순조롭지 못해서 어를 이루므로 간기허는 또한 담음 어혈 형성의 병인 요소가 된다.

기는 양의 시작이고, 양은 기의 극이다. 간기허가 심하면 간경의 열이 부족해서 간양허의 증후를 나타내며, 임상에서 간기허 증후를 보이는 것을 제외하고, 또한 사지가 냉하고 추위를 타거나 맥이 약한 등의 한상(寒象)을 겸한다. 비록 간기 허증과 간양 허증의 성질이 서로 같다 하더라도 그 정도는 각기 다르다. 임상 소견으로는 간의 병변 범위가 비교적 광범위하게 미치고 병증 표현이 복잡하다고 보았는데, 바로 고인이 이른바 "간병이 가장 복잡하다", "간은 만병의 적이다", "간병은 마치 용과 같아서, 변화를 헤아리기가 어렵다" 등등의 표현과 같다. 이러한 논점은 한 방면으로는 간병 변증의 복잡성과 어려움이 크다는 것을 설명하고, 다른 한 방면으로는 간병변증이 더 진일보하여 완벽해져서 더욱 더 효과적으로 임상 지도 작용을 발휘해야 한다는 것을 제시한다.

3. 간기 허증의 치법

간기허의 치료 법칙은 『내경(內經)』 중에 있다. 즉 "매운 맛으로 그것을 보한다"[6]와 "신맛으로 그것을 보한다"[7] 등의 표현이다. 청의 우재경(尤在涇)이 이르기를 "매운 맛으로 그것을 보한다는 것은 기의 용을 보하는 것이고, 신맛으로 보한다는 것은 기의 체를 보하는 것이다"[8]고 하였다. 약물 치료를 운용하는 방면에 있어서, 청의 왕욱고(王

6) 以辛補之.
7) 以酸補之.
8) 以辛補之, 是補氣用. 以酸補之, 是補氣體.

旭高)는 일찍이 간기를 보하는 약으로 천마·백출·국화·생강·세신·두충·양간이 있다고 열거했다. 청의 황궁수(黃宮綉)는 간기를 보하는 약으로 산수유·두충·속단·계혈을 사용했다. 『의학충중참서록(醫學衷中參西錄)』에 "내가 진찰을 해보니, 대개 간기가 허약해서 조달할 수 없게 되면 일체의 간을 보하는 약이 모두 효과가 없고 황기를 거듭 쓰는 것을 위주로 하고 이기하는 약물을 조금 좌하여 그것을 복배(復杯)로 복용하면 효험이 있다. 다른 사람들이 간허에 보법이 없다고 하는 것은 맞는 말이 아니다"라고 기재되어 있다. 장석순은 또 "간은 목에 속하고 봄에 응하며, 그 기는 온하고 조달을 잘하는데, 황기의 성이 온하고 상승하여 그것으로 간을 보하는 것은 원래 동기상구의 묘용이다", "간기가 크게 허하면, 의지하는 상화(相火)도 허하다. 황기로 간기를 보하고, 건강으로 상화를 돕는 것이 중요하다"라고 하였다. 간기허의 치료용 약은 위에 서술한 것 외에, 선령비·녹각·파극천·토사자·보골지·쇄양·소회향·침향·오수·인삼·당삼·자감초·계지 등도 상황을 참작하여 선택해서 사용할 수가 있다. 간기허가 심하여 간경의 열에너지가 부족한 간양허증에는 처방 중에 부자를 넣어 간양을 데울 수 있다.

간양을 보하는 약과 신양을 보하는 약에는 서로 통하는 것이 있으니, 바로 보간약은 또한 신양을 북돋울 수 있으나 간이 조달서창(條達舒暢)을 잘 하므로 보양하는 방제 중에 한두 가지 조기(調氣)하는 약물을 넣어 그 조달하는 성을 따르니, 지각·향부·불수·목향·진피(陳皮) 등이다.

기가 약하면 혈이 반드시 허하므로 당귀·항작(杭芍)을 가(加)할 수 있으며, 양혈(養血)은 간울기체로 인한 혈어를 초래할 수 있다.

간을 보하는 방제 중에 백출을 넣어서 건비 익기하면 목병(木病)이 토(土)를 범하는 폐단을 방지할 수 있다.

역자 서윤지 / 교정 여진주

원　저 : 운남중의중약잡지 1996년 1기(96211056)
肝氣虛證的病機及治療

간승폐강실조의 기본 특징에 대한 약술

『金匱』敎硏室 柴可夫

인체의 승강출입(升降出入)은 각개 장부의 종합적 작용이 발현된 것인데, 그 중 신체 생리대사의 승강출입에 대한 간의 승발(升發)은 지극히 중요하다. 간승폐강(肝升肺降)의 실조로 인한 병리변화는 주로 간승태과로 인한 폐강불급, 혹은 폐강불급으로 인한 간승태과이다. 위에서 말한 이론에 따라서 간의 승발불급 혹은 폐의 숙강태과는 병리변화를 일으킬 수 있다. 그러나 실제로 간의 승발불급과 태과는 비위(脾胃)의 운화(運化)기능에 영향을 미치고, 시일이 지나면 폐의 숙강에 영향을 미친다. 폐의 숙강태과가 간의 승발 이상을 일으키는 것은 문헌이나 임상상 모두 매우 적게 보인다. 이로부터 간승폐강실조의 기본 특징을 파악한다. 가장 중요한 것은 간승태과와 폐강불급에 대한 모순 변화를 파악해야 한다는 것이다.

1. 간승태과로 인한 폐강불급

간은 풍목(風木)의 장(臟)이다. 성질은 쉽게 승동(升動)한다. 그 병변은 간기찬역(肝氣竄逆)이 변화하여 경(經)을 따라 확산하여 질병이 되거나, 간화(肝火)가 충격(衝激)하여 제약함을 잃어서 기타 장부에 파급되거나, 간양(肝陽)이 부동(浮動)하여 질병이 된다. 이러한 병증의 정황은 복잡하고 파급되는 면이 넓다고 할 수 있으나 간기(肝氣)의 승발이 태과하여 간양이 쉽게 상항(上亢)하는 질병에 속하는 것이 많다. 임패금(林佩琴)은 “백병이 모두 기에서 생긴다는 것은 육음이 밖에서 어지럽히고 칠정이 안에서 싸우면 기의 충만하고 조화된 상태가 한쪽으로 치우쳐 청순한 것은 탁하게 변하고 잘 흐르던 것은 도리어 막히게 되고, 순조롭던 것은 거스르게 된다"[1]라고 말했다. 그 중에 정신정지(精神情志)의 영향은 간승태과를 일으키는 가장 중요한 원인이다. 예를 들어 큰 노여움은 간을 상하고, 소설(疏泄)이 태과하면 간기가 횡역(橫逆)하여 기(氣)가 성(盛)하면 또한 화(火)가 될 수 있다. 즉 남아 있던 기가 곧 화가 된다. 만약 소설이 불급하면 간기가 울결(鬱結)되고, 오래되면 열(熱)이 생기고, 또한 쉽게 화로 변한다. 그러므로 『임증지남의안(臨證指南醫案)』에서 "대개 정지의 불서로 인하여 울이 발생하고 말하지 못하면 성내게 되고 생각이 과도하면 스스로 정기가 다하니, 이는 파극의 근본이 인체 내부를 따라 화로 변한 것이다"[2]라고 하였다.

간의 양기는 주로 운행하고 상승하며 성질은 강렬하고, 간의 음혈(陰血)은 간양 간기의 승동·발설(發泄)을 어느 정도 제약한다는 것을 알 수 있다. 만약 간의 음혈이 부족하여 간양 간기의 승동을 제약할 수 없으면 쉽게 간기횡역하거나 간양상항하게 되고, 간승태과가 주로 모순이 되는 간과 폐의 승강실조로 나타난다. 항양화화(亢陽化火)의 메카니즘 역시 간담(肝膽) 안의 상화(相火)와 밀접한 상관 관계가 있다. 간의 음혈 부족은 간음(肝陰) 간양이 그 평형을 잃어 거기에 붙어 있는 상화가 그 잠복하고 거두어들임을 잃어 뜨고 넘쳐, 양기가 승등(升登)하고 용상상역(龍相上逆)하는 모든 증이 나타난다. 그러므로 당종해(唐宗海)는 "간은 혈을 저장하는 장으로 또한 상화를 담당하여, 혈이 충분하면 화가 따뜻하여 뜨겁지 않으며 삼초를 돌아다니고 주리로 통하게 되니, 그 온양의 기능을 얻지 않을 수 없다. 만약 혈허해서 화가 왕성하게 되면 안으로는 번갈과 소변의 임력과 융폐가 나타나고, 밖으로는 뼈에서 열이 나면서 땀이 나게 되니, 모두 간경의 상화가 병이 된 것이다"[3]라고 말했다. 이때는 곧 간승이 위주가 된 간폐 승강이 질

---

1) 百病皆生于氣者, 由六淫戕于外, 七情戰于中, 則氣之沖和者致偏, 清純者化濁, 流利者反滯, 順利者多逆.

2) 盖因情志不舒則生鬱, 言語不投則生嗔, 謀慮過度則自竭, 斯罷極之本, 從中變火.

3) 肝爲藏血之臟, 又司相火, 血足則火溫而不烈, 游行三焦, 道于腠理, 莫不得其溫養之功,

서를 잃음으로 나타나는 것이다. 또한 가금(柯琴)은 “궐음의 영역은 상화가 돌아다니는 구역으로 그 본래의 기가 작은 화이니, 만약 풍한조습의 사기가 한번이라도 그 경계를 침입하면 모두 열로 변화하여 큰 화기가 된다”[4)]라 말하여 더욱 이러한 종류의 정황을 지적했다.

간승태과의 임상상 보이는 증에는 많은 변화가 있다. 그 중 가장 많이 보이는 것은 폐금(肺金)의 영향에 대한 것이다. 간승태과는 기화(氣火)가 상역(上逆)하여 폐를 범하여 숙강불급에 이른 것이다. “간목이 과도하게 왕성하면 폐금을 상하게 한다”[5)], “간경의 성난 화가 상역하면 폐를 괴롭혀 기침이 나게 한다”[6)] 등이다. 간승태과로 인한 폐강불급은 그 임상 표현으로 비교적 많이 보이는 것은 해수·각혈·비뉵·협통 등이다. 이외에도 고인(古人)은 전간(癲癎)·현훈(眩暈) 등의 증을 볼 수 있다고 인식했다.

간의 승발태과로 인해 폐가 청숙하강을 잃어 나타나는 해수와 그 증후의 특징은 해수진작(咳嗽陣作), 해담인협통(咳痰引脇痛), 해담황조(咳痰黃稠), 담중대혈(痰中帶血) 등으로 일반적인 명칭은 “목화형금(木火刑金)” 혹은 “목고금명(木叩金鳴)”이다. 예를 들어 이관선(李冠仙)은 “간은 좌측에 위치하여 그것의 쓰임은 우측에 있다. 간기가 한번 동하면 …… 또한 혹은 위로 금을 괴롭히는데, 폐는 금에 속해서 원래 간목을 제약해야 하지만 간기가 크게 왕성하여 금의 제약을 못 받아서 도리어 금이 업신여김을 당하여 폐의 청숙기능이 행해지지 않아서 심한 기침이 그치지 않으니 소위 목격금명(木擊金鳴)[7)]이라는 것이다”[8)]라고 말했다. 치료는 마땅히 간화를 청설(淸泄)함을 주로 해야하며, 대합산(黛蛤散)에 사백산(瀉白散)을 합하여 사용할 수 있다. 만약 화열

若血虛火旺, 內則煩渴淋閉, 外則骨蒸汗出, 皆肝經相火之爲病也.

4) 厥陰之地, 相火游行之區也, 其本氣則爲少火, 若風寒燥濕之邪, 一入其境, 悉化爲熱, 卽爲壯火.

5) 肝木過旺則刑肺也.

6) 肝經怒火上逆, 侮肺作咳.

7) 목이 가격하면 금이 울린다.

8) 肝位于左, 其用在右. 肝氣一動, …… 又或上而侮金, 肺屬金, 原以制肝木, 而肝氣太旺, 不受金制, 反來侮金, 致肺之淸肅不行, 而嗆咳不已, 所謂木擊金鳴也.

(火熱)이 비교적 심하고 해수가 빈번한 경우는 산치자(山梔子)·목단피(牡丹皮) 등을 더할 수 있다. 이외에 『의순승의(醫醇賸義)』의 단청음(丹青飮), 혹은 『잡병원류서촉(雜病源流犀燭)』 중의 청화환(青化丸), 『혈증론(血證論)』의 시호매연산(柴胡梅連散)에 청피(青皮)·모려(牡蠣)·포황(蒲黃)·모단피(牡丹皮)·생지황(生地黃)을 더하여 쓸 수 있다. 임상상 각혈·비뉵을 관찰할 수 있는 병자는 크게 모두 같지 않은 정도의 간승태과, 간담화왕(肝膽火旺) 등의 증상을 갖고 있다. 각혈, 비뉵의 이유는 기로 인한 것과 화가 많은 것으로 인식할 수 있다. 여기서의 '기'는 곧 간담울결 상역의 기이고, 여기서의 '화'는 간기울결로 상행하는 화이다. 정신이 마음먹은 대로 안됨으로 인해 간울이 화가 되면, 간화 상역하여 폐를 범하고 폐락(肺絡)을 손상시킨다. 혹은 폭노기역(暴怒氣逆)으로 인해 간기횡역하게 되면 혈이 화를 따라 움직여 위로 폐를 범하여 각혈 혹은 비뉵에 모두 이를 수 있다. 치료에 관해 당종해는 "코피는 홀로 나는 것이 아니니 마땅히 간과 폐를 치료해야 하니 곧 일체의 토하고 기침하는 것은 간폐를 치료함에 타당하지 않은 것이 없다. 간은 혈을 주관하고 폐는 기를 주관하여 혈을 치료하려면 반드시 기를 조화시켜야 하니, 간과 폐를 버리고 어디를 일삼겠는가?"[9]라고 인식했다. 간을 치료하고 폐를 조리함에 있어 주요한 것은 바로 간승태과와 폐강불급의 병리 기전을 조정하는 것이다. 청대(淸代)에 왕욱고(王旭高)·하홍방(何鴻舫)·하원장(何元長)·조인백(曹仁伯)·진연방(陳蓮舫)·조해선(趙海仙)·마배지(馬培之)·금자구(金子久)·정감인(丁甘仁) 등 명의 의안 중에 모두 간화범폐로 인한 각혈의 의안례가 있다.

협통은 주로 간담과 유관하며 또한 폐의 병변으로부터 파급된다. 유가언(喩嘉言)은 "무릇 폐위는 폐통(肺痛)이 있는 병으로 협하에 동통이 많은 것 또한 간목이 편승한 까닭과 연계된다[10]"라 말했다. 간승태과가 폐에 영향을 주어 출현하는 협통에 대하여 간폐 승강을 조절함을

9) 不獨衄血宜治肝肺, 卽一切吐咯, 亦無不當治肝肺也. 肝主血, 肺主氣, 治血者必調氣, 舍肝肺而何所事哉.

10) 凡肺痿, 肺痛之病, 多有脇下疼者, 亦系肝木偏勝所致.

통하여 효과를 볼 수 있다. 예를 들면 우재경(尤在涇)이 치료한 모든 통증에 대한 의안에는 오랜 해수와 협통은 좌측일 수 없고, 간에 병이 있고, 폐에서 역하여 정지(情志)에 병이 들면 몰아내기 어렵다. 치법은 폐에서 구해선 안 되고 간에서 구해야 한다. 약으로는 선복화(旋覆花)·목단피·도인(桃仁)·울금(鬱金)·주사(朱砂)·감초(甘草)·우슬(牛膝)·백작약(白芍藥)·청피·상백피(桑白皮)·자소엽(紫蘇葉)·산치자·와릉자각(瓦愣子殼)을 쓴다.

전간의 발생은 대부분 경공(驚恐)·울화(鬱火)·적담(積痰)이 원인이 된 것이다. 그러나 간의 승발 태과를 넘지 않고, 담을 끼고 상충(上衝)한 소치이다. 예를 들어 조해선(趙海仙)은 "오장에는 다섯 가지 간병이 있는데 오직 양간만이 폐금에 속한다"11)라 하였는데, 그 병기는 "모두 금이 허해서 목을 제약할 수 없어서, 목이 왕성하여 도리어 금을 벌하게 된다"12)라는 까닭이라고 지적했다.

모든 풍과 상관되는 두훈목현(頭暈目眩)과 지체요동부정(肢體搖動不定)은 모두 간의 승동 태과와 상관된다. 예를 들면 『명의지장(明醫指掌)』 중에는 "간목은 풍에 의해 흔들리는데 반드시 그 폐를 고동시켜, 폐금이 목을 제약하지 못하므로 풍이 담을 싣고 상승하여 눈은 바로 보이는 바가 없고 상하가 뒤집어져서 심하면 구토를 하고 음식을 맞이하는 게 드물다"13)라고 말했고 치료대법은 마땅히 "그 풍을 평온하게 하고 그 담을 내린다"14)는 것이 된다. 위지수(魏之琇)는 『속명의류안(續名醫類案)』에서 설명하기를 "간화 또한 어지러움을 일으킨다. …… 간의 맥은 위로 정수리에 연락하니, 내가 일찍이 일기탕에 오수유와 초황련을 가한 것으로 두세 제에 곧 나았다"15)라고 했다.

---

11) 五臟有五癇, 惟羊癇屬肺金.

12) 百由金虛不能制木, 木旺反而刑金.

13) 肝木爲風所撼, 必鼓動其肺, 肺金不能制木, 風卷痰而上升, 故目無定視, 上下反覆, 甚則嘔吐, 飮食罕御.

14) 平其風, 降其痰.

15) 肝火亦作頭暈, …… 肝之脈上絡巓頂, 余嘗以一氣湯加吳茱炒黃連, 二三劑卽愈.

2. 폐강불급으로 인한 간승태과의 발생

간과 담은 같이 소설을 주관한다. 폐의 간담 승동에 대한 절제(節制)와 약속(約束)은 실제적으로 목(木)으로 하여금 과도하게 항승하지 못하게 한다. 임상에서 흔히 폐의 숙강불급으로 인해 간을 제제하지 못하면 간의 승동태과의 병증에 이를 수 있다. 예를 들어 폐병이 오래되면 청숙을 잃어 간담을 제약할 수 없어 간승 편과(偏過)를 볼 수 있다. 혹은 소설불리(疏泄不利)로 인한 해수, 흉협인통(胸脇引痛) 외에 창만(脹滿), 두훈, 두통(頭痛), 각혈, 면홍목적(面紅目赤), 급조이노(急躁易怒) 등을 볼 수 있다. 하홍방(何鴻舫)의 한 의안은 아래와 같다. 해수가 오래되면 폐가 허하고 사기가 반대로 쉽게 감수(感受)되고 맥현(脈弦)하다. 금이 목을 제약하지 못하면, 목은 금을 두려워하지 않는 상(象)이 된다. 금을 영양하여 목을 제약하는 법을 쓴다. 남사삼(南沙蔘)·비옥죽(肥玉竹)·천패모(川貝母)·합각(蛤殼)·자완(紫菀)·행인(杏仁)·상엽(桑葉)·비파엽(枇杷葉)을 쓴다. 또 예를 들어 온열병의 추조증에 조열이 폐를 상하게 하면, 폐는 청숙을 잃고 근본이 없어진다. 항상 간의 승동이 항상성을 잃음이 있고, 메카니즘이 문란하여 건해무담(乾咳無痰), 기박이천(氣迫而喘), 인후건조(咽喉乾燥)하며 아울러 흉만협통(胸滿脇痛)이 있으며 심하면 조열이 하초에 전입되고 간신의 음을 손상시켜 수가 목을 적시지 못하게 되어, 간양이 편항 혹은 허풍내동의 증이 있게 된다. 『의방유취(醫方類聚)』에는 "조기가 승하면 금의 사기가 목을 타서 곧 간병이 생긴다"[16]란 말이 있다. 이외에 현훈·두통의 모든 증이 비록 풍목 승동 태과로 인한다해도 또한 항상 폐금 실강이 간목을 제어할 수 없음과 유관하다. 유완소(劉完素)는 "소위 풍기가 심하면 머리와 눈이 어지럽다는 것은 풍목이 왕성하여 반드시 금이 약해서 목을 제약하지 못하는 것이니 목이 다시 화를 생하게 된다. 풍과 화는 모두 양에 속해서 화를 겸하는 경우가 많고, 양은 움직이는 것을 주관

16) 燥氣之勝, 金邪乘木, 則肝病生焉.

하므로 둘의 움직임이 서로 부딪혀서 어지럽게 된다"[17]라고 지적했다. 그러므로 이런 류의 병증 치료는 당연히 청숙폐금의 약물을 좌(佐)로 하여 근본을 구하는 치법에 속한다.

폐강불급으로 인한 간승태과에 대하여 왕맹영(王孟英)의 견해는 자못 독창적이다. "간승태과(肝勝太過)"는 매양 "폐금소강(肺金少降)"의 소치에 인한다. 그러므로 "좌강우약(左强右弱)"이것은 승강 부족의 근본 원인이다. 그러므로 반드시 먼저 폐의 치절(治節) 기능을 회복시켜야 한다. 치료상 왕맹영은 한 가지 관건을 요약하여 "경가거실(輕可去實)"의 법으로써 "청숙기도(淸肅氣道)", "선곽상유(先廓上游)", "비는 한 몸의 절도를 다스리는 사령으로, 간담의 역승하는 화, 위부에 머무른 탁기 추기의 울체로 인한 열, 수음이 응체된 담 등을 모두 아래로 내린다"[18]를 중요하게 보았다. 왕맹영의 이론은 간승 폐강의 이론과 실천에 독자적 표적이 되었고, 아울러 일정한 지도 의의가 있다.

위에서 서술한 것을 종합하면, 간승폐강실조의 기본 특징은 중국 의학 승강 이론의 하나의 중요한 조성 부분으로, 정체·항동관의 체현이다. 임상 의학 실천에 대해 비교적 큰 지도 의의가 있다.

역자 노호철 / 교정 여진주

원　저 : 절강중의학원학보 1990년 1기(90231008)
略述肝升肺降失調的基本特徵

요　점 : 간승폐강실조로 인한 병리변화는 비록 비교적 복잡하나 그 기본 특징은 간승태과(太過)로 인한 폐강불급(不及), 혹은 폐강불급으로 인한 간승태과이다. 간승태과로 인한 폐강불급이 임상 표현에서 비교적 많이 보이는 것은 해수(咳嗽), 각혈(咯血), 비뉵(鼻衄), 협통(脇痛) 등이다. 폐강불급으로 인한 간승태과는 항상 온열병(溫熱病)적인 추조증(秋燥證) 등이 보인다.

주제어 : 장부 / 간실소설(肝失疏泄) / 폐실청숙(肺失淸肅)

17) 所謂風氣甚, 而頭目眩暈者, 由風木旺, 必是金衰不能制木, 而木復生火, 風火皆屬陽, 多爲兼火, 陽主乎動, 兩動相搏, 則爲之旋轉.

18) 脾一身治節之令, 肝膽逆升之火, 胃腑逗留之濁, 樞機鬱遏之熱, 水飮凝滯之痰, 咸得下趨.

'변증'과 '변병'

朱邦賢

병이 있으면 증이 있게 마련인데, 변병(辨病)함으로써만이 증을 인식할 수 있으며, 그 병증(病證)을 인식함으로써만이 이후에 치료할 수 있으므로 병은 증과 분리할 수 없는 것으로 양자는 일체인 것이다. 병은 본(本)이 되고 체(體)가 되며, 증은 말(末)이 되고 상(象)이 된다. 병은 항상 변하지 않으나 증은 다변(多變)하며, 병에는 정해진 몫이 있으나 증은 정해진 것이 없다. 의사가 그 병을 변별하여 알 수 있고 질병의 본질과 그 전변 규율을 파악하면 사람에 따라 다름과 제반 변화의 증상을 통찰할 수 있어 치료에 절차가 있고 태세를 문란하게 하지 않는다. 만일 그 병을 밝히지 않거나 병을 버리고 변'증(證)'한다면 일정한 주견 없이 대세를 따르게 되고 막연하여 일정한 견해가 없다. 그 칭하는 바 '변증논치(辨證論治)'는 역시 격을 낮추어 '대증치료(對症治療)'가 됨을 면할 수 없을 뿐이다. 이것은 필자가 조석무(趙錫武) 원로분으로부터 배울 때에, 작고하신 스승께서는 오늘날 사람들이 변증을 공허히 말하고 한의학 변병의 특색을 경시하며 마음대로 병증의 관계를 분리하는 시대적 폐단을 겨냥하여 우리들에게 간곡하게 경계하셨다.

스승께서는 다음과 같이 인식하셨다. 사람의 장부·조직·기관은 각각 상응하는 생리 기능을 맡고 있으며, 일단 병이 걸리면 그 정상 기능이 실조되어 반드시 일정한 형징(形徵)을 나타낸다. 그러므로 병이 위(胃)에 있으면 소화에 관련된 여러 증을 나타내고, 폐에 병들면 호흡의 형징을 나타내며, 본병(本病)이 다른 곳으로 전해지면 또한 상응하는 형징을 고려할 수 있다. 이에 따라 선생님은 질병 초기의 형징을 '원증(原證)'으로 이름하고, 여기에서 다른 곳으로 파급된 것을 '부수증(附隨證)'이라고 칭하였는데, 양자를 통칭하면 '정증(定證)'이 된다. 임상에서 그 정증을 종합하여 관찰하면 어떤 병이 되어야 하고, 병위(病位)는 어디인지를 변별하여 알 수 있으므로 서로 마땅한 치법을 추구하고 확정할 수 있다. 정증(定證)에서 정형적으로 만나는 것을 '정증(正證)'이라고 하며, 변형적으로 나타나는 것을 '기증(奇證)'이라고 한다. 진찰시에 정증(正證)을 얻으면 변병은 자연히 어렵지 않지만 기증을 보면 원증(原證)이 왕왕 선명하지 않아 의사의 병을 진찰하는 능력의 우열이 바로 판정된다. 예를 들어 만약 의사가 초진시에 실수하여 괴증(壞證)·역증(逆證)이 시작되고, 이은 진료에서 다시 잘못하거나 그 치료에 실패하면 매번 위증(危證)이 잇따르거나 심하면 치료하지 못할 수 있다. 그러므로 병의 원증을 변별하여 알 수 있으면 그 미발현된 부수증을 미리 알 수 있으며, 그 정증(正證)을 단정할 수 있으면 반드시 그 미발현된 기증을 예방할 수 있고, 기증의 진면목을 통찰할 수 있으면 은닉된 정증을 분명하게 깨달을 수 있어서 질병의 표본 완급 변환의 여러 상(象)에 미혹되지 않게 된다. 병을 변별하고 증을 아는것(辨病識證)은 바야흐로 중경의 규구(規矩)가 되어 떼어놓고 방치할 수 없는 것이다.

지금까지 기억하는 것으로 선생님은 일찍이 우리 여러 제자들과 함께 원인 불명의 고열이 4개월여 된 한 병례를 회진하셨는데, 그 환자는 비록 한의학의 청영량혈해독(淸營涼血解毒) 치료 및 각종의 항생제 등 양약 치료를 거쳤으나 체온은 여전히 39.5~40.5℃간을 오르내렸고 낮에는 덜하다가 저녁에는 더해지며 밤에는 심해지는 특징을 나타내고 매번 40℃ 이상을 넘었다. 선생님은 환자의 나이가 예순을 넘었고, 비록 연속하여 고열이 나지만 정신은 오히려 맑고, 면색이 바른 적색이고, 미한출(微汗出)하면서 오한(惡寒)하지 않고 구갈(口渴)하지 않으며, 열이 심하면 심번하고, 설태가 백(白)하면서 맥은 부현(浮弦)한 것들의 형징(形徵)에 근거하고, 또한 발병 초기에 계지탕을 복용시켰으나 땀이 없어서 고한청설(苦寒清泄)하는 방제로 바꾸었으나 효과가 없었던 병력을 결합하여, 단호하게 계지마황각반탕(桂枝麻黃各半湯)[1]을 투여하시면서 계지탕의 경우 따뜻하게 덮고 죽을 먹이는 치료법으로 땀을 조금 내야 하고 땀이 나지 않으면 방을 바꾸지 않아야 한다고 덧붙이셨다. 두 첩을 복용한 후에 온몸에 땀이 났으며 체온은 37.5℃까지 내려갔고, 다시 귀기건중탕(歸芪建中湯)으로 그 후를 개선하였다. 선생님이 이 병안을 분석한 요점은 다음과 같다. 질병의 초기에 계지의 법으로 투여하였으나 태양병 중풍의 증에 유감스럽게도 법에 따라 기다리지 못하여 미처 치료를 완성하지 못했다. 재진시에 치료법을 바꾸어 잘못 치료하게 되면서 장열(壯熱)이 물러가지 않고 면적(面赤)·심번(心煩)하여 증상이 온열이 영혈(營血)에 들어간 증과 같으나, 그 사람이 불갈(不渴)·불구(不嘔)하니 양명·소양의 증이 없고, 병이 4개월이 지났으나 역시 하리·단욕매(但欲寐)·궐역의 여러 증이 없으므로 확연히 삼음병증이 아니며, 여러 맥증을 합하여 보면 마땅히 태양병을 잘못 치료한 괴증(壞證)에 속한다. 그 면색이 붉고 미한출하면서 병이 풀리지 않으며, 열이 나면 번하는 것은 바로 사(邪)가 울체하여 외달(外達)하지 못하고 양기(陽氣)가 펴지지 못하는 증이다. 만약 원증을 간파할 수 있으면 중경의 변병맥증병치(辨病脈證幷治)의 치법 처치로부터 스스로 치료에 적중할 수 있어 바로 그 효과를 볼 수 있다. 반대로 병을 버리고 증을 얘기하는 것은 비유컨대 피부를 떠나 모발을 구하는 것과 같다.

역자 신상우 / 교정 여진주

원　저 : 상해중의약잡지 1990년 5기(95133019)
'辨證'與'辨病'

---

1)『傷寒論·第23條』: 太陽病, 得之八九日, 如瘧狀, 發熱惡寒, 熱多寒少, 其人不嘔, 淸便欲自可, 一日二三度發. 脈微緩者, 爲欲愈也. 脈微而惡寒者, 此陰陽俱虛, 不可更發汗更下更吐也. 面色反有熱色者, 未欲解也, 以其不能得小汗出, 身必痒, 宜桂枝麻黃各半湯.

『내경』의 질병 명명의 방법학 연구

北京中醫藥大學內經教研室
烟建華·翟雙慶·郭霞珍·蘇晶·賀娟

역사적인 원인과 자체적인 학술 특징으로 말미암아 중의의 병명은 지금까지도 통일되지 않았으며 오히려 혼란스러운 지경에 이르러 중의학의 발전과 세계화 지향에 장애가 되고 있다. 이 때문에 80년대 이래로 전국에서 이미 2차 학술 회의를 개최하였으며 각 중의잡지(中醫雜誌)에서도 다투어 중의(中醫)의 병증 명칭 규범화에 대해 토론한 논문을 실었으며, 각 임상 학과도 서로 다투어 본 학과의 병명과 진단 표준을 제창하였다. 상술한 연구는 병명의 통일과 진단 표준에 편중되어 방법학적인 연구는 부족하다. 우리들은 병명 규범화를 일련의 계통 공정으로 인식하였는데, 여기에서는 깊은 단계의 중의학술(中醫學術)에 내포된 것과 특징 및 개념 형성의 사유 방식에 관련된 전통 문화, 사물 명명의 원칙에 대한 방법, 즉 방법학 등을 언급한 것이지 결코 간단한 통일 명칭을 언급한 것이 아니다. 반드시 질병의 명명은 방법학에서의 원칙을 깊이 연구하고 아울러 공인을 얻어야만 이런 작업이 비로소 순조롭게 진행될 수 있다. 『내경(內經)』은 질병 명명의 연원으로 비록 질병 명명에 대해서는 미숙한 단계에 처해 있었을지라도 후세에 의해 따르는 바가 되어 중의학의 질병 명명에 학술적 기초를 다지는 것이 되었다. 지금 비재(非才)를 무릅쓰고 『내경(內經)』에서의 질병 명명의 방법학에 대해 이야기하는 것은 중의학 병명의 규범화를 위하여 미미한 힘이나마 보태기 위해서이다.

1. 『내경(內經)』의 병명 및 평의에 관하여

통계에 의하면 『소문(素問)』의 두 '유편(遺篇)'을 제외하고 『내경(內經)』 160편에 질병에 관한 명칭이 모두 762개가 실려 있다. 특별한 병으로 만들어진 편이 있는데, 예를 들면 열병(熱病)을 논한 것으로 『소문(素問)·열론(熱論)』과 『영추(靈樞)·열병(熱病)』이 있고, 옹저(癰疽)를 논한 것으로 『영추(靈樞)·옥판(玉版)』과 『영추(靈樞)·옹저(癰疽)』 등이 있다. 그 중에는 또 분증형식(分證形式)에서 약간의 병명을 분화해 낸 것이 있는데, 예를 들면 해병(咳病)에 심해(心咳)·담해(痰咳) 등이 있다. 오로지 편(篇)에 병을 논한 것도 있는데, 예를 들면 『소문(素問)·평열병론(評熱病論)』, 『소문(素問)·복중(腹中)』, 『영추(靈樞)·수창(水脹)』에서 음양교(陰陽交)·풍궐(風厥)·노풍(勞風)·신풍(腎風)·고창(臌脹)·혈고(血枯)·복량(伏梁)·수창(水脹)·석가(石瘕)·장담(腸覃) 등을 언급하였다. 각 편 중에 산재된 것에 대해서는 문장에 따라 병명을 세운 것이 아주 많은데, 예를 들면 『소문(素問)·음양응상대론(陰陽應象大論)』의 손설(飧泄)·유설(濡泄) 등이다. 이제 기본적으로 『내경(內經)』에서 명명한 것의 개괄적인 것 및 방법학 상에서의 장단 득실을 살펴본다.

첫째, 『내경(內經)』의 병명은 많은 임상 학과에 관련되어 있고 계통을 이루어 그 시대의 의학 수준을 반영하였다. 따라서 병명 연혁에서 원천의 위치를 차지하며 중의 질병 명명 방법학 연구의 중요한 자료가 된다.

둘째, 『내경(內經)』의 병명은 중의 학술의 특징과 질병 분류학의 수준을 구현하였다. 『내경(內經)』에 있는 기존의 편들은 중의학이 이미 단순한 경험 의학 혹은 병명이 아니라 임상에서 본질적 이치를 개괄하는 것을 대상으로 하여 진단, 치료하고 자신의 학술에 내포된 것과 특징을 구현하는 것으로 간주하였다. 예를 들면, 상한(傷寒) 병명은 사람과 자연의 관계가 실조되어 외사가 침습한 후의 병변 과정을 반영하였다. 옹저(癰疽) 병명은 체내의 기혈(氣血)이 옹체되어 열로 화하여 부육(腐肉)한 병변 과정이다. 병명의 이와 같은 표현 방식과 방법은 독특한 학술 중에 내포되어 있는 것들을 정제해냈다는 점과 아울러 치칙(治則)·치법(治法)을 지금까지 따르고 있어 분명한 문화 전승의 특색이 있다는 것을 제시하였다. 이 외에도 『내경(內經)』의 병명에 따르면 이미 질병을 분류하는 사상이 있었다는 것과 그 초기 규모를 알 수 있다. 당시 춘추 전국 시대 제자백가의 '명실지변(名實之辨)' 중에서 공손룡(公孫龍)은 개념들 사이의 종속 관계에 대해서 인식하였으며, 묵가(墨家)는 달명(達名)·유명(類名)·사명(私名)에 관한 논술을 하였는데, 『내경(內經)』의 질병 분류에 어느 정도 영향을 끼쳤다. 『소문(素問)·열론(熱論)』에서는 "지금 무릇 열병을 앓는 자는 대개 상한의 류이다"1)라고 하였는데, 이는 열병(熱病)이 외감병(外感病)의 유명(類名)임을 명확히 지시하고 있다. 이 편에서는 외사(外邪)에 상(傷)한 부위를 살펴서 열병(熱病)을 상한(傷寒)과 양감(兩感)으로 나누었고, 또 상(傷)한 시간을 살펴서 열병(熱病)을 온병(溫病)과 서병(暑病)으로 나누었다. 그리고 질병의 정체에 대해 『내경(內經)』에서는 외감(外感)·내상(內傷)의 양대(兩大)류로 나누었는데, 그 내용은 후에 다시 설명한다. 질병의 분류와 명명으로 의학 발전의 시대 수준을 반영하고 의학 체계의 학술 특징을 구현하는 것은 또한 질병 명명 방법학 연구의 기본 내용이다.

셋째, 『내경(內經)』의 병명 개념에서의 논리적 사유 방식은 오히려 미숙한 단계에 처해 있었다. 『내경(內經)』에서는 보통 증명(症名)으로써 병명을 짓고, 한 가지 병에 여러 이름이 있거나 여러 병에 한 가지 이름이 있기도 한데, 예를 들면 해(咳)·루(瘻)는 증명이다. 음주중풍(飮酒中風)은 『소문(素問)·병능론(病能論)』에서는 주풍(酒風)이라 칭했고, 『소문(素問)·풍론(風論)』에서는 루풍(漏風)이라 했다. 같은 풍궐(風厥)인데 『소문(素問)·음양별론(陰陽別論)』, 『소문(素問)·평열병론(評熱病論)』, 『영추(靈樞)·오변(五變)』에서 설명한 병이 다르다. 이러한 병명 혼란의 정황은 의학유파가 다른 것과 지역적 차이 등의 원인 외

1) 今夫熱病者, 蓋傷寒之類也.

에도 『내경(內經)』의 질병 명명이 논리적 엄밀성이 결핍되어 있음을 설명한다. 병명은 질병의 전 과정의 총체적 속성, 특징 및 변천 규율의 진단 개념을 반영하고 질병 과정 중에서 어느 한 단계의 본질적 증명을 반영하며, 질병 현상(증상·체질·신체 특징을 포괄한다)적 증명과 본질적으로 큰 차이가 있음을 나타낸다. 중의학의 질병 명명은 반드시 현대 자연 과학의 명명 원칙에 따른 형식 논리 규정을 흡수해야 비로소 장점을 취하여 단점을 보완할 수 있으며, 병명의 학술 수준을 높일 수 있다.

2. 『내경(內經)』의 질병 분류

『내경(內經)』의 질병 분류의 사상은 비교적 명확하다. 『소문(素問)·조경론(調經論)』에서 "사기는 음에서 생기고, 양에서 생긴다"[2]라고 한 것을 살펴보면, 곧 인체의 생리 기능 협조를 파괴하는 두 요소가 질병에 이르게 하는 원인으로 질병을 크게 두 가지로 분류하였다. "풍우한서(風雨寒暑)" 등 외사(外邪)는 기부(肌膚)로부터 들어가며 표(表)에서 리(裏)로 전변(傳變)하고 발열(發熱)이 주증이 되는 것이 많고 거사(祛邪)를 치법(治法)으로 삼는데, 후세에는 이를 외감병(外感病)이라 칭했다. "음식과 거처, 음양과 희로"[3]는 장부(臟腑)까지 직접 상(傷)하게 하여 각종 기능이 문란하게 하는데, 치료는 협조(協調)를 치법(治法)으로 삼는 바, 후세에는 이를 내상병(內傷病)이라 칭했다. 이런 분류는 임상에서 주요한 병(病)들을 포함하여 지금까지 사용되어 왔는데, 중의(中醫) 질병 분류를 위하여 과학과 비교하는 것은 또한 중요한 현실적 의의가 있다. 이외에 『내경(內經)』에서는 또한 외상병(外傷病)류를 언급하고 있으나 간략하고 상세하지 않다.

외감병(外感病)의 분류에 관해 『내경(內經)』에서는 육시(六時)의 주기(主氣)가 지나치게 성(盛)하여 병(病)에 이르는 것을 중시하여 또한

2) 邪生于陰, 生于陽.
3) 飮食居處, 陰陽喜怒.

온역병명(瘟疫病名)이 있었다. 비록 역병(疫病)이 폭발적으로 유행하는 성질이 있음을 인식하고는 있었으나 그 전염성(傳染性)을 명확히 모르다가 송대(宋代)에 이르러 『소문(素問)』의 유편(遺篇)을 보충하고서야 비로소 전염병(傳染病)에 속할 수 있었으며, 혹은 『내경(內經)』에서 이미 유행한다라는 특징에 근거하여 외감병(外感病)을 시병(時病)과 역병(疫病)의 두 종류로 나누었다는 것을 설명할 수 있다. 시대적 한계로 말미암아 『내경(內經)』에서는 후자에 대해서는 다시 분류하지 않았고 명청(明淸)에 이르러서야 비로소 타파되었다. 전자에 대해서는 계절에 따라 온병(溫病)·서병(暑病)으로 나누었으며, '운기칠편(運氣七篇)'에서는 육기(六氣)·사천(司天)·재천(在天)의 음성(淫盛)한 것에 의거하여 병사(病邪)를 분류하였는데, 이러한 기초 위에 비로소 명청(明淸)시대에 이르러 시병(時病)에 대한 재분류가 이루어졌다. 내상병(內傷病) 분류는 비교적 복잡한데, 『내경(內經)』에는 명확한 기술이 없었고 단지 맥락만 내재되어 있었다. 후세에 양상선(楊上善)·유완소(劉完素)·장개빈(張介賓) 등은 일찍이 병증(病證)을 류(類)로 나누었으나 많은 병(病)·증(症)·증(證)들이 나누어지지 않았다. 근래 주백미(奏伯未)의 『내경류증(內經類證)』 등의 저작도 분류법에 대해서는 간략하며 상세하지 않다. 병인(病因)에 따라 논하면, 내상병(內傷病)의 병인(病因)도 복잡하여 임상에서 증이 표현되는 것 이외의 관계는 피력하기 어려운데, 만약 이렇게 분류한다면 과학성과 실천 기초를 잃게 될 것이다. 우리들은 『내경(內經)』의 이론을 오장(五臟)을 핵심으로 삼고 장부경락(臟腑經絡)과 정기신(精氣神)의 활동 이상에 따라 질병 발생, 발전의 메카니즘과 규율을 연구하였고, 중의(中醫) 질병의 본질을 분석하는 것을 주증(主症)에서 착수하였는데, 주증(主症)은 각각 장부경락(臟腑經絡), 정기신(精氣神)의 병기(病機)에 주로 속하는 것이어서 기능이상(機能異常)의 주증(主症)을 분류의 주(主)로 삼고, 형체이상(形體異常)의 주증(主症)을 분류하는데 보조하면 마땅히 『내경(內經)』의 기초 정신을 구현할 수 있다. 분류는 병명이 귀납된 것이고 분류명 및 병명이 아닌 것은 다만 비슷한 질병의 공통 특징으로 제시될 수 있는데, 예를 들면 해수(咳嗽)·효천(哮喘)·흉민(胸悶) 등은 모두 호흡기이상(呼吸器異常) 질병(疾病)이 되며 병기(病機)는 폐(肺)와 관계가 있으므로 곧 한가지 류(類)로 귀납될 수 있으며, 급해(急咳)·구해(久咳)·돈해(頓咳)·노수(勞嗽)는 모두 그 가운데 열거될 수 있다. 그리고 내상질병(內傷疾病)은 장부(臟腑)를 살펴서 신지병류(神志病類), 호흡병류(呼吸病類), 음식영양병류(飮食營養病類), 훈궐경풍병류(暈厥驚風病類), 발육생식수액병류(發育生食水液病類)로 나누었다. 정기신(精氣神)을 살펴서 정혈진액병류(精血津液病類), 기병류(氣病類), 신지병류(神志病類)로 나누었다. 신체의 질병은 속하는 부분이 확정되어 있어 종류를 나누는 것이 비교적 쉽다. 그 중에 어떤 질병 예를 들면, 신지병(神志病)은 분류상 교차 혹은 중복되어 나타날 수 있는데, 협조하는 것이 마땅하다. 경락병변(經絡病變)은 형체에 많이 반영되거나 장부병(臟腑病) 중에 붙어 있음으로 인해 또한 경락변증(經絡辨證)을 써서 단독으로 분류할 수 있다. 이외에 임상 분과 또한 질병의 분류 형식의 하나이나 여기서 논하지는 않는다.

질병의 과학적 분류는 질병 명칭 규범화의 중요 내용 중 하나이다. 『내경(內經)』은 질병 분류의 정신에 관한 학술 기초를 제공하였다. 이 때문에 이급(二級) 이하의 재분류에 이르면 현대 논리학 원칙의 도움을 받아 병류에 내포된 것을 살펴 상응하는 외연을 확정하고 병명에 대해서 계통적 정리를 가한다.

3. 『내경(內經)』의 질병 명명의 원칙

『내경(內經)』은 한 사람에 의해 한 시기에 만들어진 것이 아니라 여러 시대에 걸쳐 이루어진 것으로 학파 및 지역성의 차이로 말미암아 그 병명이 통일되어 있지 않다. 그러나 깊게 연구해보면 『내경(內經)』의 질병 명명에 진실로 내재된 원칙이 있다는 점을 발견할 수 있으며, 또한 후세 중의(中醫)의 질병 명명에서 방법학적 기초를 다졌다는 점을 알 수 있다. 질병의 명명 원칙은 병명 규범화의 전제이므로 반드시 공인되어야 한다. 이런 방면에서 『내경(內經)』은 우리들에게 아래와 같은 것을 제공하였다.

(1) 학술 주체를 파악한다

『내경(內經)』의 의학 이론 및 학술 특징은 역사적으로 형성된 것으로 중국 문화와 철학의 특유한 본질을 구현하였을 뿐 아니라 중서의학(中西醫學)이 근본적으로 차별이 있게 해주는 근본 원인이 된다. 『내경(內經)』에서는 정체(整體), 동태(動態)와 기능협조(機能協調)를 따른다는 각도에서 병리변화(病理變化)의 학리(學理)를 연구하는 것이 마땅히 병명 규범화의 기본 원칙이 된다. 어떤 사람은 지금 임상에서 익혀서 쓰는 서의(西醫) 병명(病名)을 이미 사람들이 숙지하고 있으며 또 엄격한 정의가 있다면 중의 병명으로 써 놓을 수도 있다고 인식하는데, 이런 것들은 개념 혼란을 더욱 쉽게 조성하며 아울러 임상 치료를 지도하는 데에도 무익하다. 근래에 이르러 임상에서 상용되는 서의병명진단(西醫病名診斷), 중의분형치료(中醫分型治療)는 단지 높은 치료 효과를 내기 위해 형성된 치료 방법의 배합이지 질병 명명과 같은 차원의 개념이 아니므로 절대 섞어서는 안 된다.

(2) 병기(病機)에 내포된 것을 돌출(突出)해 낸다

병기(病機)라는 단어는 『내경(內經)』에서 근원한 것으로 이는 질병의 발생, 변화 mechanism과 규율의 약칭인데, 병에 이르게 된 원인 요소, 질병 발생, 병변 부위, 성질 및 그 변화 추세의 전귀(轉歸) 등의 내용을 포괄한다. 병기의 차이는 질병의 본질을 구별하는 것이다. 『내경(內經)』에서는 직접 병기를 참고로 하여 질병을 명명하였는데, 분증(分證)적 병명을 포괄하는 것이 매우 많아 대략 그 병명이 1/2을 차지하므로 기본 원칙 하나를 추상해 낼 수 있다. 병명 중의 병기(病機) 개념은 반드시 질병 과정의 시종(始終)을 꿰뚫고, 병변 변화 추세의 기본 소인(素因)을 결정하므로 증후유형(證候類型)을 변별하는 병기(病機)와 구별할 필요가 있다는 점을 설명해야 한다. 후자의 병기(病機)는 병변(病變)의 발전 단계 등 정황이 같지 않음으로 인하여 변화 전변(轉變)하니 또 병명(病名)·증명(證名) 술어 상에서 구별이 된다.

(3) 단어가 간명 확실하다

『내경(內經)』의 병명 문장은 간단하고 확실하여 짧은 것은 한 자(字)이나 일반적으로는 두 자로서 나타내는 뜻이 확실한데, 예를 들면 폐창(肺脹)·진심통(眞心痛) 등이다. 말로써 뜻을 나타내고 이름을 따라 실제를 따져 규범화된 중의 병명으로 삼았기 때문에 마땅히 이름의 뜻을 살펴 다른 뜻이 발생하지 않는 간단 명확하고 우아한 말을 사용해야 한다. 제대로 만들기 어렵거나 오해하기 쉬운 병명은 마땅히 개념 중에 덧붙임으로써 명백히 논술하여야 한다.

(4) 약정속성(約定俗成)을 따른다

『내경(內經)』의 어떤 병명들은 약정속성(約定俗成)된 것인데, 예를 들면 학병(瘧病)은 사람의 뜻을 잔인하게 유린하는 것을 나타내며, 후에 세상에 널리 전파되는 과정 중에 차츰 명확한 정의로 약정(約定)되었다. 지금 중의학의 어떤 병명들은 또 『내경(內經)』의 기초상에서 장기간 세상에 전파되면서 형성된 것이다. 예를 들면, 고창(臌脹)은 『금궤요략(金匱要略)』, 『제병원후론(諸病源候論)』, 『단계심법(丹溪心法)』에 모두 그 뜻이 서술되어 있는데, 겨우 복창(腹脹)과 고(鼓)의 증상만을 가리키는 것으로 오해해서는 안 된다. 이로 인해 장기간의 임상 실천을 통해 형성되었으며 약정(約定)된 병명(病名)에 대해 다만 질병 특징과 규율을 반영할 수 있어야 하며 아울러 충분한 문헌에 의거하여 협상과 공인을 통해 마땅히 보류(保留)해 주어야 하는데, 단지 엄격한 개념의 서술이 필수적이다. 이외 질병 명명은 또한 문헌 고증, 전염병학 조사, 임상 시험 등에까지 미치나 생략한다.

4. 『내경(內經)』의 질병 명명 방법

(1) 병명 요소 분석과 종합

『내경(內經)』의 병명은 대략 보면 혼란이 야기되나 깊이 연구해 보면 그 명명에는 일정한 규율이 있음을 발견할 수 있다. 그러나 치중점은 다르다. 예를 들면, 치(痔)·루(瘻)·곽란(霍亂)은 병상 특징에 치중하였으며, 비(痺)·궐(厥)·음(飮)·적(積)은 질병 성질과 진화에 치중하였고, 풍(風)·온(溫)·상한(傷寒)은 병인에 치중한 등등이다. 단독으로 이런 병명을 보면 그 병의 특정 본질을 엄격히 표현할 수는 없다. 그러나 만약 각도를 바꾸어 분석한다면 이들이 질병 명명의 요소가 될 수 있음을 발견할 수 있다.

병상특징(病象特徵)

이것은 단순한 증상 뿐 아니라 병상특징(病象特徵)에 대한 묘사를 돌출해 내었으며 병명에 사용되어 구체적이며 생동감 있게 하여 사람들에게 깊은 인상을 준다. 당연히 그것은 특정 병기(病機)를 자연 함유하며 일정한 배타성이 있는 경우에는 단독으로 병명이 될 수도 있다. 예를 들면 루(瘻)는 특히 궤양(潰瘍)이 오래되도록 낫지 않고 관도(管道)로 농수(膿水)가 루설(漏泄)되는 것을 가리키는데, 그 병기(病機)는 경혈(經穴)에 응체되어 오래된 어혈(瘀血)이 육리(肉理)를 공격하여 함락시킨 것이다. 또한 여러 조(組)가 병명(病名)을 구성하기도 하는데, 예를 들면 전궐(煎厥)·박궐(薄厥) 등이다. 이외 병(病)의 경과, 계절, 발작 시기 등이 또한 항상 병상특징(病象特徵)이 되는데, 예를 들면『내경(內經)』에는 춘병(春病)·동병(疼病)·폭옹(暴癰)·석류(石瘤)·간일학(間日瘧)·중하비(仲夏痺) 등이 있다. 계절과 외감사기(外感邪氣)는 치병(致病) 특색과 관련이 있는데, 후세에서는 외감병(外感病)의 명명에 많이 사용하였다. 예를 들면 춘온(春溫)·추조(秋燥)이다. 그리고 병정(病程)과 발작 시기는 후세에서는 변증(辨證)에 많이 사용하였으며, 일부는 내상병(內傷病)의 진단 근거를 이루었다.

주도병기(主導病機)

사람들은 습관적으로 병변 성질 및 그 변화 추세를 협의(狹義)의 병기(病機)로 삼는데, 이것은 질병 과정의 시종(始終)을 꿰뚫고 있으며 질병의 특정한 본질적 관건을 결정하므로 우리들은 그것을 주도병기(主導

病機)라 칭한다. 『내경(內經)』에는 이미 주도병기(主導病機)에 관한 술어가 있었는데, 역대로 계속하여 사용되었다. 예를 들면 비(痺)·궐(厥)·담(痰)·음(飮)·수(水)·적(積)·소(消)·격(膈)·옹저(癰疽) 등이다. 병명 구성에도 많이 사용된 것으로는 예를 들면 풍궐(風厥)·박궐(薄厥) 등이다. 우리들은 주도병기(主導病機)가 질병의 특정 본질을 가장 잘 구현할 수 있으므로 마땅히 질병 명명의 중심 요소가 된다고 인식하였다.

병인병위(病因病位)

모든 일련의 광의(廣義)의 병기 내용은 질병 명명에 사용되어 질병 과정 중 시종(始終)의 기본 치병 소인(素因), 병통(病痛) 혹 병변부위(病變部位)를 꿰뚫는다는 것을 가리킨다. 『내경(內經)』에서의 병명 중에는 이미 상당수의 병인(病因) 술어가 있는데, 예를 들면 풍(風)·한(寒)·노(勞)·교회(蛟蛔) 등으로 병명의 조합에 많이 사용되었던 바 신풍(腎風) 한비(寒痺) 등이 있다. 그러나 만약 병인(病因)이 단순하며 쉽게 확정되고 또 병인으로 그 특정 주도병기(主導病機)를 직접 판단할 수 있다면 또한 단독으로 병명을 형성할 수도 있는데, 예를 들면 일부 외감(外感)·외상(外傷)·충병명(蟲病名)이 있다. 또한 보통 원인이 복잡하여 확정하기 어려운 것은 생략한다. 예를 들면, 일부의 내상병이 있다. 병위는 단독으로 병명을 형성할 수 없어 이것은 병명 중에 표현되는데, 신체(身體)·관규(官竅) 등의 형체 질병에서 자연히 표시되었다. 예를 들면 경통(頸痛)·목풍(目風)·장담(腸覃)·비식육(鼻息肉)이 있다. 기능성 질병은 그 병위와 해부 내장 조직에 관계가 있으나 병상을 변별 인식 추측하는 데에 주요할 뿐이며 절대로 서의학과 같다고 여긴다거나 비슷한 병명 중의 병위와 서로 혼동하여서는 안 된다. 어떤 질병 병변 부위는 광범위하여 많은 장부(臟腑)에까지 미치는데, 명명시에 또한 보통 생략하며 개념을 나타내는 중에 분명하게 설명해야 한다.

상술한 것으로 분석해 보면 『내경(內經)』은 질병 명명 중에 병상특징(病象特徵), 주도병기(主導病機)와 병인(病因), 병위(病位) 등 병변에서 질병 본질의 파악을 시도하였다. 그 정화를 취함에 있어서 현대 자연 과학 명명 방법에서 개념에 관한 논리 원칙과 유관함을 살펴 이런 분산되어 있는 요소를 가하여 종합함으로써 우리들은 중의 질병 일반모형을 입안(立案)하였다.

병상특징(病象特徵)-병인(病因)-병위(病位)-주도병기(主導病機)

이것은 질병전칭모형(疾病全稱模型)으로 개념이 엄밀하게 완성되고 정리된 중의 병명을 설명하고 있는데, 마땅히 그 병의 특이 증상을 나타내어 치병소인(致病素因), 질병 혹 변병 부위 및 주도병기(主導病機)의 시종(始終)을 꿰뚫고 있다. 물론 이것은 이론을 말한 것으로 특정한 명명은 보통 그 뜻을 지키면서 약간의 변형을 함으로써 병명의 개념이 엄밀할 뿐만 아니라 구체적이며 특색을 돌출해 내었다.

(2) 외감(外感) 내상병(內傷病) 명명의 일부 단면을 제시한다

외감류(外感類) 질병 명명의 관건은 병인(病因)이다. 사기(邪氣)의 종류는 병변 부위, 성질과 진화 추세를 결정하며 계절과 관계가 있다. 주요 병상(病象)은 곧 한열의 특징이 대동소이(大同小異)하며 사(邪)를 따라 변하는 까닭에 그 명명 모형은 변형될 수 있다.

계절 … 외사(外邪)

만약 계절 특징이 명확하지 않다거나 혹은 명확한 때를 말할 수 없다면 또한 생략할 수 있으며 외사(外邪)로 단독 명명한다. 이런 종류의 예는 『내경(內經)』 상한(傷寒)(협의)에 있다. 후세에서는 이에 의거하여 외감 병명을 제정하였는데, 예를 들면 춘온(春溫)·서온(暑溫)·추조(秋燥)·습온(濕瘟)·풍온(風溫) 등이다. 이외에 일부는 후세에 외감 병명을 정하였으며 아울러 세상에 전파되는 과정 중에서 엄격한 개념 규정이 형성되었고 약정속성(約定俗成)되었으며 계속 사용되어져 왔다. 내상류 질병 명명 정황은 비교적 복잡하다. 이론상 질병에 전부 꼭 맞는 모형은 『내경(內經)』에서 이름의 예를 찾지 못했다. 병인(病因)과 병위(病位)는 단독으로 병명을 형성할 수 없다. 그래서 병상특징(病象特徵)이나 주도병기(主導病機)에서 중심이 되는 것으로 여러 종류의 간단한 병명모형(病名模型)을 나타내었다.

병상특징(病象特徵) … 병위(病位) … 주도병기(主導病機) … ①
병상특징(病象特徵) … 병인(病因) … 주도병기(主導病機) … ②
병상특징(病象特徵) … 주도병기(主導病機) …………………… ③

①식은 예를 들면 진심통(眞心痛)이 있는데, 극통(劇痛)은 병상특징(病象特徵)이며 심(心)은 병위이고 진(眞)과 궐(厥)로 서로 구별하였으며 음사(陰邪)가 혹독하고 직범심주(直犯心主)한 것과 전귀극차(轉歸極差)의 주도병기(主導病機)를 나타내었다. ②식은 『내경(內經)』에서 확실한 병명을 들기는 어렵다. 『영추(靈樞)·오변(五變)』에는 풍궐록한(風厥漉汗)이라는 이름이 있는데, 풍(風)은 병인이 되며 궐(厥)은 병기(病機)가 되고 록한(漉汗)은 바로 병상특징(病象特徵)이 되나 병명으로서 의미를 다한다는 것은 어렵다. ③식은 예를 들면 석수(石水)·소갈(消渴)이 있는데, 주도병기는 수(水)·소(消)이고 소복창대(小腹脹大), 견경여석(堅硬如石), 구갈빈음(口渴頻飮)의 병상특징(病象特徵)을 배합하여 병명을 이룬 것이다.

병위(病位) … 병인(病因) … 주도병기(主導病機) … ④
병인(病因) … 주도병기(主導病機) …………………… ⑤
병위(病位) … 주도병기(主導病機) …………………… ⑥
주도병기(主導病機)………………………………………… ⑦

이상의 모형은 모두 병상(病象)이 복잡하여 간단하게 표현하기 어려우므로 생략하였으며 병명 개념 중에 덧붙임으로써 논술한 것이 많다. ④식은 『내경(內經)』에서 명확한 병명을 들기 어려운데, 『소문(素問)·사시자역종론(四時刺逆從論)』에 간풍산(肝風疝)이라는 이름이 있다. 간(肝)은 병위(病位)가 되고 풍(風)은 병인(病因)이 되며 산(疝)은 주도병기(主導病機)가 된다(風은 外風이 아니고, 疝은 病象이 된다는 일설이 있다). ⑤식은 예를 들면 습비(濕痺)가 있는데, 병인(病因)의 습(濕)은 풍한습(風寒濕) 중 습사(濕邪)가 편성한 것을 가리킨다. ⑥식은 예를 들면 폐소(肺消)인데, 병위(病位)가 폐(肺)에 있으며 조열소진(燥熱消津)한 것이다. ⑦식은 주도병기(主導病機) 단독으로 병명(病名)을 삼은 것으로 류병명(類病名)으로 삼은 것이 많은데, 예를 들면 소(消)·궐(厥)은 모두 여러 종류 속에 있는 또 하나의 최종 병명이다. 개별적인 것으로 예를 들면, 음양교(陰陽交)는 실제로 증후가 되며 병명(病名)이라 칭하기 어렵다.

병상특징(病象特徵) … 병인(病因) … ⑧

병위(病位) … 병상특징(病象特徵) … ⑨

병상특징(病象特徵) …………………… ⑩

이상의 모형은 모두 주도병기(主導病機)를 생략하였으며 필요 조건은 병상특징(病象特徵)이 특정 병기(病機)를 자연 함유한다는 것이다. ⑨식은 예를 들면, 『영추(靈樞)·수창(水脹)』의 장담(腸覃)으로 담(覃)은 단지 한사(寒邪) 등 병인(病因)이 진액기혈(津液氣血)을 응삽(凝澁)하여 형성된 것으로 일종의 세균(細菌)의 포괴(胞塊)이다. ⑩식은 약정속성(約定俗成)된 것이 많은데, 예를 들면 고창(臌脹)이 있다. ⑧식 중의 병인은 외사(外邪)를 가리키는 것이 많으며 또한 상응하는 특정 병기를 자연 함유하였는데 예를 들면, 여풍(癘風)·누풍(漏風)은 모두 풍사(風邪)로 인해 병에 이르게 된 특색과 규율을 가지고 있다. 이러한 병인(病因)과 병위(病位)는 또한 병명(病名)을 조성할 수 있는데, 예를 들면 신풍(腎風) 등이 있다.

역자 원은주 / 교정 여진주

원 저 : 북경중의약대학학보 1995년 제5기(95505018)
內經疾病命名方法學研究

요 점 : 이 글은 『내경(內經)』에서의 질병의 명칭·분류 및 명명방법(命名方法)을 분석(分析)하여, 『내경(內經)』의 질병 명명의 원칙, 즉 학술주체(學術主體)를 파악하고, 병기에 내포된 것을 찾아내고, 간단하고 확실한 용어를 사용하며, 사회적 관습에 의해 일반화된 것을 따른다는 4개 방면으로 개괄해 냈을 뿐만 아니라 병명(病名) 요소를 변별(辨別), 분석(分析)하는 방법으로 귀납해냄으로써 중의학 병명 규범화 연구의 참고 자료를 제공하였다.

주제어 : 내경(內經) / 질병명칭(疾病名稱) / 병명규범화(病名規範化)

'병'과 '증'에 대한 적혈구 변형성과 말초성 미소 순환 검사의 진단 가치 분석

湖南中醫學院第二附屬醫院 何永恒·楊紅波

적혈구 변형성과 말초성 미소 순환 검사를 두 종류의 다른 병의 혈어증 연구에 사용하여 서의의 '병(病)'과 중의의 '증(證)'에 대한 진단 가치를 관찰하였는데, 보고하면 아래와 같다.

1. 대상과 방법

(1) 병례선택 : 수집한 병례는 전부 호남 중의 학원 부속 제1병원에 1989년 3월에서 1990년 3월까지 내원하고 입원한 환자이다. 모두 4조로 나누었는데, 1조(관상동맥 경화성 심장병 혈어증조)는 25례로 남자 16, 여자 9례이고, 연령은 45~83세로 평균 58.40±8.65세이다. 2조(관상동맥 경화성 심장병 비혈어증조)는 22례로 남자 9, 여자 13례이고, 연령은 47~80세로 평균 62.64±10.54세이다. 3조(고혈압성 심장병 혈어증조)는 23례로 남자 12, 여자 11례이고, 연령은 45~83세로 평균 56.78±8.11세이다. 4조(고혈압성 심장병 비혈어증조)는 32례로 남자 17, 여자 15례이고, 연령은 47~80세로 평균 56.70±11.57세이다.

(2) 진단 표준 : 관상동맥 경화성 심장병은 1980년 12월 제정된 "관상동맥성 심장병 명명 및 진단 표준에 관한 건의(關于冠狀動脈性心臟病命名及診斷標準的建議)"를 근거로 하였다. 고혈압성 심장병은 1986년 출판된 "실용내과학(實用內科學)"의 표준을 근거로 하였다. 혈어증은

1988년 10월 혈어증 연구 국제 회의에서 제정된 "혈어증 진단 참고 표준(血瘀證診斷參考標準)"을 근거로 하였다.

(3) 관찰 지표 및 방법

① **적혈구 변형성** : 중국 과학원 고에너지 물리 연구소와 중국 중의 연구원 서원(西苑) 병원이 연합하여 연구 제작한 XG-I형 적혈구 핵구멍 여과막 변형 측정기를 써서 1987년 7월 이 두 단체에서 집필한 『적혈구변형성 기기 조작 규정(紅細胞變形性儀操作規程)』에 소개된 방법으로 측정하였다.

적혈구 변형성 지수(DI) = 생리 식염수 여과 시간(S) × 적혈구 현탁액 부피 × 100 / 적혈구 현탁액 여과 시간(S)

② **말초성 미소순환** : 서주(徐州) 의용 광학 의료기에서 생산한 WX-753형 미소순환 현미경 및 그 세트 장치(각질 주름 미소순환용)와 금주(錦州) 광학 의료기에서 생산한 XQX-IA형 미소순환 현미경 및 그 세트 장치(안구 결막 미소순환용)를 쓰고, 진문걸(陳文桀)·전우(田牛)의 방법과 조건을 참고하여 각질 주름과 안구 결막 미소순환을 관찰하였다.

각질 주름과 안구 결막 미소순환 결막의 적분치(GF, QF): 참고 문헌에 제시되었듯이 강일평(江一平) 교수의 경험을 결합하고, 3류 17항과 14항을 근거로 제정된 적분 표준으로 분별하였다.

2. 결과

(1) 각 조의 적혈구변형수 지수와 각질 주름 미소순환 총적분(GF), 안구 결막 미소순환 총적분(QF)의 비교는 표1에 나타나 있다.

표1. 각 조의 DI, GF 및 QF 결과 비교(X±S)

조별	례수	DI	GF(분)	QF(분)
		**	*	**
1	25	0.084±0.032	11.488±3.368	9.068±2.141
2	22	0.551±0.341	9.082±3.877	6.341±3.171
		△	△△	△△
3	23	0.095±0.081	12.39±2.791	8.719±1.734
4	32	0.488±0.382	9.578±3.297	6.73±1.717

주 : 2조와 비교, *P<0.05, **P<0.01 : 4조와 비교, △P<0.05, △△P<0.01

동병이증(同病異證) - 관상동맥 경화성 심장병 혈어증과 비혈어증, 고혈압성 심장병 혈어증과 비혈어증을 비교해 보면, 적혈구 변형성 지수는 하강하였고, 각질 주름, 안구 결막 미소순환 적분은 상승하였는데, 뚜렷한 차이가 있었고(P〈0.05, P〈0.01), 이병동증(異病同證) - 관상동맥 경화성 심장병 혈어증과 고혈압성 심장병 혈어증, 관상동맥 경화성 심장병 비혈어증과 고혈압성 심장병 비혈어증을 비교해 보면, 상술한 지표에는 모두 뚜렷한 차이가 없었다(P〉0.05).

(2) 각 조의 각질 주름, 안구 결막 미소순환의 3개 부분의 적분 비교는 표2에 나타나 있다.

표2. 각 조 미소순환 세 개 부분의 결과 비교(분, X±S)

조별	례수	각질 주름 미소순환		
		혈관형태	혈류상태	혈관주위상태
1	25	5.200±2.454	5.312±1.435*	0.936±0.763
2	22	4.091±2.252	3.791±2.180	1.109±0.811
3	23	5.374±1.957△△	5.265±1.405△	1.443±1.110
4	32	4.281±2.260	4.053±1.662	1.150±0.750

조별	례수	안구 결막 미소순환		
		미소혈관형태	순환상태	미소혈관주위현상
1	25	4.128±1.351	4.560±1.121*	0.380±0.105
2	22	3.682±1.585	2.477±1.973	0.182±0.107
3	23	4.835±0.781△△	3.609±1.206△	0.348±0.102
4	32	3.625±1.185	2.859±1.315	0.219±0.087

주 : 2조와 비교, *P<0.01 : 4조와 비교, △P<0.05, △△P<0.01

표2에 나타나듯이, 관상동맥 경화성 심장병과 비혈어증을 비교해 보면 각질 주름과 안구 결막 미소순환 세 개 부분 중에 겨우 혈류 상태 혹은 미소순환 상태 적분치만 상승하여 뚜렷한 차이가 있었고(P〈0.01), 고혈압성 심장병 혈어증과 비혈어증을 비교해 보면 각질 주름과 안구 결막 미소순환 세 개 부분 중에 관반(管襻) 모양 혹은 미소혈관 모양 및 혈류 상태 혹은 미소순환 상태의 적분치는 상승하여 뚜렷한 차이가 있었고(P〈0.05, P〈0.01), 각질 주름, 안구 결막 미소순환의 세 개 부분 적분치로 이병동증에 대해 비교해 보면 겨우 안구 결막 미소순환의 순환 상태 적분치만 상승할 뿐 뚜렷한 차이가 있었고(P〈0.05), 나머지는 모두 통계학적인 의의가 없었다.

(3) 각 조의 적혈구변형성 지수와 각질 주름, 안구 결막 미소순환 총적분 및 각 조 부분 적분(GFA, GFB, GFC, GFD)의 상관 계수를 비교하면, 관상 동맥 경화성 심장병 혈어증 조의 적혈구 변형성 지수와 각질 주름 미소순환의 혈류 상태 적분치와 안구 결막 미소순환 및 그 미소혈관 상태 적분치는 상관 관계를 갖고(P〈0.05, P〈0.01), 고혈압성 심장병 혈어증 조의 적혈구 변형성 지수와 각질 주름 미소순환 및 그 관번 형태 적분치도 상관관계를 갖지만(P〈0.05), 나머지는 모두 통계학적인 의의가 없었다.

3. 토론

혈액이 혈관 내에서 유동할 때, 적혈구는 높은 전단력(剪斷力)의 작용으로 변형되어, 세포막이 세포 내용물을 둘러싸 캐터필러식의 완만한 운동을 하게 되고, 적혈구의 유동 체적을 감소시키고 혈액 점도를 떨어뜨리며 혈액의 외부에 대한 저항을 떨어뜨려 조직 기관이 효율적인 관주(灌注)를 받게 한다. 적혈구의 변형성이 떨어졌을 때, 딱딱한 적혈구가 증가하여 높은 전단력하의 전 혈액 점도를 확실히 증가시킨다. 딱딱한 적혈구가 변형될 수 없어서, 곡선의 변화가 비교적 많고 자신의 직경보다 몇 배나 작은 미소 혈관망을 통과하기 어려워 미소 순환 저항이 증가하거나 미소 혈관이 막히게 되고, 혈액은 효과적으로 관주되지 못하여 병리 생리 방면의 변화가 나타나게 되는데, 적혈구 변형성 지수의 특성은 값이 작아질수록 적혈구의 변형 운동 능력이 차이가 나타나게 되고, 순환 변화에 적응하는 능력 또한 차이가 나타나서 미소 순환의 조직에 대한 관주도 심각하게 방해할 수 있고, 값이 클수록 적혈구의 변형성도 강하게 되고, 순환 변화에 대한 적응 능력, 더욱이 미소혈관망 직경의 급격하게 변화하는 능력 또한 강하게 되어 미소순환의 조직에 대한 관주도 좋아지게 된다. 이 연구의 4조 병례 동병이증을 비교해 보면 혈어증조의 적혈구 변형성 지수는 비혈어증조에 비해 5.1~6.5배 작고, 각질 주름, 안구 결막 미소순환과 비교해 보면 적혈구 변형성 지수의 하강은 혈어증을 진단하는 민감하고 특이한 객관 지표이다.

이 연구의 4조 병례 이병동증을 비교해 보면 적혈구 변형성 지수, 각질 주름, 안구 결막 미소순환 적분은 안구 결막 미소순환의 순환 상태 적분치가 상승하여 뚜렷한 차이(P〈0.05)가 있는 것을 제외하면 나머지의 차이에는 모두 뚜렷한 차이가 없었는데, 이 두 가지의 검사는 현대 의학의 '병'에 대해서는 특이한 진단 가치가 없었지만 중의의 '증'에 대해서는 특이한 진단 가치가 있음을 설명한다. 미소순환의 순환 상태 적분치는 관상동맥 경화성 심장병 혈어증조와 고혈압성 심장병 혈어증조에서의 차이에 이르러서는 아직도 더 실증할 필요가 있다.

관상동맥 경화성 심장병과 고혈압성 심장병 혈어증조의 6항목의 상관 분석 결과에서 나타나듯이 적혈구 변형성과 말초 미소순환, 더욱이 전자와 혈류 상태 혹은 미소순환 상태, 후자와 관번 혹은 미소혈관 형태의 개변(改變)에 일정 정도 상관 관계가 있으며, 아울러 반대 방향의 변화, 곧 혈어증 환자의 적혈구 변형성 지수가 내려갈수록 미소혈관망을 막거나 그것으로 야기된 순환 모양 혹은 혈류 상태 개변의 변화도 확실히 나타나게 되고, 말초 미소순환 및 그 관번 혹은 미소혈관 형태, 혈류 상태, 혹은 순환 상태의 적분치도 높아지게 되는데, 수리 통계학적인 각도에 따라 다시 두 가지 사이의 내재 관계 규율을 제시하면 위에서 천술한 이론과 일치한다.

역자 문기영 / 교정 여진주

원　저 : 중국중서의결합잡지 1995년 4기(95344219)
紅細胞變形性和外周微循環檢測對"病"與"證"的診斷價值分析

요　점 : 본 연구는 동병이증(同病異證)과 이병동증(異病同證)의 비교 원칙에 따라 대등한 대조조를 설정하여 적혈구 변형성, 말초성 미소 순환의 서의의 '병'과 중의의 '증'에 대한 진단 가치를 관찰하였다. 결과에서 나타나듯이 이 두 가지는 '병'의 진단에 대해서는 특이성이 없지만 '증'의 진단에 대해서는 특이성이 있었는데, 병에 걸렸을 때 이 두 가지가 반영하는 것은 유기체의 병태 생리 상태이지만, '증'은 바로 이러한 상태의 일종의 차원 높은 개괄이거나 표현으로 추측된다.

주제어 : 혈어증 / 적혈구변형성 / 말초성미소순환 / 진단

제 Ⅳ 편

중경학
(상한론, 금궤요략)

『상한잡병론』의 삼초 해석

上海中醫學院 顧瑞生

『상한론(傷寒論)』과 『금궤요략(金匱要略)』을 통람해 보면, 삼초에 대해 서술해 놓은 곳이 각각 9군데가 있다. 필자가 생각하기에, 장중경(張仲景)에 이르러 삼초에 대한 인식과 응용이 비록 후세 의가들과 같이 그렇게 계통적이고 전면적이지는 않지만 독창적인 곳이 있다. 여기에 우리들의 이해와 응용에 있어서 중경학설 및 삼초이론까지 모두 모아 도움이 되게 하고자 한다.

1. 삼초는 하나의 정체(整體)이다

중경(仲景)은 『내경(內經)』『난경(難經)』의 내용을 융합하고 관통하여, 『금궤요략』 머리편에서 "주(腠)라는 것은 삼초가 원기와 진기를 통하게 하고 모이게 하는 곳이자 기혈이 흐르는 곳이다. 리(理)라는 것은 피부와 장부의 무늬결이다"[1]라고 하였는데, 그것은 '정체(整體)'라는 점에서, 삼초가 기혈과 상관 관계를 맺어 '통회원진(通會元眞)'하는 기능을 갖추고 있다는 것과 주리·피부·장부와도 모두 내재적인 관계가 있음을 설명한다. 이 책은 또한 다음과 같이 나타내었다. "만약 오장의 원기와 진기가 통창되면 사람이 곧 질병 없이 편안하다."[2] "만약 사람이 절제함을 기르면 몸이 쇠약해지지 않고 병이 그 주리로 들어가지 못한다."[3] 이것으로 삼초가 인체의 정상적인 생명활동을 유지하고, 질

1) 腠者, 是三焦通會元眞之處, 爲血氣所注. 理者, 是皮膚臟腑之紋理也.
2) 若五臟元眞通暢, 人卽安和.

병의 발생을 방지하는 데에 대해 충분히 중요한 작용과 의의를 가지고 있음을 알 수 있다. 삼초 기능의 상실은 장차 일련의 계통적인 병리 변화를 야기한다. 예를 들어 『금궤요략』에 이르기를 "영기가 통하지 않고 위기만 홀로 행하며 영위가 모두 미약하고, 삼초가 통제할 수 없으며, 사지에 기혈과 영양이 도달하지 않아 신체가 파리하게 여위었는데 유독 발만 부어서 크고 황한(黃汗)이 나오고 정강이가 차다. 만약 발한하면 곧 역절이 된다"[4]라고 했다. 이것은 삼초의 통회원진하는 기능은 각각 영위기혈(營衛氣血)의 성쇠로써 전이되어 영위기혈이 모두 미약하면 바로 정상기능을 발휘할 수 없음을 설명한다. 이와 같이 신체가 기혈의 영양을 받지 못하면, 수척해지면서 역절(癧節)과 같은 류의 질병이 발생하기 쉽다. 『상한론』에는 또한 "영위의 기가 서로 돕지 못하면 삼초가 억제할 수 없어서 신체가 마비된다"[5]라고 하여, 삼초가 흘러다니고 출입하는 까닭은 전적으로 영위지간의 상조(相助) 작용에 의존함을 설명한다. 그것에 반대되면(영위지간의 상조작용이 없어지면) 신체가 마비되어 편안하지 못하다. 『평맥법(平脈法)』에 또한 "곡식이 위에 들어가면 맥도가 이에 행하고, 물이 경에 들어가면 그 혈이 이에 나아간다. 영기가 치성하면 그 피부가 성글어지고 삼초가 경에 끊어지는데 이것을 이름하여 혈붕이라 한다"[6]라고 했다. 영기(榮氣)가 성한 것은 동시에 위기(衛氣)가 약함을 의미하는데, 이처럼 밖에서 기부를 견실히 하지 못하고, 안에서 그것을 지키지 못하면 그 정상적인 기능을 잃게 되어 병변을 발생하게 된다. 이외에도 『변맥법(辨脈法)』에 또한 "음양이 상박하는 것을 동(動)이라고 하는데 양이 동하면 땀이 나고 음이 동하면 열이 난다. 몸이 차고 오한이 나는 자는 삼초가 상한 것이다"[7]라고 하였으며, 장은암(張隱庵)은 주(注)에 이르기를 "다만 몸

3) 若人能養愼, 不遣形體有衰, 病則無由入其腠理.
4) 營氣不通, 衛不獨行, 營衛俱微, 三焦無所御, 四屬斷絶, 身體羸瘦, 獨足腫大, 黃寒出, 脛冷. 假令發熱, 便爲歷節.
5) 營衛氣不能相將, 三焦無所仰, 身體痹不仁.
6) 穀入于胃, 脈道乃行, 水入于經, 其血乃進, 榮盛則其膚必疏, 三焦絶經, 名曰血崩.
7) 陰陽相搏, 名曰動, 陽動則汗出, 陰動則發熱, 形冷惡寒者此三焦傷也.

이 차고 오한하는 자는 곧 삼초양기의 열이 기육을 덥혀서 밖으로 배출되지 못하므로 피부가 막힌 것이다. 그러므로 이것은 삼초가 상했다고 하는 것이다"[8]라고 하여 삼초가 또한 양기를 운행하는 기능이 있음을 설명했다. 만일 이러한 기능이 상실된다면, 또한 장차 형체가 차갑고 한을 싫어하는 등의 증상이 출현하게 된다. 이상의 설명으로 중경이 삼초를 하나의 유기체라고 인식한 것을 알 수 있다. 그것은 하나의 기능 계통이 되어, 영위기혈로써 물질의 기초를 삼아 인체의 정상적인 생리 활동을 유지하는 데에 중요한 작용을 일으킨다.

2. 삼초는 상 중 하로 나뉘며 각각의 기능 특성을 가지고 있다

『금궤요략』에서는 삼초 각부의 기능 쇠퇴로 인한 흔히 볼 수 있는 병증을 "상초의 기능이 쇠퇴하면 트림을 잘한다"[9], "하초의 기능이 쇠퇴하면 곧 유뇨, 실변이 된다"[10]라고 하였다. 『상한론』에서는 "삼초가 그 장부의 기능을 수행하지 못한다"[11], 즉 삼초 각부의 기능장애로 인하여 각각의 그 기능을 수행하지 못한 병증을 "상초의 기능에 장애가 생기면 트림하고 신물이 올라온다. 중초의 기능에 장애가 생기면 소화가 안 되고 식욕이 없다. 하초의 기능에 장애가 생기면 유뇨가 된다"[12]라고 하였다. 이외에도 중경은 또한 진일보하여 삼초가 사(邪)를 받은 후에 출현하는 병증을 논술하였다. 『금궤요략』에서 "오사(五邪)에 적중되는 데는 각각의 법칙이 있다"[13], "청사(淸邪)는 상초에 거하고 탁사(濁邪)는 하초에 거한다"[14]라고 하였다. 또한 『상한론』에서는 "법칙은 청사는 상초에 침범하고 탁사는 하초에 침범한다"[15]라고 하여 일정한 성질의 병사와 상 중 하 삼초간에 존재하는

---

8) 但形冷惡寒者, 乃三焦陽氣之熱, 不能外出以溫肌肉, 充皮膚, 故曰此三焦傷也.
9) 上焦竭善噫.
10) 下焦竭, 卽遺淋失便.
11) 三焦不歸其部.
12) 上焦不歸者, 噫而酢呑. 中焦不歸者, 不能消穀引食. 下焦不歸者, 則遺溲.
13) 五邪中人, 各有法度.
14) 淸邪居上, 濁邪居下.

이감성(易感性)을 지적해 내고 아울러 삼초 수사(受邪)의 일반 규율을 제시하였다. 또한 『금궤요략』은 열사(熱邪)가 삼초 각부에 침범한 병증을 "열이 상초에 있으면 해수로 인해 폐위가 되고, 열이 중초에 있으면 대변이 건조해서 굳게 되고, 열이 하초에 있으면 혈뇨를 보고 임증과 변비로 대소변이 통하지 않게 된다"[16]라고 하였다. 또한 "상초에 한(寒)이 있으면 입에 거품이 많다"[17]라고 하였다. 이러한 예들은 중경이 삼초 각 부분을 병사변증(病邪辨證)과 결합 응용하여 반영한 것이다. 이와 동시에 중경은 또한 삼초 각 부분을 허실(虛實)변증과 결합 응용하였다. 또한 "지금 상초가 양허함을 알 수 있는 것은 흉비(胸痺)와 심통(心痛)이 있는 자가 그 음이 현(弦)한 까닭이다"[18]라고 하여 상초음허(陰虛), 음사상승(陰邪上乘)이 흉비(胸痺)·심통(心痛)을 일으키는 두 가지의 필수 인소임을 제시하였다. 또한 『상한론』을 예로 들면 "만약 소변색이 흰 자는 소음병의 형이 모두 구비된 것이다. 소변이 흰 것은 하초가 허하고 한이 있어서 수를 다스리지 못하므로 지금 색이 희다"[19]라고 하였는데, 소변백색은 하초가 허하고 한(寒)이 있어서 수를 다스리지 못한 결과이다. 변증의 목적은 모두 이에 의거하여 정확한 치료를 제정하는 것이다. 예를 들면 「양명병편(陽明病篇)」에서는 "태양병의 6~7일에 표증이 아직 있고 맥이 미하면서 침하나 도리어 결흉되지 아니하고 그 사람이 발광하는 것"[20] 동시에 겸하여 "소복이 견만하고 소변이 자리한 자"[21]는 "열이 하초에 있는〔熱在下焦〕" 축혈증(蓄血證)으로서 "하혈시키면 곧 치유되므로〔下血乃愈〕" 저당탕(抵當湯)을 사용한다. 동편(同篇)의 적석지우여량탕(赤石脂禹余粮湯) 증상의 조목에서 "상한병에 탕약을 복용하여 설사가 그치지 아니하고, 심하가 비경하니 사심탕을 복용하면 나을 것인데,

15) 法當淸邪中于上焦, 濁邪中于下焦.
16) 熱在上焦者, 因咳爲肺痿. 熱在中焦者, 則爲堅. 熱在下焦者, 則尿血, 亦令淋秘不通.
17) 上焦有寒, 其口多涎.
18) 今陽虛知在上焦, 所以胸痺心痛者, 以其陰弦故也.
19) 若小便色白者, 少陽病悉俱. 小便白者, 以下焦虛有寒, 不能制水, 故今色白也.
20) 太陽病六七日, 表証仍在, 脈微而沈, 反不結胸, 其人發狂者.
21) 少腹革更滿, 小便自利者.

도리어 다른 약으로 이를 사하시키어 설사가 그치지 아니한지라 의사가 이중탕을 여기에 주니 설사가 더욱 심하다"22)의 원인은 "이는 설사가 하초에 있는 것"23)으로 분석한다. 증이 하초의 활탈불금(滑脫不禁)에 속하므로 먼저 삽활고탈(澁滑固脫)하는 적석지우여량탕을 이용하여 치료하여야 한다. 또한 예를 들면 「양명병편」에서는 "음식을 먹으면 토하려 하는 자는 양명에 속하니 오수유탕이 이를 주치하나, 탕을 복용하면 오히려 심해지는 것은 상초에 속한다"24)라고 하였다. 오수유탕(吳茱萸湯)은 온중강역(溫中降逆)하는 약이므로 중초허한으로 인한 식곡욕토(食穀欲吐)의 증상을 주로 치료하는데 복용 후 반대로 병증상이 더욱 심해지는 것은 병이 상초유열(上焦有熱)에 속하고 중초허한이 아니라는 것을 표명하며, 그 치료 또한 다르게 논의되어야 한다. 비슷한 정황이 『금궤요략』 중에도 기재되어 있는데, 예를 들면 몸이 무겁거나(身體重), 허리가 시리거나(腰中冷), 허리 아래의 냉통(腰以下冷痛), 오천돈을 허리에 두른 듯한 복중(腹重) 등을 특징으로 하는 신(腎) 병증을 중경은 "하초에 속하는 병(病屬下焦)"으로 인식하였으며 아울러 감강금출탕(甘姜苓朮湯)으로 치료하였다. 또한 수편(首篇)에서 "호흡하는 데 약간 빠른 것은 병이 중초에 있는 것인데 실한 것이다. 당연히 하(下)하면 낫는다. 허한 자는 치료할 수 없다. 병이 상초에 있는 자는 그 호흡이 촉박하다. 병이 하초에 있는 자는 그 호흡이 먼데 이는 모두 난치이다"25)라고 한 이것은 호흡의 형태에 근거하여 병위의 소재를 변별하여 나아가서는 치법을 제정하게 하고 예후의 길흉을 판단한 예이다. 재차 예를 들면 『상한론』과 『금궤요략』에 기재된 "부인이 상한으로 발열하는데 경수(經水)가 마침 나오며 낮에는 의식이 명료하나 저녁에는 헛소리하고 마치 귀신을 본 듯한 자"26)

22) 傷寒服湯葯, 下利不止, 心下痞革更. 服瀉心湯已, 復以他葯下之, 利不止. 醫以理中與之, 利益甚.
23) 此理在下焦.
24) 食穀卽嘔, 屬陽明也, 吳茱萸湯主之. 得湯反劇煮, 屬上焦也.
25) 吸而微數, 其病在中焦, 實也, 當下之卽愈, 虛者不治. 在上焦者, 其吸促. 在下焦者, 其吸遠, 此皆難治.
26) 婦人傷寒發熱, 經水适來, 晝日明了, 暮則譫語, 如見鬼狀者.

는 "이는 열이 혈실에 들어간 때문이다〔熱入血室〕"의 조목은 그 병이 하초에 있다는 것을 확진하였으며 이를 경계하여 "그것을 치료함에 위기와 상(上), 이초(二焦)를 범하지 말라"[27]라고 하였다. 총결하면 중경은 삼초 각 부분의 개념을 변증논치에 응용하였는데 비록 완전하지는 못했지만 후세의 삼초 변증논치 이론체계의 형성과 발전에 대하여 계발(啓發)의 의의가 있다.

3. 상 중 하 삼초간에는 내재적 관계가 있다

『상한잡병론』을 보면 상 중 하 삼초간에는 내재적 관계가 있으며 상호 영향을 미치고 있다. 예를 들면 『금궤요략』에서는 "상초의 기능이 쇠퇴하면 트림을 잘한다"[28]의 병리를 해석하여 "상초는 중초의 기를 받는데, 조화되지 않아 음식을 소화하지 못하는 중초의 기를 받으면 트림이 나온다"[29]라고 하였는데, 상초가 비록 종기(宗汽)의 거처가 되지만 중초의 수곡 정기에 의하여 길러진다는 것이다. 예를 들면 중초의 기가 불화하면 곡식을 소화시킬 수 없으며 위의 진부(陳腐)한 기가 패역(悖逆)되고 애부탄산(噯腐呑酸)이 자주 생기게 된다. 또한 "폐위로 연말(涎沫)을 토하면서 기침하지 않는 자는 갈증이 나지 않고 반드시 유뇨와 소변을 자주 보는 증상이 있다. 그렇게 된 까닭은 상초가 허해서 하초를 다스리지 못하기 때문이다. 이는 폐가 찬 것이다"[30]라 하였는데, 상초와 하초간에 생리와 병리 방면에 있어서도 마찬가지로 밀접한 관계가 있다는 것을 알 수 있다. 『상한론』에서는 사람이 약을 복용한 이후에 발생하는 변화로서 상 중 하 삼초간의 내재관계를 설명하였다. 예를 들면 "양명병에 협하(脇下)가 경만하고 대소변을 보지 못하면서 구역하며 설(舌)상이 백태인 자는 소시호탕을 주는 것이 옳다. 상초

27) 治之無犯胃氣及上二焦.
28) 上焦竭善噫.
29) 上焦受中焦氣未和, 不能消穀, 故能噫耳.
30) 肺痿吐涎沫而不咳者, 其人不渴, 必遺尿, 小便數, 所以然者, 以上虛不能制下故也, 此爲肺中冷.

가 통하게 되고 진액이 내리게 되면 위기가 그로 인해 조화되어 몸에 땀이 축축하게 나고 풀린다"[31]라고 하여 소시호탕(小柴胡湯)이 삼초의 기를 조화시키는 기능을 가지고 있다는 것을 설명하였다. 『상한론』에서는 이른바 "삼초가 서로 어지러우면 내외가 통하지 않는다. 상초가 어그러져 막히면 기가 감추어져 서로 무겁고 입에 궤양이 생겨 먹지 못한다. 중초가 치료되지 않으면 위기가 상충하고 비기가 운화되지 않으며 위중이 탁하게 되고 약하면 오액이 아래로 흐른다. 하초가 모이지 않으면 청변을 보고 뒤가 묵직하며 변을 자주 보는데 변 보기가 어렵고, 배꼽을 양손으로 부둥켜안으며 서늘한 통증이 있다"[32]라고 하여 상 중 하 삼초의 각자 기능장애가 일으키는 병리 변화 및 그 상호 영향의 상황을 설명하였다. 또한 상 중 하 삼초간에는 구별이 있으며 또한 연계가 있다는 것을 반영하였다.

총결하면 중경은 삼초의 생리·병리를 하나의 유기적으로 연계되어 있는 정체로 논술하였으며 이로써 변증논치의 체계를 확정하였다. 그는 후세 삼초 이론이 발전하는 데 있어서 추진(推進)의 역할을 했다.

역자 우현수 전석수 권충경 / 교정 이정금

원　저 : 절강중의학원학보 1990년 5기(90225004)
『傷寒雜病論』三焦析
주제어 : 상한잡병론 / 삼초 / 정체(整體)

31) 陽明病, 脇下革更萬, 不大便而嘔, 舌上白苔者, 可與小柴胡, 上焦得通, 津液得下, 胃氣因和, 身濈然汗出而解.

32) 三焦相溷, 內外不通, 上焦怫鬱, 藏氣相重, 口爛食齗也. 中焦不治, 胃氣上衝, 脾氣不轉, 胃中爲濁, 營衛不通, 血凝不流. 陰陽俱厥, 脾氣孤弱, 五液注下, 下焦不盍, 淸便下重, 令便數難, 齊筑湫痛.

『상한론』에서의 ‘개합추’와 ‘관합추’의 응용

天津醫科大學總醫院 王希哲·李寶麗

일찍이 전국시대(戰國時代)의 『황제내경(黃帝內經)』 중 두 군데(『素問·陰陽離合論』과 『靈樞·根結』)에 “태양은 개(開)가 되고 양명은 합(闔)이 되고 소양은 추(樞)가 된다. 태음은 개(開)가 되고 궐음은 합(闔)이 되고 소음은 추(樞)가 된다”[1]라고 기재되어 있다. 동시에 『소문(素問)·피부론(皮部論)』에도 “陽明之陽, 名曰害蜚.(‘해(害)’와 ‘합(闔)’ 자는 옛날에 통용되었는데, 문짝(門扇)을 가리키고, 일설에는 폐(閉)라고 하였다. 비(蜚)의 음은 선(扇)으로 곧 문짝(門扇)을 말한다.) 少陽之陽, 名曰樞持.(‘추지(樞持)’는 ‘추저(樞杼)’로 되어야 하며, 『갑을경(甲乙經)』의 추(樞)를 추축(樞軸)이라고 한 것에 근거하면, 이것은 곧 문축(門軸)에 비유된다.) 太陽之陽, 名曰關樞.(‘관추(關樞)’는 곧 빗장(門閂)으로, 문 위의 빗장이며, 문에 빗장을 잠그는 뜻이 있다.) 少陰之陰, 名曰樞儒.(‘추유(樞儒)’는 마땅히 ‘추영(樞欞)’이 되어야 하는데, 곧 구식 가옥 창문의 고리(樞紐), 이것은 곧 빗장(門閂)이다.) 心主之陰(장기(張琦)는 ‘심주(心主)’는 마땅히 ‘궐음(厥陰)’이 되어야 한다고 말했다.), 名曰害肩.(‘해견(害肩)’은 ‘합견(闔楗)’과 통하는데, 문의의 고리(樞)를 두는 곳으로, 곧 빗장(門閂)을 놓아두는 부분이다.) 太陰之陰, 名曰關蟄.(‘관칩(關蟄)’은 곧 문중의 궐(橛)로써, 바로 빗장(門閂)을 받치는 나무 조각이다.)”라고 기재되어 있다. 이로부터 옛 사람들은 문의 각 부분과 일어나는 작용으로 삼음삼양경의 기혈 성쇠와 인체 중에서 일어나는 작

1) 太陽爲開, 陽明爲闔, 少陽爲樞. 太陰爲開, 厥陰爲闔, 少陰爲樞.

용을 형상적으로 묘술하였는데, 태양·태음이 개, 양명·궐음이 합, 소양·소음이 추가 된다고 인식하고, 또한 태양·태음은 관(관추·관칩), 양명·궐음은 합(해비·해견), 소양·소음은 추(추지·추유)가 된다고 인식한 두 종류의 견해이다.

수대(隋代) 양상선(楊上善)이 찬주(撰注)한 『황제내경태소(黃帝內經太素)』는 명쾌하게 직접 "태양은 개(開)가 되고 양명은 합(闔)이 되고 소양은 추(樞)가 된다. 태음은 개(開)가 되고 궐음은 합(闔)이 되고 소음은 추(樞)가 된다"[2]라고 묘사하고, 아울러 "무릇 문이라는 것은 세 가지 의미를 가지고 있다. 하나는 문관(門關)으로 주로 금하는 것이다. 두번째는 문합(門闔)으로 이는 문짝을 가리킨다. 주로 문빗장을 닫는다. 세번째는 문추(門樞)이다. 주로 굴러서 움직인다. 삼양(三陽)은 바깥문이 되고 삼음(三陰)은 안쪽 문이 되는데, 내외가 또한 (앞서 말한) 세 가지가 있다. ……"[3]라고 주(注)를 달았다.

수당(隋唐)이래로부터, '개합추'와 '관합추' 한 자(字)의 불일치는 지금까지 연속해서 천여 년을 지내는 동안 필묵(筆墨)의 논쟁으로 어지럽고 통일되지 못하였다.

'관합추'의 '관'은 빗장과 빗장을 받치는 나무 조각을 말하고, '합'은 문짝과 빗장을 놓아두는 부위를 말하고, '추'는 문의 축과 빗장을 말하며, 태양·태음·양명·궐음·소양·소음을 비유하였는데, 이는 삼음 삼양 경맥의 운동 형식과 인체 생리 기능 활동이다.

'개합추'는 똑같이 문의 운동 형식으로 삼음 삼양 경맥의 병리 운동 변화를 형상적으로 묘술하였다. 바로 왕빙(王冰)이 "개(開)라는 것은 움직이고 멈추는 기계를 관리하는 것이다. 합(闔)이라는 것은 금고의 저울추를 잡는 것이다. 추(樞)라는 것은 굴러서 움직이는 정미한 운동을 주로 하는 것으로 이는 기(氣)의 쓰임을 결심하는 것으로 말미암는다. 그러므로 이것이 세 가지 변동이다"[4]라고 한 것과 같다.

---

2) 太陽爲開, 陽明爲闔, 少陽爲樞. 太陰爲開, 厥陰爲闔, 少陰爲樞.

3) 夫爲門者具有三義. 一者門關, 主禁者也. 二者門闔, 謂是門扉, 主關閉也. 三者門樞, 主轉動者也. 三陽爲外門, 三陰爲內門, 內門亦有三者. ……

4) 開者, 所以司動靜之機. 闔者, 所以執禁固之權. 樞者, 所以主轉動之微, 由斯殊氣之用,

총괄하면 '관'은 문건(門楗)과 빗장을 받치는 것을 말하고 그 변동은 '개'가 되며, '합'은 문짝과 빗장을 놓는 부위를 말하고 그 변동은 '폐합(閉闔)'이 되며, '추'는 문의 축과 빗장을 말하고 그 변동은 전추(轉樞)가 된다. 이와 같이 '개합추'는 또한 태양·태음·양명·궐음·소양·소음, 삼음삼양 경맥의 항동(恒動) 형식과 인체 병리 변화 상태를 설명한다.

때문에 '관합추'와 '개합추'라고 말하는 것은 모두 '문'의 형식과 활동 방법으로써 두 종류의 다른 각도에 따라 삼음 삼양 경맥의 생리 기능과 병리 변화를 형상적으로 비유하고 객관적으로 묘술한 것이다. '관합추'는 그 고요함과 체(體)를 논술하였고, '개합추'는 그 활동과 용(用)을 논술하였는데, '관합추'는 생리를 말하고, '개합추'는 그 병리를 말한 것으로, 양자는 이름은 다르지만 실제로는 같은 것이다. 이런 현상은 『황제내경』 중에 또한 적지 않게 자주 보이는 것이다.

장중경의 『상한론』은 『황제내경』의 삼음 삼양경의 학술 사상을 계승하고, 아울러 자기의 장기간의 풍부한 임상 실천을 결합하여, 삼음 삼양 경맥 학설을 변화 발전시켜 육경변증(六經辨證)의 개념을 제시하였고, 나아가 장부 경락의 병리 변화와 임상 표현을 인식하였으며, 변증과 치료를 지도하였다.

1. 『상한론』 삼양경의 '관합추'와 '개합추'

(1) 태양은 '관'이 되고, 그 변동은 '개'가 되며, 생리적으로는 '관'이 되고, 병리적으로는 '개'가 된다

태양은 방광과 소장에 속하는데, 태양은 일신(一身)의 표(表)를 주관하고, 위기(衛氣)와 병행(幷行)하여 병사의 침습을 막는 기능이 있기 때문에 '육경의 울타리'라고 말하고 '관'이 된다. 당연히 태양의 기화 기능이 부족하면 외(外)를 막는 기능이 되지 않아 외사(外邪)가 허(虛)를 틈타 침입하는데, 신체는 외사를 방어하는 투쟁이 있게 되어 두항

故此三變之也.

강통, 오한 발열, 무한 혹은 자한, 맥부 등의 병변이 발생하게 되므로 곧 태양은 '개'를 주관하다.

⑵ 양명은 '합'이 되고, 그 변동은 '합'을 막는 것이 되며, 생리상으로는 '합'이 되고, 병리상으로는 '합'을 막는 것이 된다

양명은 위와 대장을 포괄하는데, 『황제내경』에서 위를 "창름지관(倉廩之官)", "수곡지해(水穀之海)", "대장은 전도의 관(官)이니 변화가 그로부터 나온다"5)라고 하였다. 또한 "양명은 중(中)에 거하고 토(土)를 주한다. 만물이 귀(歸)하는 곳으로 다시 전하는 바가 없다"6)라고 했기 때문에 생리에서 '합'이 된다. 상한이 양명에 전입되면 사정(邪正)이 모두 성(盛)하고, 내열(內熱)이 폐결(閉結)되는데, 내라는 것은 열이 성한 것이고, 폐라는 것은 복창비만(腹脹痞滿), 거안(拒按)하며 통증이 있고, 대변조결(大便燥結)하고 폐색(閉塞)되는 것 등의 병리 변화가 나타나는 것으로, 곧 양명은 병리상에서 '합'을 막는 것을 주관하다.

⑶ 소양은 '추'가 되고, 그 변동은 '추'를 돌리는 것이 되며, 생리상으로는 '추'와 비슷하고, 병리상으로는 '추'를 돌리는 것과 비슷하다

소양은 담과 삼초에 속하는데, 담은 간에 부착되어 있고 그 성은 소설을 주관하고, 삼초는 기와 진액 운행의 도로이기 때문에 소양은 생리적으로 '추'라고 말한다. 외사가 소양에 침입하고, 사기가 협하(脇下) 소양 담경의 부위에 결합하면 외사에 저항하는 능력은 태양 양명과는 같지 않다. 태양은 표를 주관하고 양명은 리(裏)를 주관하기 때문에 소양은 반표 반리를 주관한다. 이때는 정기가 사기를 제거하여 표에 도달할 수 없고 사기 또한 리로 들어갈 수 없는데, 정사가 표리의 사이에서 투쟁한다면 한열왕래·흉협고만·구고·인건·목현 등의 병증이 나타난다. 그것의 병기(病機) 추세는 외(外)라면 태양의 개를 따르고 내(內)라면 양명의 합을 따르는 태양 양명의 사이에 낀 것이다. 다른 것으로는 소양이 음과 양의 사이에 끼어서, 나가면 이양(二陽)이 되고 들어가면 태음이 되기 때문에 이것의 병리 변화는 '추'를 돌리는 것이 된다.

5) 大腸者, 爲傳導之官, 變化出焉.
6) 陽明居中, 主土也, 萬物所歸, 無所復傳.

2.『상한론』 삼음경의 '관합추'와 '개합추'

(1) 태음은 '관'이 되고, 그 변동은 '개'가 되며, 생리상으로는 '관'이 되고, 병리상으로는 '개'가 된다

태음은 비폐가 되며, 하나는 기육을 주관하고 하나는 피모를 주관하여 삼음의 우두머리가 된다. 병이 삼음에 들어갈 때, 먼저 태음을 침범하지만 태음은 삼음의 보호막으로 바로 태음은 생리상으로 '관'이 된다. 병사가 태음에 침입하면 비의 운화 기능 실조, 폐의 기능인 선발숙강이 없어져서 구토, 하리·해천 등의 안으로부터 밖으로 향하는 병변이 나타날 수 있는데, 그 병리는 '개'가 된다.

(2) 소음은 '추'가 되고, 그 변동은 '추'를 돌리는 것이 되며, 생리적으로 '추'가 되며, 병리적으로 '추'를 돌리는 것이 된다

소음은 심신(心腎)에 속하여, 하나는 화를 주관하고 하나는 수를 주관하는데, 심화는 위에 거처하고 신수는 아래에 있으면서, 심신이 경맥의 도로로써 수화가 상하로 교제(交濟)하여야 인체의 음양 평형을 유지 보호할 수 있어 이러한 교제가 생리상의 '추'가 된다. 만약 병이 소음에 이르러 심신의 기능이 손상을 받고, 심신이 교제하여 추를 돌릴 수가 없으면 반드시 수화부제(水火不濟), 음양실조(陰陽失調) 등이 조성되기 때문에 추를 돌리는 것이 소실된 한화증(寒化證) 혹은 열화증(熱化證)이 나타난다. 한화증은 맥미세·단욕매·외한·신권·수족궐냉, 혹은 하리청곡 등이고, 열화증은 심번·불매 등의 증이다. 이로 인해 소음은 병리상으로 '추'를 돌리는 것이 된다.

(3) 궐음은 '합'이 되고, 그 변동은 '합'을 닫는 것이 되며, 생리적으로는 '합'과 비슷하고, 병리적으로는 '합'을 막는 것과 비슷하다

궐음은 간·심포가 되며 상한 육경병의 최후 단계로 삼음경의 끝이 되어 『황제내경』의 "양음이 사귐을 다하므로 궐음이라 한다"[7]라고 말한 '궐'에는 오래거나 극(極)한 뜻이 있기 때문에 생리적으로는 '합'과

---

7) 兩陰交盡, 故曰厥陰.

같다. 궐음의 병변으로는 한·열·기·충(蟲)의 인소(因素)를 막론하고, 모두 기가 서로 이어지지 않는 궐이 나타나 간(肝)의 기기에 영향을 주어 소설이 불리하여 폐색되고 불창(不暢)한 병리를 야기할 수 있는데, 이것이 궐음의 '합'을 막는 뜻이 된다.

3. 결론

종합하면 장중경의 『상한론』에서의 육경은 『황제내경』의 이론을 계승하고, 구체적으로 『황제내경』 중의 '개합추'와 '관합추'의 사고 방법을 운용하여, 진일보하여 육경병증의 생리 활동과 병리 변화를 지도하였음을 알 수 있다. 우리들이 오늘날 『황제내경』의 이론을 학습 계승하기 위한 실천적 모형이 된다.

역자 문기영 / 교정 이정금

원 저 : 하남중의 1995년 6기(95446332)
'開闔樞'與'關闔樞'在『傷寒論』中的運用

요 점 : 『상한론』은 『내경』(內經)의 삼음삼양(三陰三陽)의 학술 사상을 계승하고, '관합추'와 '개합추'를 이용하여 삼음삼양 경맥의 생리 기능과 병리 변화를 형상적으로 비유하고 객관적으로 묘술하였다. 필자는 이 글에서 『상한론』 중 삼양경과 삼음경의 '관합추'와 '개합추'를 구체적으로 천술하였다.

주제어 : 『상한잡병론(傷寒雜病論)』 / 역사 / 육경변증 / 고증(考證)

『상한론』의 시간 의학 관점

沂源縣中醫院 劉名軍

중의의 시간 의학은 근래 시간 생물학의 뒤를 이어서 새로이 흥기한 하나의 주변 학과이다. 『상한론』은 『내경』의 천인 상응 이론을 계승, 발전시켰으며 시간을 임상에 광범위하게 응용함으로써 질병의 병리 변화를 설명하였으며 진단·치료·예후의 판단 등에 도움이 되며 중의학의 인시제의(因時制宜)[1] 학술 사상을 구현하였다.

1. 인체 생물 리듬과의 관계

인류는 자연 환경에서 생활하고 있으므로 자연계의 계절과 기후가 순환하여 다시 시작하게 되는 변화는 인간의 생물 규율의 형성과 발전, 개변(改變)에 대하여 모두 매우 큰 영향을 미친다. 현대 의학의 연구는 인체에 내재하는 초일절율(超日節律)[2], 근사주야절율(近似晝夜節律)[3], 아일절율(亞日節律)[4] 등 3종의 주기적 변화를 증명하였으며 아울러 이미 임상에 광범위하게 응용하고 있다. 이러한 주기는 또한 고조기(高潮期)·저조기(低潮期)·임계기(臨界期) 등으로 구분한다. 『상한론』에는 비록 이러한 주기 변화에 대한 명확한 기재(記載)는 없으나 그 조문(條文) 중에서 우리들은 장중경이 이미 임상 관찰을 통하여 이러한 현상을 관찰하였다는 것을 알 수 있다. 예를 들면 "양에서

1) 시간에 맞게 적절한 대책을 세우다.(譯註)
2) 하루 주기 이상의 주기. 예) 1주, 1달.
3) 밤낮 주기.
4) 하루 주기보다 적은 것. 예) 시간.

발하면 7일이면 낫는다. 음에서 발하면 6일이면 낫는다"[5]와 "태양병의 두통증 등이 7일 이상에 이르러 스스로 낫는 것은 사기가 태양경의 진행을 다 끝마쳤기 때문이다"[6]와 "상풍환자가 표증은 풀렸으나 상쾌하지 아니한 것은 12일이면 낫는다"[7] 등이다. '경(經)'에 대하여 이극소(李克紹)는 외감병(外感病)의 변화는 6일을 하나의 과정으로 삼는다고 인식하여 이를 일컬어 일경(一經)이라고 하였는데, 『상한론』의 논술로부터 질병의 발전 변화는 6~7일 혹은 12~13일을 하나의 전환점으로 한다. 이것은 인체의 체력과 정서의 변화 주기와 서로 유사한 점이 있다. 임계기에 질병에 감염되었다고 생각하고, 만약 고조기로 발전할 때는 절정기(絶頂期)에 도달했을 때 완화될 수 있는 가능성이 있으며, 이 시간 단계는 약 6~7일이다. 만약 저조기로 발전할 때는 고조기를 지나서야 완화될 수 있는데 12~13일의 시간이 걸린다.

2. 질병의 병리 변화 과정을 설명한다

질병의 병리 과정은 시간에 따라 호전(好轉) 혹은 악화되는데, 이것은 일반적인 변화 규율이다. 예를 들면 현대 의학의 급만성병(急慢性病)의 구분과도 같은데, 이는 시간을 근거로 한다. 『상한론』 제61조에서 "낮에는 번조하여 잠을 이루지 못하나 밤이면 안정하고"[8]이라 하고, 제145조에서 "주간에는 정신이 명료하다가 저녁에는 섬어하되 귀신을 본 것과 같다"[9]라고 하였다. 이러한 일련의 명확한 주야(晝夜)의 구분은 위기(衛氣)가 낮에는 양(陽)으로, 밤에는 음(陰)으로 행(行)한다는 것과 주야 음양의 승강성쇠(升降盛衰)의 규율을 설명하는 것만은 아니다. 예를 들면 『내경(內經)·순기일일분위사시(順氣一日分爲四時)』에 이르기를 "아침이면 사람의 기가 생겨나고 병기는 쇠퇴하므로 아침

---

5) 發于陽, 七日愈. 發于陰, 六日愈.
6) 太陽病, 頭痛至七日以上自愈者, 以行其經盡故也.
7) 風家, 表解而不了了者, 十二日愈.
8) 晝日煩躁不得眠夜而安靜.
9) 晝日明了, 暮則譫語, 如見鬼狀.

에는 슬기롭다. 한낮에는 사람의 기가 길러지므로 사기를 이길 수 있어 편안해진다. 저녁이면 사람의 기가 쇠하기 시작하고 사기가 비로소 생하므로 병이 심해진다. 한밤중에는 사람의 기가 감추어 저장되므로 사기가 홀로 몸에 거하여 병이 더욱 심해진다"[10]라고 하였는데, 그 이치는 서로 같은 것이다.

3. 질병의 진단에 이용된다

『내경(內經)·열론(熱論)』에는 "상한 1일에는 거양(巨陽)이 그것을 받는다. 2일에는 양명이 그것을 받는다. 3일에는 소양이 그것을 받는다. 4일에는 태음이 그것을 받는다. 5일에는 소음이 그것을 받는다. 6일에는 궐음이 그것을 받는다"[11]라는 기록이 있다. 『상한론』은 이러한 기초 위에서 발전하였으며, 아울러 육경병(六經病)의 진단에 이용됨으로써 병이 어떠한 경에 있는지를 확정하게 되었다. 예를 들면 "상한병이 첫날에는 피부 표층인 태양경 위에서 사기를 받으나 맥이 만약 변동없이 고요히 있으면 병이 다른 경위로 전하지 아니한 것이며, 심하여 토하고자 하고 또 번조하며 맥이 삭급한 것은 표사가 리로 들어가는 반응이다"[12]와 "상한병이 2~3일을 경과하였으나 양명의 증과 소양의 증이 나타나지 않는 것은 태양병이 다른 경으로 전하지 아니한 것이다"[13]와 "상한의 3일에 3양이 다하고 3음이 당연히 병사를 받을 것이나 그 사람이 도리어 잘 먹으면서 구역하지 아니하면 이것은 3음이 병사를 받지 아니한 것이다"[14] 등은 모두 시간에 근거하여 판단한 것이다. 『상한론』에서는 또한 시간을 근거로 하여 병의 위치를 정하고 병인을 진단하였는데, 예를 들어 제240조의 "해질 녘에 발열하는 것은

---

10) 朝則人氣始生, 病氣衰, 故旦慧. 日中人氣長, 長則勝邪, 故安. 夕則人氣始衰, 邪氣始生, 故加. 夜半人氣入藏, 邪氣獨居于身, 故甚也.

11) 傷寒一日, 巨陽受之, 二日陽明受之, 三日少陽受之, 四日太陰受之, 五日少陰受之, 六日厥陰受之的記載.

12) 傷寒一日, 太陽受之, 脈若靜者爲不傳, 頗欲吐, 若躁煩, 脈數急者, 爲傳也.

13) 傷寒二三日, 陽明少陽證不見者, 爲不傳也.

14) 傷寒三日, 三陽爲盡, 三陰當受邪, 其人反能食而不嘔, 此爲三陰不受邪也.

양명에 속한다"15)와 제398조의 "병인의 맥이 이미 풀리었는데 해질 녘에 조금 번하다"16)를 보면 일모(日暮)는 양명이 기를 주(主)하는 시이므로 번(煩)이 일모에 있으면 병변이 위(胃)에 있음을 확정할 수 있는데, 원인은 가벼운 번(煩)이며, 또한 곽란(霍亂)·극토(劇吐)·극리(剋利)에서의 크게 허해진 이후에 출현하므로 "비위의 기가 아직 약하여 곡식을 잘 소화하지 못한 것"17)임을 알 수 있다. 구토의 시간이 다르면 그 병인 또한 다른 것이 되는데, 음식이 들어가자마자 토하면 위열(胃熱)이며, 아침에 식사하고 저녁에 토하면 위한(胃寒)이며, 음식을 먹고 토하고자 하는 것은 위한생탁(胃寒生濁)한 것이다.

위에서 살펴보았듯이 질병의 시간 규율성 또한 마찬가지로 진단의 근거가 된다.

4. 시를 택하여 약을 쓰고 치료를 한다

현대의 시간 약리학의 연구는 이미 어떠한 약물은 하루 중에서 가장 좋은 복약 시간이 있으며 약물이 가장 큰 치료 효과를 발휘한다는 것을 증명하였다. 어떻게 적절한 복약 시간을 선택하여 질병을 치료하느냐 하는 것은 이미 『상한론』에 비교적 명확한 논술이 있다. 십조탕(十棗湯)을 이용하여 현음(懸飮)을 치료할 때는 평단(平旦)에 복용하여 병사를 제거하여 정기(正氣)가 허(虛)하지 않게 해야 하며, 이른 아침은 바로 양기(陽氣)가 생발(生發)하는 시기로서 공복(空腹)에 복용하면 약으로 하여금 빠르게 병을 치료하게 함으로써 산음축수(散飮逐水)케 할 수 있다. 복약 시간 또한 병증과 약성에 근거하여 달라진다. 어떤 방제에서는 복약 후에 일정한 시간 간격을 두지 않는데, 예를 들면 마황승마탕(麻黃升麻湯)은 "서말 쌀 밥 짓는 동안에 다 복용한다"18)라고 하여, 즉 반나절 안에 모두 복용하여야 한다. 계지탕(桂枝湯)을 두 번 복

---

15) 日晡所發熱者, 屬陽明也.
16) 病人脈已解, 而日暮微煩.
17) 脾胃氣尙弱, 不能消穀.
18) 相去如炊三斗米傾.

용하고도 땀이 나지 않는 것은 “뒤의 복용은 조금 시간을 단축하여서 반나절만에 삼차 복용을 다하여야 한다. 만일 병이 중하면 하루 낮 하루 밤 동안에 다 복용하되 주시에 보아 한 제를 다 복용하고 병증이 아직 있는 자는 다시 복용하며 만일 땀이 나지 아니하면 이에 두세 제를 복용하여야 한다”[19]라고 하여 하루 한 제의 분량을 두 차례 복용하는 전통적인 방법을 타파하였다. 일정한 시간에 발작을 일으키는 질병에 대해서는 마땅히 발작 전에 복용한다.

장중경에게는 “봄에는 토하게 하고, 여름에는 땀을 흘리게 하며, 가을에는 설사시킨다”[20]라는 시간을 나누어 치료하는 원칙이 있었다. 예를 들면 『영추·순기일일분위사시』의 “하루를 나누면 사시에 해당한다. 아침은 봄이 되고, 한낮은 여름이 되고, 해질 녘은 가을이 되고, 한밤중은 겨울이 된다”[21]라는 말을 추론하면 아침에는 토하게 하고, 일중(日中)에는 땀을 흘리게 하며, 일입(日入)에는 하(下)하여야 한다는 것이다. ‘일입(日入)’은 하오 신(申)시에서 술(戌)시 초까지이다. 주야 기기(氣機)의 승강 부침의 규율에 근거하여 오시(午時)에 일음(一陰)이 생(生)하고 하오에는 양기가 침강하기 시작하므로 이때 혹은 그 전에 양명 조열(潮熱)에 대하여 하법(下法)을 채용하여 가장 적당하게 치료하는 것이 인체의 생리와 가장 부합하는 것이다.

『상한론』의 소시호탕(小柴胡湯)은 소양을 화해시키고 추기(樞機)를 소리(疏利)시키는 처방으로서 “정기와 사기가 분쟁하므로 한열이 왕래하여 쉬고 발작함에 때가 있고, …… 소시호탕이 이를 주치한다”[22]와 “부인의 중풍이 8~9일이나 계속하여 오한 발열하되, 발작함에 때가 있고, 경수가 마침 끊어진 자는 …… 소시호탕이 이를 주치한다”[23]라고 하였다. 유장강(劉長江)은 일찍이 이 처방을 이용하여 정시발열(定時發

---

19) 後服小促其間, 半日許令三服盡, 若病重者, 一日一夜服, 周時觀之. 服一劑盡, 病症猶在者, 更作服. 若汗不出, 乃服至二三劑.
20) 春宜吐, 夏宜汗, 秋宜泄.
21) 一日分爲四時, 朝爲春, 日中爲夏, 日入爲秋, 夜半爲冬.
22) 正邪分爭, 往來寒熱, 體作有時, …… 小柴胡湯主之.
23) 婦人中風, 七八日續得寒熱發作有時, 經水适斷者, …… 小柴胡湯主之.

熱), 담마진(蕁麻疹), 월경전긴장증(月經前緊張症), 주기성정신병(週期性精神病) 등을 치료하여 비교적 좋은 치료 효과를 거두었다. 최근 허건평(許建平)은 택시복약(擇時服藥)[24]에는 3가지 큰 의의가 있다고 하였는데, 첫번째는 치료 효과를 높인다는 것으로서 택시복약이 인체의 리듬 있는 생리 변화에 순응함으로서 체내의 적극적인 항병 인소를 충분히 이용하여 약력을 증가시킨다고 하였다. 두번째는 약물의 악영향을 예방하고 감소시킨다는 것으로서, 복약 시간이 적당하지 않으면 인체의 생리 규율을 교란하여 약물의 부작용을 생기게 하거나 크게 할 수 있다고 하였다. 세번째는 문란한 규율을 회복하도록 유도한다는 것이다.

5. 질병의 예후를 판단하는 데 이용된다

『상한론』에서 육경병의 완쾌 시간을 예측할 때 이르기를 "태양병이 풀리려 하는 시간은 사시(巳時)로부터 미시(未時)까지이다. 양명병이 풀리려 하는 시간은 신시(申時)로부터 술시(戌時)까지이다. 소양병이 풀리려 하는 시간은 인시(寅時)로부터 진시(辰時)까지이다. 궐음병이 풀리려 하는 시간은 축시(丑時)로부터 묘시(卯時)까지이다. 태음병이 풀리려 하는 시간은 해시(亥時)로부터 축시(丑時)까지이다. 소음병이 풀리려 하는 시간은 자시(子時)로부터 인시(寅時)까지이다"[25]라고 하였는데, 비록 치료하는 시간이 서로 같지 않고 매 경락의 병이 각각 3시진(時辰)을 점유하고 있지만, 시간 의학의 각도에서 보아 이극소(李克紹)는 시간과 주야 양기(陽氣)의 승강과 성쇠 규율은 밀접한 관계가 있다고 인식하였다. 삼양병(三陽病) 치료시 구별되는 것은 일출·일중·일입의 전후이며 아울러 9시진을 점유하고 있다. 『소문(素問)·생천통기론(生天通氣論)』에 이르기를 "사람의 양기는 하루 낮 동안에는 인체의 외표를 주장하는데, 해가 나와 있는 하루 중 아침에 사람의 양기가 생하고 한낮에 양기가 융성해지며 오후에는 양기가 이미 허해지니 땀구

---

24) 택시복약 : 시간을 택하여 약을 복용하는 것.(譯註)
25) 太陽病欲解時, 從巳至未上. 陽明病欲解時, 從申至戌上. 小陽病欲解時, 從寅至辰上. 厥陰病欲解時, 從丑至卯上, 太陰病欲解時, 從亥至丑上. 少陰　病欲解時, 從子至寅上.

멍이 이에 닫힙니다"26)라고 하여 인체의 양은 천(天)이나 일(日)과 같아 천양(天陽)은 양의 승강으로 말미암아 성하거나 쇠하고 사람 또한 이에 응하게 된다. 묘(卯)는 동방(東方)에 속하며 해가 뜨고 양이 승(升)하는 때이며 소양병(少陽病)이 이때 낫게 되는 것은 울결(鬱結) 받은 소화(少火)가 천양이 승함에 따라 용이하게 서발(舒發)되는데, 이것과 시호(柴胡)가 울결된 양을 발산시키는 데에는 서로 같은 점이 있다. 오(午)는 남방에 속하며 오시 즉 해가 하늘에서 화창하게 빛나며 햇빛이 두루 비추는 때로서 하루 중에서 양기가 가장 성한 때이며 태양병(太陽病)이 이때 낫게 되는 것은 인체의 양기가 천양을 따라 외부에서 성하게 되며, 또한 태양병은 마황(麻黃)과 계지(桂枝)를 복용하면 양을 돕고 해표한다는 의미와 같다. 유(酉)는 서방에 속하며 일입 할 때인데, 일입에는 이미 양기가 허해지며, 양병은 본래 양열(陽熱)이 지나치게 심한 것에 속하는데, 양이 허한 때에 낫게 되며 또한 석고(石膏)·망초(芒硝)·대황(大黃)을 사용하면 사열(瀉熱)하는 의미와 같다. 삼음병(三陰病)의 치료 시간은 모두 야반(夜半) 후에서 일출 전까지로 모두 4시진을 차지하고 있다. 『금궤요략(金匱要略)·장부경락선후편(臟腑經絡先後篇)』에서 이르기를 "동지 이후 제60일 후인 갑자 한밤중에 소양이 일어난다"27)라고 하였으며, 『상한론』에서 또한 이르기를 "야반에 양기가 돌아온다"28)라고 하였다. 그러므로 자(子)시는 양기가 안으로부터 생하는 때로서, 예를 들면 건강(乾姜)이 온장(溫臟)하게 하여 태음병(太陰病)을 치료하는 것과 같은데, 이는 야반 자시를 중심으로 한다. 축은 자의 후에 있으며 인은 묘 이전에 있는데, 축은 자가 발전된 것이며 인은 묘의 전주곡이 된다. 야반에는 양기가 회복되므로 비록 양을 돋우고 음을 누르는 데 도움이 되지만 자시의 양은 양의 초생이기 때문에 단지 태음 국부(局部)의 장한(臟寒)을 완화시킬 수는 있으나 소음병(少陰病)의 신양허쇠(腎陽虛衰), 심신교비(心腎交憊)의 전신 허한

---

26) 陽氣者, 一日而主外, 平旦人氣生, 日中而陽氣隆. 日西而陽氣已虛, 氣門乃閉.
27) 冬至之後, 甲子夜半, 少陽起.
28) 夜半陽氣還.

(虛寒)을 제거하는 데에는 처음 생한 양에 의지하는 것만으로는 충분하지 못하다. 그러므로 양이 생한 후에 다시 점차 신장되기를 기다려야 한다. 이러한 이유로 치료의 중심 시간은 자시가 아니라 축시가 된다. 그러므로 태음은 지켜서 떠나지 않는 건강으로 온중하여야 하며, 소음병은 떠나고 지키지 않는 부자(附子)를 배합하여 신양(腎陽)을 진작시키고 십이경(十二經)을 온주(溫走)하게 한다. 인은 묘 이전에 있으며 태양이 지면으로부터 솟아오르는 전주곡이 된다. 『소문(素問)·음양류론(陰陽類論)』에서 "일음(궐음)은 (음이 다하여) 끊어짐에 다다르고 삭(朔)과 회(晦)를 만드니"[29]라고 한 것은 궐음(厥陰)과 소양이 본래 같은 하나의 기로서 아직 땅에서 나오기 전이라는 것을 말하는 것인데, 예를 들면 매월 그믐은 궐음이 되고 이미 땅에서 나온 후가 되며 매월 초하루는 소양이 되는 것과 같다. 그러므로 장령소(張令韶)는 "궐음은 이 시간에 풀리고, 중간에 소양의 변화가 보인다"[30]에서 어떤 한 경락의 병이 낫는 시간은 모두 주야 양기의 승강 성쇠 규율과 상응하며 유관하다는 것을 알 수 있다고 하였다. 이러한 이론은 이미 구악운(瞿岳雲)·장겸(張謙)에 의해서 임상에서 검증되었다.

역자 전석수 / 교정 이정금

원 저 : 산동중의학원학보 1994년 1기(94121017)
『傷寒論』的時間醫學觀點

요 점 : 장중경(張仲景)은 『상한론』에서 『내경(內經)』의 천인상응(天人相應)이론을 계승, 발전시켰으며 질병의 진단과 치료 과정에서 시간을 근거로 하여 인시제의(因時制宜)의 학술 사상을 구현하였다. 본문은 시간과 인체의 생물 리듬과의 관계, 시간의 질병 병리 변화 과정에 대한 설명, 시간의 질병 진단에 있어서의 쓰임, 시(時)를 택하여 약을 쓰고 치료하는 것, 시간의 질병 예후(預後) 판단에 있어서의 쓰임 등 다섯 가지 방면으로 토론함으로써 『상한론』 중의 시간 의학의 관점을 논술하였다.

주제어 : 『상한론』 / 시간의학 / 병리(病理) / 진단(診斷) / 치료(治療) / 예후

29) 一日至絶作晦朔.
30) 厥陰解于此時, 中見少陽之化也.

장중경의 '오하' 후의 해결방법 탐구

上海市海軍四一一醫院 徐重明·汪自源
安徽省廬江縣聖橋鎭中心衛生院 陳彭儕

『상한론(傷寒論)』은 장중경이 지은 임상 의학 저서로 역대 의가들이 모두 경전으로 신봉한 명저인데, 임상 용약을 지도하는 데에 사용한다. 필자는 중경 치료인 '오하(誤下)' 후에 구하는 제법에 대해 처음으로 가볍게 연구 토론해서 중경 치료인 '오하'의 법을 귀납하여 십대법으로 나누었다.

1. 표리쌍해법(表裏雙解法)

태양병(太陽病)에 잘못 해표한 후 표사(表邪)가 안으로 들어갔으나 아직 리(裏)로 완전히 들어가지 않아 표리증(表裏證)이 같이 보이면 이 법을 쓰는데, 방에는 계지거작약가부자탕(桂枝去芍藥加附子湯)이 있다. 태양병에 오하 후에 사가 태음(太陰)으로 빠져 표가 풀리지 않으면 비도 상해서 표증에 복만시통(腹滿時痛)을 겸하는데 계지가작약탕(桂枝加芍藥湯)을 써서 표를 해하고 비를 화하면 복만이 없어지고 통증이 그친다. 만약 표가 풀어지지 않고 리실이 성하면 표증에 복중실통(腹中實痛)을 겸하게 되는데, 계지가대황탕(桂枝加大黃湯)으로 해표·도체·통변하게 한다.

2. 화해공하법(和解功下法)

상한(傷寒) 13일에 낫지 않고 흉륵창만(胸肋脹滿)하고 구토하며 오후에 조열(潮熱)을 발하고 지속되면 경미하게 하리(下痢)하는 것은 대시호탕(大柴胡湯)증에 속하는데, 만약 환약을 오용해서 공하한 소치이면 먼저 소시호탕(小柴胡湯)을 써서 소양(少陽)의 사를 화해하고 계속해서 시호(柴胡)·망초(芒硝)를 사용해 화해(和解)·윤조(潤燥)·연견(軟堅)할 수 있다.

3. 선화투달법(宣化透達法)

상한에 한하법(汗下法)을 부적합하게 사용하면 사가 소양으로 들어가 수음내정(水飮內停), 양기울알(陽氣鬱遏)하여 흉륵만민(胸肋滿悶), 왕래한열(往來寒熱), 심번(心煩) 등의 제 증상이 나타난다. 선화투달법을 써서 울체된 양이 펴지고, 정체된 수음이 제거되며, 소양의 사가 풀어지게 하려면 시호계지건강탕(柴胡桂枝乾薑湯)으로 치료한다.

4. 인증지리법(因證止利法)

태양병에 오하한 후 하리하고, 표열이 아직 풀리지 않아 협열하리(挾熱下痢)하는 자에게는 갈근황금황련탕(葛根黃芩黃蓮湯)을 사용하며 청해투달지리(淸解透達止利)할 수 있다. 만약 표사는 이미 미약하고 중초허한하리(中焦虛寒下痢)를 보이는 자는 마땅히 중초를 따뜻하게 하고 하리를 그치게 하는데 계지인삼탕(桂枝人蔘湯)을 써서 치료한다. 만약 정기가 상해서 사기가 리로 입하여 활탈부지(滑脫不止)하면 마땅히 고십지리(苦澁止利)하는데, 적석지우여량탕(赤石脂禹餘粮湯)을 사용해서 치료한다.

5. 건중리수법(乾中利水法)

상한에 토하법(吐下法)을 잘못 써서 손상이 비토에 미치면 토가 허하여 수를 제어할 수 없어서 수사가 위로 범(犯)하고 심경이 업신여김을 받게 되어 심하역만(心下逆滿), 기상충흉(氣上衝胸), 기즉두현(起則頭眩), 맥침긴(脈沈緊)이 나타나는데, 마땅히 영계출감탕(苓桂朮甘湯)으로 치료한다.

6. 파결법(破結法)

병자에게 본래 담음(痰飮)이 안으로 축적된 것이 있으면 오하한 후에 사와 열이 결합해서 안으로 함몰하고, 담과 수가 모여 결흉(結胸)이 된다. 치료상으로는 증의 경중 완급, 결흉의 대소에 근거해서 구별하여 논치한다. 소결흉증(小結胸證)에는 소함흉탕(小陷胸湯)을 주고, 대결흉증(大結胸證)에는 대함흉탕(大陷胸湯)을 쓴다. 증이 완만한 자에게는 대함흉환(大陷胸丸)을 주고, 한(寒)이 실해서 결흉한 자는 삼물백산(三物白散)을 써서 거한축담(祛寒逐痰)을 주로 한다.

7. 소비법(消痞法)

병인의 위가 약하면; 하한 후에 사열이 안으로 함몰하여 담수상박 없이 열이 위에 함몰하여 비증이 되는데, 만약 위열이 성하고 정기가 허하지 않으면 대황황련사심탕(大黃黃連瀉心湯)을 쓴다. 정허열과 허실을 겸하고 있으면 허를 북돋우고 실을 사하는 방을 쓴다. 양허에는 부자사심탕(附子瀉心湯)을 쓴다. 중초가 허한한 데는 생강사심탕(生薑瀉心湯)을 쓴다. 위가 허하여 움직이지 않고, 탁기가 상역하는 데에는 선복화대자석탕(旋覆花代赭石湯)을 사용해서 치료한다.

8. 청온병용법(淸溫幷用法)

태양병의 사가 표에 있는데, 오하한 후에 정기가 손상을 받으면 양사가 리로 들어가 울체되어 펴지지 못하며, 궐역(厥逆)·인후불리(咽喉不利) 등의 증을 나타낸다. 오하한 후에 중초의 기가 함몰하고, 하리가 그치지 않으면 상열하한을 나타내고, 허한이 같이 뒤섞이는데, 치료상으로는 마땅히 마황승마탕(麻黃升麻湯)을 사용하여 위를 맑게 하고, 아래를 덥혀 공함과 보함을 함께 시행한다.

9. 사열양음법(瀉熱養陰法)

태양병에 잘못 토·한·하한 후에 진액이 손상되고 소모되면, 표사가 리로 들어가 열로 화하여 심신을 어지럽혀 심번·소변삭의 증상을 나타내고, 또한 대변도 비결하는데, 마땅히 열을 사하고 음을 자양하는 법으로 조위승기탕(調胃承氣湯)을 사용해서 장을 윤활하게 하고 변을 통하게 하며, 열을 사하고 음을 자양한다.

10. 보익안신법(補益安神法)

상한병에 오하한 후, 흉만변경·섬어·소변불리·신중 등의 증상이 보이면, 증은 사가 소양에 함몰되거나 정이 허하여 사가 실한 데에 속해 심신부월의 증후가 나타나므로 정을 북돋우고 신을 편안히 하는 법을 사용하는데, 시호가용골모려탕(柴胡加龍骨牡蠣湯)을 써서 그것을 주치한다.

위에서 서술한 바를 종합하면, 오치한 후의 각종 변증은 항상 매우 복잡한데, 중경학설 중에 '오하'한 후의 변증에 대해 어떻게 변증논치를 했는가를 탐색하는 것은 오늘날의 임상에서도 여전히 일정한 작용을 갖추고 있다.

역자 서윤지 / 교정 이정금

원 저 : 절강중의학원학보 1996년 1기(96231009)
張仲景治療"誤下"後解救諸法初探
주제어 : 장중경 / 오하 / 해구법(解救法)

『금궤』에서 말하는 오장수의 임상 의의

厦門市中醫院 林永發
厦門市中山醫院 劉麗琼

수종의 변치는 현재 대부분 주단계의 설을 근거로 하여 음수(陰水)·양수(陽水)를 변증의 기초로 삼았다. 실천적으로 오장병은 모두 수종을 발생시킬 수 있을 뿐만 아니라, 각기 특정한 병인을 가지고 있음을 분명하게 나타낸다. 임상 표현에서도 각각의 특징을 가지고 있다. 이로 인해 필자는 임상상에서 오장수변증법(五臟水辨證法)을 임상 실제에 더욱더 부합되게 하고 변증을 더욱 정확하게 하며 논치의 정확성을 더욱 강조해야 한다고 인식한다.

1. 심수(心水)

『금궤요략』에서 "심수자(心水者)는 몸이 붓고, 기가 허하고 부족하며, 잠들지 못하고 번하고 심계 증상이 있으며, 전음부 수종이 있다"[1) 라고 하였다.

심병 수종 특징 : 양하지(兩下肢) 부종이 명확하고 심하면 복수, 전음부종, 심계소기, 불능평와(편안하게 누워 있을 수 없고), 양측 인영부근의 청근폭로(핏줄이 노출되며), 협하비결, 면색무화(얼굴빛에 광택이 없고), 설담홍협자(혀는 엷은 홍색에 자색을 띠며), 태후색백, 맥결혹대(맥은 결맥 혹은 대맥)하게 된다. 이 증상은 선천성 심장병, 풍습성 심장병 등이 일으키는 만성충혈성심력 쇠갈로 인한 수종과 기본적

1) 心水者, 其身腫少氣, 不得臥, 煩而悸, 其人陰腫.

으로 일치한다.

병인은 선천이 부족하거나 더러는 오랜 병으로 인해 심장까지 손상되어 심기가 허하게 되고 점차적으로는 심양까지 쇠하게 되어 아래로 신양을 온(溫)할 수 없고, 양허는 신수를 온화(溫化)할 수 없어서 수종을 양성하게 된다. 수기가 능심범패(凌心犯肺)하여 심계 소기하며 불능평와(편안하게 누워 있을 수 없음)하게 된다. 혈액의 운행을 통솔할 힘이 없어 혈행어체가 생기게 되어 증상은 협하비결, 청근폭로, 맥결 혹은 맥대가 나타나게 된다. 치료는 보기강심(補氣强心), 온양리수(溫陽利水)가 마땅하며 처방으로는 삼부탕합오령산을 사용한다. 인삼은 별도로 삶는다. 진시(辰時)에 구복(口服)한다.

2. 폐수(肺水)

『금궤요략』에서 "폐수자(肺水者)는 몸이 붓고 소변을 보기 어려우며 때때로 오리똥 같은 묽은 변을 본다"[2]라고 하였다.

폐병 수종 특징 : 원인은 외사가 폐에 침범해서 흔히 안포부종을 나타내며, 더러는 동시에 양하지 부종이 나타나고 오한발열, 해수후통 등의 증을 겸하고 있다. 이러한 증상은 급성 신염 혹은 만성 신염 급성발작과 일치한다. 폐기허로 인한 수종은 양하지 부종을 주로 삼고 뇨소변당(尿小便溏), 해수기천(咳嗽氣喘), 호다흡소(呼多吸小), 동즉해천가극(動則咳喘可極 : 움직이면 해수·기천이 더욱 심해짐), 흉원여통, 지갑순설암홍협자(指甲脣舌暗紅挾紫 : 손톱·입술·혀가 어두운 홍색에 자색을 띔), 지말냉(肢末冷 : 사지말단이 참), 한출, 맥미 등이 나타난다. 임상에서 비교적 만성 폐원성 심장병이 일으키는 수종에서 흔히 나타난다.

외사가 폐에 침범하여 수도를 통조하는 기능을 잃게 되면 치료는 해표행수가 마땅하고 처방은 월비가출탕을 사용한다. 만약 수습열독이 기부에 침범하거나 창양절종을 겸하고 있으면 치료는 청열해독, 해표행수를 병행하는 것이 마땅하고 오미소독음가감을 이용하는 것이 합당

2) 肺水者, 其身腫, 小便難, 時時鴨溏.

하다. 만약 폐허구해수종자는 치료에서 보폐익기, 온양리수가 마땅하고 생맥산합오령산화제를 이용한다. 만약 움직일 때 해천이 심해지면 먼저 합개연말을 이용하고 양삼탕(洋參湯)을 충복한다. 천이한출(喘而汗出 : 기침이 있으면서 땀이 남), 지랭맥미(肢冷脈微 : 사지가 차고 맥이 미함)하면 급히 삼부탕을 이용한다.

3. 간수(肝水)

『금궤요략』에서 "간수자(肝水者)는 배가 창만해서 스스로 돌아누울 수 없고, 늑골 아래 복통이 있고, 때때로 침이 약간 생기며 소변은 계속 잘 본다"3)라고 하였다.

간병 수종 특징 : 복대는 마치 자루가 물을 싸는 것 같을 뿐만 아니라, 흔히 양하지 부종을 수반하고 활동수한(활동에 제한을 받으며), 전측곤란(몸을 돌리기가 어려우며), 협하비결과 동통(협하가 비결하면서 아픔), 뇨소, 시통시불통(때때로 통하다가 때때로 불통함)하다. 초기에는 단지 양하지 부종만이 나타난다. 임상에서는 만성 활동성 간염, 간경화 복수 및 간내 거대 낭종자에게 나타난다.

간수 대부분의 원인은 역독에 감염되어 오래도록 치료했으나 낫지 않고 더러는 술을 좋아하는데 절제가 없어서 간·비까지 손상시켜 간이 소설 기능을 잃어버리고 기기불리(승기작용이 순조롭지 못함), 수액적취(수액이 쌓임), 더러는 기체 혈어하여 간이 비토를 승하여 비의 운화가 정상을 잃고 수습불화(수습이 화하지 못함)하여, 기·혈·수가 서로 중초에서 맺힌다. 치료는 이기활혈, 건비이수가 마땅하고 처방으로는 실비음합오령산가감을 이용한다. 만약 복대가 심한 자는 정기가 쇠하지 않았으므로 먼저 공축법을 베풀어 단거산을 구복하거나 감축, 대극연말을 공복에 구복한다. 협하비결을 겸하고 있는 자는 삼칠, 계내금연말을 가하여 따로 물에 태워 복용한다.

---

3) 肝水者, 其腹大, 不能自轉側, 脇下腹痛, 時時津液微生, 小便續通.

4. 비수(脾水)

『금궤요략』에서 "비수자(脾水者)는 배가 창만하고 사지가 아프고 무거우며, 침이 생기지 않고, 다만 몹시 기가 허하고 부족하며 소변보기가 힘들다"[4]라고 하였다.

비병 수종 특징 : 전신성수종, 양하지수종이 두드러지며, 심하면 복수를 발생하며, 사지핍력(사지에 힘이 부족하고), 침중라동(몸이 무겁고 움직이기를 싫어하며), 소기, 어음저(음성이 낮으며), 변당뇨단 더러는 흑변이 보이며, 면색위황이나 창백, 조갑·구순·안포·설질담홍하며 맥은 침세하다. 임상에서는 노년성 만성 소화 궤양병, 만성 위축성 위염, 위 대부분 절제 수술 후 영양 불량 등이 일으키는 수종에서 나타난다.

비수 대부분의 원인은 위병을 오래도록 치료했으나 낫지 않고 비·위가 허약하여 중토가 영양되지 못하며 운화가 기능을 잃어 수습이 체내에서 쌓여 이루어진다. 수습이 밖으로 넘쳐 흘러 기부·양족에 부종이 생긴다. 생화의 근원이 모자라고 기혈이 모두 허하며 사지가 온양되지 못하면 권태소기하고 진액이 생기지 않는다. 혈액이 충분하지 않으면 면색이 윤택하지 않고, 조갑·순·설 담홍, 맥이 침세하며 치료는 건비익기, 온양행수가 마땅하고 처방은 향사육군자탕합오령산을 이용한다. 혈어위통자는 단삼·연호색을 가한다. 만약 위음이 부족하면 오매·오미자·석곡 등을 가한다. 영양 불량 수종은 영양을 증가시키는 것 외에 중약 치료시 미강·맥피·적소두 등을 적절히 배합하는 것이 마땅하다. 기생충으로 인한 수종은 구충약을 배합하는 것이 마땅하며 후에 십전대보환 등을 준다.

5. 신수(腎水)

『금궤요략』에서 "신수자(腎水者)는 배가 창만하고 배꼽이 붓고 요통

---

4) 脾水者, 其腹大, 四肢苦重, 津液不生, 但苦少氣, 小便難.

이 있으며, 소변을 보지 못하고 소의 콧잔등에 맺힌 땀같이 전음부 아래가 습하며, 발이 차고 얼굴은 도리어 수척하다"[5]라고 하였다.

신병 수종 특징 : 양하지 부종이 있는데 누르면 풀솜과 같으며 심하면 부종근슬(슬 가까이에 생기는 부종), 복대제돌(배꼽이 도드라져 나와 표면이 반들반들하고 붓기도 한다), 뇨소 혹 무뇨, 외랭희열(차가운 것을 싫어하고 열을 좋아함), 지말랭(사지말단이 참), 요산통이 있다. 이러한 증상은 만성 신염 뇨독증, 신병 종합증 등과 일치한다.

병인은 대부분 수종이 오래되어 치료해도 낫지 않음으로 인해 점차 신양이 쇠갈하여 수(水)를 주하는 기능을 잃어버려 수종이 범람하여 복대하고 발이 부으며 외랭희열(차가운 것을 싫어하며 열을 좋아함)하고 요통과 사지가 차다. 치료는 온난신양, 화기행수가 마땅하며 처방은 진무탕합오령산가감을 이용한다. 습탁이 오래 머물러 습탁화열을 일으킨 자는 오심납차(오심은 위완부에 담탁·습사·식체 등의 원인으로 구역질이 나면서도 토하지 못하고 맑은 침이나 신물이 올라오는 증상. 납차는 음식물이 점점 줄어드는 것), 소뇨 변비증이 나타난다. 만약 기혈 어체, 요통, 설담협자(혈색이 엷으면서 자색을 띔)를 겸하고 있으면 치료는 청열해독, 량혈화어를 겸하여 베풀고 황련·반하·단피·적작·대황 등을 가한다.

6. 결어

오장 병변은 모두 수종을 발생할 수 있지만 병인은 각기 다르고, 임상 표현 역시 각각의 특징을 가진다. 이로 인해 필자는 『금궤』의 오장 수종 변증을 임상 실제에 접근시키고 변증을 더욱 정확하게 하며 논치의 정확성을 더욱 강조해야 할 뿐만 아니라 또 수종 치료의 사고 방향을 확장해야 한다고 인식했다. 그래서 오장 수종 변증을 포기하는 것은 마땅하지 않다.

---

5) 腎水者, 其腹大, 臍突腰痛, 不得溺, 陰下濕如牛鼻上汗, 其足厥冷, 面反瘦.

역자 김혜선 / 교정 이정금

원 저 : 산동중의잡지 1995년 12기(9511C533)
談『金匱』五臟水的臨床意義
주제어 : 금궤요략 / 오장 / 수종 / 변증논치

『상한론』의 마황의 응용에 대한 논술

天津市紅橋區中醫醫院 姚文珍

중경(仲景)은 마황(麻黃)을 잘 응용하는 대가로 마황 계열의 명방을 창립하여 후세 진찰의 지침이 되었다. 이제 『상한론』 중 마황이 운용되는 부분의 조문을 탐구 토론해 보기로 하겠다.

1. 『상한론』 중의 마황 운용 상황

『상한론』 중 마황을 배오한 처방을 사용한 것이 15방이고, 조문은 모두 23조로, 대부분 태양편(太陽篇)에 있는데, 모두 9방으로 마황탕(麻黃湯)·갈근탕(葛根湯)·갈근가반하탕(葛根加半夏湯)·대청룡탕(大青龍湯)·소청룡탕(小青龍湯)·계지마황각반탕(桂枝麻黃各半湯)·계이마일탕(桂二麻一湯)·계지이월비일탕(桂枝二越婢一湯)·마행감석탕(麻杏甘石湯)이다. 양명편(陽明篇) 중에 1방이 있는데, 마황연교적소두탕(麻黃連翹赤小豆湯)이다. 소음편(少陰篇) 중에 2방이 있는데, 마황세신부자탕(麻黃細辛附子湯)·마황부자감초탕(麻黃附子甘草湯)이다. 궐음편(厥陰篇) 중에 1방이 있는데, 마황승마탕(麻黃升麻湯)이다. 이러한 처방들은 대부분 상한 표증에 사용하고, 개별 방은 습열발황(濕熱發黃), 한열착잡(寒熱錯雜), 허실혼효(虛實混淆) 중에 쓴다.

2. 『상한론』 중 마황을 사용한 주요 특징

마황은 『상한론』에서 주로 표증에 쓰이나 다른 배오에 따라 마황의 용량이 같지 않고, 마황의 발한(發汗)·평천(平喘)·이수(利水)의 다른 작용을 나타내는데, 이 글에서는 아래와 같이 귀납할 수 있다.

(1) 치표증(治表證)

『상한론』 태양편 제 35, 51, 52, 37, 46, 55, 36, 23, 25, 31 등의 조문에서는 상한 표증의 다른 발병 시간과 병사 경중 정도의 다름을 분별 논술했고, 아울러 다른 방제를 열거했다. 마황탕, 계지마황각반탕, 계지이마황일탕, 갈근탕 네 방이다. 예컨대 제35조에서는 "태양병에 두통, 발열하고 몸이 우리하게 아프고 요통이 있으며 뼈마디가 저리고 아프고 오풍하고 땀이 없으면서 숨이 차는 것은 마황탕이 이를 주치한다"[1]라고 하였는데, 이는 바로 풍한외속(風寒外束)으로 인해 위양(衛陽)이 막히고, 영음(營陰)이 울체되어 태양경의 기가 불리하여 사가 폐에 침범한 소치이므로 마황탕의 신온함으로 발한시키고, 선폐평천(宣肺平喘)시킨다. 제23조에서도 "태양병에 걸린 6~7일만에 …… 안색이 반대로 붉게 되는 것은 풀리고자 하는 것이 아니다. 조금도 땀을 얻지 못하므로 몸이 가렵게 되니 계지마황각반탕이 적당하다"[2]라고 하였는데, 본 조는 태양병이 오래되어 낫지 않고, 또한 아직 다른 경의 표울경증(表鬱輕證)으로 전변하지도 않았는데, 땀이 조금도 나오지 않아서 양기(陽氣)가 표에 울체되어 발산되지 않으므로 마땅히 표를 풀어야 하나 땀을 낼 수 없으므로 계지가 풀 수 있는 바가 아니고, 사기가 또한 미약하여 마황이 발산시킬 바도 아니므로 2가지 방을 합하여 1방으로 해서 계지는 발한시키고, 마황은 발산시키면 마황 계지 합방을 사용해서 신온해표(辛溫解表)하는 간단한 방제를 완성하여 소발기한(小發其汗)하여 약이 병을 제거하되 정기를 상하지 않도록 한다. 제25조에서는 "계지탕을 복용하여 …… 만일 열형이 학질 같아서 일일에 재발하는 것은 땀을 내야 반드시 풀리니 계지이마황일탕이 적당하다"[3]라고 하였는데, 이 조에서 말하는 바는 태양병의 계지탕을 복용한 후 발열 오한이 진

1) 太陽病, 頭疼, 發熱, 身疼, 腰痛, 骨節疼痛, 惡風無汗而喘者, 麻黃湯主之.
2) 太陽病, 得之八九日, …… 面色反有熱色者, 未欲解也, 以其不能得小汗出, 身必痒宜桂枝麻黃各半湯.
3) 服桂枝湯, …… 若形似瘧, 一日再發者, 汗出必解, 宜桂枝二麻黃一湯.

발성을 나타내는데, 태양 사기가 울체되고 풀어지지 않아 비록 사기가 가볍더라도 풍한이 상박한 바에 속하므로 반드시 땀이 난 후에 풀리는데, 계지이마황일탕으로 치료해서 소발영위지한(小發營衛之汗)한다. 제31조에서는 "태양병에 목과 등이 뻣뻣하고 수수하며 땀이 없고 오풍하는 자는 갈근탕이 이를 주치한다"[4]라고 하였다. 본 조는 태양상한(太陽傷寒)에 경기불서(經氣不舒) 증을 겸한 것을 논했는데, 항배강수수(項背强几几)는 풍한이 외속하여 경기가 불서하고 진액이 태양 경맥에 퍼지지 못한 까닭에 이루어지는 것이므로 치료는 마황탕이 발한 해표하여 그것을 치료할 수 있는 바가 아니고, 계지탕에 마황과 갈근을 더하여 계지의 발한시키고 사기를 물리치는 힘과 갈근의 진액을 올리고 서경(舒經)하는 효용을 증강시켜 치료한다.

위의 4방은 표를 치료하는 정도가 같지 않지만 마황은 각 방제 중에서 모두 신온 발한 해표의 작용을 일으킨다. 한사의 경중이 같지 않아서 마황의 용량과 배오가 달라 준발기한(峻發其汗), 미발기한(微發其汗), 소발기한(小發其汗)의 다른 효과를 이룬다.

예를 들어 마황탕 중에 마황 3냥을 사용하고 계지 2냥을 배오한 것에는 발한산한(發汗散寒)의 작용을 더욱 강하게 하는 뜻이 있으며, 행인(杏仁)을 배오한 것은 마황의 평천하는 작용을 증강시켜 신온 준발기한에 도달하는 것이다.

마계각반탕은 마황 1냥, 계지 1냥 16주를 사용하는데 곧 마황탕, 계지탕 1:1 용량의 합방으로 신온한 가벼운 방제로 소발기한을 이루었다.

계지이마황일탕은 계지 1냥 17주, 마황 16주를 사용하여 2:1의 용량으로 하데 의도는 미발기한에 있다.

(2) 치표리동병(治表裏同病)

태양편 제32, 33, 38, 39, 27조에서는 표리동병에 쓰는 중제(重劑)와 경제(輕劑)를 달리 씀으로써 표리를 같이 풀어주는 법을 분별 논술했다.

---

4) 太陽病, 項背强几几, 無汗惡風, 葛根湯主之.

태양편 제38조에서는 "태양중풍에도 맥이 부긴하고 발열·오한하며 몸이 쑤시고 땀이 나지 아니하면서 번조한 자는 대청룡탕이 이를 주치한다"[5]라고 하였는데, 본 조가 논한 바는 태양병 표한리열증(表寒裏熱證)으로 표리가 모두 실한 증으로 마땅히 대청룡탕으로 치료하는데, 바깥은 표한을 풀고, 안으로는 리열을 내려 표리를 모두 해하는 중제가 된다. 방 중 마황 6냥을 사용하고 생강을 배오해서 그 발한력이 마황탕과 비교했을 때 더욱 준렬하며, 마황탕과 다른 것은 번조(煩燥) 한 가지 증 때문이니 표리가 모두 실한 증에는 석고(石膏)를 배오하여 신한(辛寒)한 성으로 리열을 제거하므로 한은 마황의 신열을 얻어 밖이 풀어지고, 열은 석고의 감한(甘寒)을 얻어 안이 깨끗해지며, 감초와 대조는 중을 조화시켜 땀의 근원을 도우니, 모두 표리 양쪽을 푸는 효력을 나타낸다.

제27조에서는 "태양병에 발열·오한하나 열이 많고 한이 적으면 계지이월비일탕이 적당하나, 맥이 미약하면 이것은 양이 없는 반응이므로 발한하지 못할 것이다"[6]라고 하였는데, 이는 태양병의 사기가 울체되고 리열의 경증을 겸한 것을 논한 바인데, 표한 리열하고 막혀서 발하지 못하는 것과 태양 상한에 리열 번조증을 겸한 것은 유사하나, 경중이 매우 다르므로 발한의 준제인 대청룡탕을 쓰지 않고 계지이월비일탕을 사용해서 미발기한하고 아울러 리열을 제거하니 표리를 모두 푸는 경제가 된다. 방제 중 계지와 마황은 각 18주, 석고는 24주로 양이 적고 방제가 가벼워 밖으로는 표사를 흩트리고 안으로는 울체된 열을 흩트리는 효과를 나타낸다.

제32조에서는 "태양이 양명과 합병한 자는 반드시 스스로 하리하니 갈근탕이 이를 주치한다"[7]라고 하였다.

제33조에서는 "태양과 양명이 합병하여 하리하지 않고 단지 구역하는 자는 갈근가반하탕이 이를 주치한다"[8]라고 하였다.

5) 太陽中風, 脈浮緊, 發熱, 惡寒, 身疼痛, 不汗出而煩燥者, 大青龍湯主之.
6) 太陽病, 發熱, 惡寒, 熱多寒小, 脈微弱者, 此無陽也, 不可發汗, 宜桂枝二越婢一湯.
7) 太陽與陽明合病者, 必自下利, 葛根湯主之.
8) 太陽與陽明合病, 不下利, 但嘔者, 葛根加半夏湯主之.

이 2조는 모두 태양양명 합병을 논술했는데, 한 가지는 태양 표증이 사기가 위장에 침범하여 자하리를 하는 양명병을 겸하고, 한 가지는 태양 표증이 사기가 양명을 압박하고 위기가 상역함으로써 구토에 이르게 된 것을 겸한 것으로 비록 외사가 리로 들어갔지만 아직 열로 화하지 않았으므로 치료는 마땅히 발한 해표시켜 표가 풀어지고 리는 절로 화하게 하는데, 갈근탕은 발한 해표와 지사(止瀉)를 겸하고, 갈근가반하탕은 발한 해표하고 구토를 멈춘다.

(3) 치천(治喘)

태양편 제40, 41, 63, 162 등 조문은 소청룡탕·마행감석탕 두 가지 처방이 태양병의 기침이 나는 병증에 사용되는 것을 열거했다.

제40조는 소청룡탕증을 논술했는데 상한의 표가 풀어지지 않고, 리에 수음(水飮)이 넘쳐서 수음이 안으로 스며 전하는 데에 일정하지 않은 바가 있어서 임상 표현에는 6종류의 증후가 있다. '咳嗽氣喘'은 수음이 폐위를 범하여 폐가 선강기능을 잃은 까닭이고, '干嘔'는 위기 상역으로 인한 까닭이고, '或渴'은 수음내정(水飮內停)으로 인해 진액이 화생 할 수 없는 까닭이고, '或利'는 수음이 대장으로 쏠린 까닭이고, '或小便不利小腹滿'은 수(水)의 상원(上源)이 조화롭지 않아 방광의 기화 기능을 상실하여 수가 축적되고 운행하지 않는 까닭이고, '或熱'은 수음 내정이 기기(氣機)를 막아 위로 폐위(肺胃)의 통로가 막힌 까닭이다. 중경은 소청룡탕을 만들어 신온 해표와 수음 제거를 겸했는데, 방제 중 마황으로 발한평천리수(發汗平喘利水)하고, 계지를 배오하여 통양선산(通陽宣散) 기능을 증강시키고, 작약은 계지와 함께 영위를 조화하며 건강과 세신은 산한화음(散寒化飮)하고, 오미자는 렴폐지해(斂肺止咳)하고, 반하는 강역화담(降逆化痰)하며, 자감초는 화중(和中)과 제약의 조합을 겸하여 전체 방이 해표와 척음(滌飮) 두 가지를 해결하는 효과를 나타낸다.

제63조, 162조는 마행감석탕증을 논술했는데, 표사가 이미 풀리고 열이 폐를 압박해서 폐가 청숙(淸肅)기능을 잃어 기침이 나므로 치료는

폐열을 제거하는 데 있고 발한 해표에 있지 않다. 방제 중 마황은 4냥, 석고는 반 근인데 마황과 석고를 배합하여 폐 중의 울체된 열을 내리고 기침을 진정시키며, 석고의 용량이 마황보다 1배 많음으로써 마황의 신온한 성을 감별해서 신량 청열한 기능으로 바뀌게 한다. 행인은 강기선폐(降氣宣肺)하여 마황의 평천 기능을 돕는다. 감초는 화중하고 완급하며 모든 약을 조합한다.

중경이 만든 2가지 방은 모두 기침을 치료하지만 그 병기(病機)가 다르고, 임상 표현이 다른데 앞의 방은 상한에 표가 풀리지 않고 안에 수음이 있어 기침이 나므로 음사(飮邪)를 중요하게 여긴다. 뒤의 방은 곧 표사가 이미 풀리고 열이 폐를 압박해서 기침이 나므로 열사를 위주로 하기 때문에 앞의 방은 표를 풀고 수음을 씻어 내는 것을 법으로 삼고, 뒤의 방은 폐열을 내리는 것을 법으로 삼는다. 2방은 모두 마황을 사용하는데, 앞의 방은 마황을 발한 평천 이수의 작용으로 계지와 서로 배합하고, 뒤의 방은 마황을 평천의 작용으로 석고와 배합해서 그 신온하고 발한하는 성을 제어하며, 또 행인과 배합하여 평천의 기능을 증가했으니 이는 중경 용약의 오묘함이다. 총괄하면 마황이 수종기천(水腫氣喘)을 치료하는 것은 그 표를 해(解)할 뿐만 아니라 내재된 폐색을 뚫는 데에 있다.

(4) 치황달(治黃疸)

양명편 제262조에 "상한병에 어열이 리에 있으면 몸에 반드시 황달이 발한다. 마황연교적소두탕이 이를 주치한다"[9]라고 하였는데, 본 조는 상한에 표가 풀리지 않고, 습열이 또한 이에 울체되어 막혀 있어 발황이 표에까지 미쳐 양황(陽黃)을 겸한 것을 논술했는데, 치료는 한편으로는 단순히 표를 풀 수 없고, 또 한편으로는 단지 리의 습열을 제거할 수만은 없으며 표리를 아울러 고려해야 한다. 중경은 마황연교적소두탕을 만들어 표를 풀고 사를 흩으며, 또한 습열황달을 청리시켰다. 방제 중에서 마황은 표를 열어 황달을 바깥으로 내보내고, 또 행인

9) 傷寒, 瘀熱在裏, 身必黃, 麻黃連軺赤小豆湯主之.

과 생강을 배오해서 울체된 열을 흩트리며, 연교와 재피(桑白皮)는 열을 사하고, 적소두는 습을 리하여 습열이 울증된 사를 표로 흩트린다.

(5) 치양감증(治兩感證)

소음편 제301조에 "소음병을 처음 얻었는데 도리어 발열하고 맥이 침한 자는 마황부자세신탕이 이를 주치한다"10)라 하였고, 제302조에는 "소음병을 얻은 2~3일에 마황부자감초탕으로 약간 땀을 낸다. 2~3일에 리증이 없기 때문에 조금 발열하는 것이다"11)라고 하였다.

위에서 서술한 2조는 모두 소음병에 리가 허한하고 표증을 겸한 증치를 논술했는데, 소음병은 리가 허한한 증이고, 침맥이 나타나며, 발열이 없으나 조문 중에 "처음 얻었는데 도리어 발열〔始得之反發熱〕"한다는 것으로, 이것은 바로 태양 표증의 형상이므로 소음·태양의 합병이고, 또한 소음·태양은 서로 표리이므로 '양감증(兩感證)'이 된다. "소음병을 얻은 2~3일에 리증이 없기 때문에〔少陰病, 得之二三日, 無裏證〕" 이것은 리허 한증이 비교적 완만한 것을 나타내며, 위와 같이 치료하는 것은 마황·부자를 주약으로 삼아 온경 해표하는 바인데, 마황은 표를 풀고, 부자는 신양을 덥히며 한 방은 세신을 좌(佐)로 하여 부자의 온경 작용을 돕고, 마황의 해표를 도우며 양을 덥히는 가운데 해표를 촉진하고 해표하는 가운데 양기를 상하지 않는다. 한 방은 감초를 배오하는데, 마황은 중초를 완만하게 하는 데에 현묘함이 있어 안으로는 양을 상하지 않고 사기가 밖에서 풀어져 온경하고 미한하는 공효를 이루므로 마황세신부자탕은 소음증에 표증을 겸한 데 적당하고, 마황부자감초탕은 소음증에 가벼운 표증을 겸한 데 적당하여 서로 다른 치료가 되니, 이것은 바로 중경이 진찰하고 약을 쓰는 정수이다.

(6) 치한열착잡증(治寒熱錯雜證)

궐음편 제351조에 "상한 6~7일에 크게 하시킨 뒤에 촌맥이 침하면서 지하고 수족이 궐역하며 하부의 맥이 지하지 아니하고 인후가 불리

---

10) 少陰病, 始得之, 反發熱, 脈沈者, 麻黃細辛附子湯主之.
11) 少陰病, 得之二三日, 麻黃附子甘草湯微發汗, 以二三日無證, 故微發汗也.

하며 농혈을 뱉고 설리하중하는 자는 난치가 된다. 마황승마탕이 이를 주치한다"[12]라고 하였는데, 본 조는 상열하한(上熱下寒), 정허양울(正虛陽鬱)의 증치를 논술했다. 상한병을 크게 하한 후 음상양함(陰傷陽陷)에 이르면 양이 함몰하고 울체되어 펴지지 않으므로 촌맥이 침지하고, 수족이 궐랭하며, 하부에 맥이 이르지 않고 하리가 그치지 않는다. 음이 상하면 열이 안을 압박하여 인후 불리, 타농혈 증상을 보이는데, 이는 음양이 모두 손상되어 폐열비한(肺熱脾寒)에 이르러 허실과 한열이 착잡하여 혼효하므로 난치에 속한다. 중경은 마황승마탕을 만들어 울체된 양을 발산시키며, 위를 맑게 하고 아래를 따뜻하게 하는데, 방제 중에 마황과 승마를 많이 사용해서 마황·승마가 군(君)이 되어 울체된 양을 발산시키는데, 승거하여 그것을 흩트리고, 당귀는 신(臣)으로 양혈(養血)해서 땀의 근원을 돕고, 발월(發越)의 폐단을 막으나 이 세 가지 약이 방제 중에 우두머리 약으로 용량이 특별히 많은 까닭이며, 황금·석고·위유·천동·지모·작약·감초를 좌로 해서 청폐자음(淸肺滋陰)하고, 백출·건강·계지·복령을 좌약으로 하여 온양건비(溫陽健脾)시킨다. 방 뒤에 이르기를 "땀이 나오면 낫는다"[13]라고 하였는데, 정부생(程扶生)이 말하기를 "……열사가 경을 전할 때 밖으로부터 안으로 들어가므로 당연히 안으로부터 밖으로 나온다. 그러므로 땀이 나면 낫는다"[14]라고 하였다. 그러므로 방제 중 마황과 승마가 군약이 된 것은 숨겨진 의도가 있는 것이다.

3. 마황의 용법

마황의 『상한론』 여러 방 중에서의 용법은 모두 마디를 제거하고 먼저 달여서 위의 포말을 버리고 온복하는 것이다. 『의학충중삼서록(醫學衷中參西錄)』에 따르면 "고방 중에 마황을 쓸 때는 대개 먼저 마황

12) 傷寒六七日, 大下後, 寸脈沈而遲, 手足厥逆, 下部脈不至, 喉咽不利, 唾膿血, 泄利不止者, 爲難治, 麻黃升馬湯主之.
13) 汗出愈.
14) …… 傳經熱邪, 從外入之于內者, 仍當從內出之于外也, 故曰汗出愈.

을 끓여서 위에 뜨는 거품을 불어 제거하고 난 뒤에 다른 약을 넣는다. 대개 그 위에 뜨는 거품의 성질이 극렬하므로 그것을 제거하여 성질을 화평하게 한다"15)라고 하고, 또 이르기를 "마황의 마디는 발한력이 매우 약하다. 마디를 제거하면 발한력이 비교적 강해진다"16)라고 하였다.

도홍경이 이르기를 "마황은 마디를 없애고 쓴다. 마디는 땀을 그치게 하기 때문이다. 먼저 한두 번 끓여 위에 뜬 거품을 제거한다. 거품은 사람을 번하게 한다"17)라고 하였다.

『본초정의(本草正義)』에서는 이르기를 "마황으로 발한하려면 반드시 따뜻하게 복용하고 (담요 등으로) 덮게 한다. 그러면 땀이 날 것이다. 덮게 하지 않으면 발한이 안 된다"18)라고 하였다.

이상의 각가의 학설을 종합하면 마황은 사용할 때 반드시 마디를 버리고, 끓는 불에 먼저 달여 거품을 제거하고 온복하는 것이 옳다.

역자 서윤지 / 교정 이정금

원 저 : 천진중의 1995년 2기(95432038)
論述麻黄在『傷寒論』中的應用

15) 古方中用麻黃, 皆先將麻黃煮沸, 吹去浮沫, 然後納它藥, 盖以其所浮之沫發性過烈, 去之所以使其性歸和平也.

16) 麻黃帶節發汗之力稍弱, 去節則發汗之力較强.

17) 麻黃用之折除節, 節, 止汗故也. 先煮一二沸, 去上沫, 沫令人煩.

18) 麻黃發汗, 必熱服溫覆, 乃使得汗, 不加溫覆, 幷不作汗.

제 V 편

본초학

귀경, 인경, 약인

浙江中醫雜志 朱肇和

귀경(歸經)은 중약학(中藥學)의 기본 이론의 하나로서, 임상 용약(用藥)의 중요한 근거이다. 약물의 귀경은 일반적으로 십이경(十二經)을 사용하여 나타내는데, 하나의 약이 한 경으로 귀경하는 것과 몇 가지 경으로 귀경하는 것이 있다. 하나의 약이 한 경으로 귀경하는 예로는 전호(前胡)·백전(白前)이 폐경(肺經)으로 귀경하는 것을 들 수 있다. 하나의 약이 몇 가지 경으로 귀경하는 예로는 계지(桂枝)가 폐·심(心)·방광경(膀胱經)으로 귀경하고, 황련(黃連)이 심·간(肝)·위(胃)·대장경(大腸經)으로 귀경하는 것을 들 수 있다. 부자(附子)·위령선(威靈仙)은 신열(辛熱)한 기미(氣味)로 잘 뚫고 돌아다니므로 본초에서는 십이경으로 귀경한다고 말하고 있다. 귀경이 많을수록 그 작용 범위도 넓어지지만, 당연히 주차(主次)의 구분이 있다.

인경약(引經藥)은 특수한 작용을 갖고 있는 약물이다. 이러한 약물은 어떤 경에 들어가서 작용을 발휘할 수 있을 뿐만 아니라 기타의 약물을 인도(引導)하여 어떤 경으로 도달하여 효용(效用)을 발휘하게 할 수도 있다. 안내하는 역할과 같아서 고인(古人)은 '인경보사(引經報使)'라고 일컬었다. 십이경 각각에 특정한 인경 약물이 있는데, 장결고(張潔古)는 "태양 소장경 및 방광경에서 위로 약물들을 끌어 올리려면 강활을 사용하고, 아래로 내릴 때는 황백을 사용한다. 양명 위경 및 대장경에 병이 들었을 때, 약물들을 위로 끌고 올라가는 데는 마황·백지를 사용하고, 아래로 끌어내릴 때는 석고를 사용한다. 태음 폐경 및 비경에 병이 들었을 때는 백작약을 사용한다. 소양 담경 및 삼초경에 병이 들었을 때, 약물들을 위로 끌고 가려면 시호를 사용하고, 아래로 내리려면 청피를 사용한다. 소음 심경 및 신경에 병이 들면 지모를 사용한다. 궐음 간경 및 심포락경에 병이 들었을 때, 약물들을 위로 끌고 올라가려면 청피를 사용하고, 아래로 내리려면 시호를 사용한다"[1]라고 하였다. 이 외에 일부 인경약이 있는데, 그것들은 기타의 약물을 인도하여 어떤 경으로 귀입(歸入)하는 것이 아니고, 약을 이끌어 어떤 부위(部位)로 귀입하는 것인데, 예를 들어 길경(桔梗)은 배와 노가 되어 약을 싣고 상행(上行) 할 수 있으며, 우슬(牛膝)은 약을 이끌어 하행(下行)하여 하부(下部) 질병을 치료하는 데 많이 쓰인다. 이러한 인경약을 숙지하면, 어떤 경 혹은 어떤 국부의 병증(病證)을 치료하는 것에 대해 비교적 강한 효과가 있어 치료 효과를 높일 수 있다.

약인(藥引)은 또한 '인자(引子)'라고도 일컬어지는데, 방제(方劑) 중에서 사약(使藥)의 작용을 발휘한다. 인경의 작용 외에 약인은 또한 주약(主藥)을 도와서 약력(藥力)을 증강시키고, 약성(藥性)을 조정하며, 어떤 약물의 독성과 강렬한 성질을 감완(減緩)시켜 준다. 예를 들어, 천궁다조산(川芎茶調散)은 청다(淸茶)를 인용하여 조복(調服)하는데, 다(茶)의 고한(苦寒)한 청상(淸上) 강하(降下)한 성질을 취하여 약물을 병소(病所)에 곧바로 도달케 하여 치료 효과를 발휘하게 하고, 또한 처방 중의 형개(荊芥)·방풍(防風)·천궁(川芎)·백지(白芷)·세신(細辛) 등의 온조(溫燥)한 성질은 승산(升散)하게 할 수 있다. 실소산(失笑散)은 황주(黃酒)[2] 혹은 초(醋)로 충복(沖服)[3]하는데, 황주는 활혈통맥(活血通脈)하여 활혈지통(活血止痛)의 힘을 증강시켜 줄 수 있고, 초는 약을

---

1) 太陽小腸膀胱經, 在上則用羌活, 在下則用黃柏. 陽明胃與大腸經病, 在上則用麻黃, 白芷, 在下則用石膏. 太陰肺與脾經病, 用白芍藥. 少陽膽與三焦經病, 在上則用柴胡, 在下則用靑皮. 少陰心, 腎經病, 用知母. 厥陰肝與心包絡經病, 在上用靑皮, 在下則用柴胡.

2) 黃酒 : ① 차조, 차수수, 쌀 등으로 만든 빛이 누렇고 순도가 낮은 술. ② 약을 마실 때 사용하는 약주의 일종.(『현대중한사전』 고려대학교 민족문화연구소, 1993년, p.475)

3) 沖服 : 물이나 술 따위를 타서 복용하다.(『현대중한사전』 고려대학교 민족문화연구소, 1993년, p.158)

이끌어 간에 들어가서 간경의 어혈(瘀血)로 야기된 동통에 대해 더욱 적당하다. 또 예를 들어 십조탕(十棗湯) 중의 대조(大棗)는 약인이 되는데, 곧 익기호위(益氣護胃)를 취하며, 준열한 약의 독을 완화하고, (복)약 후의 반응을 감소시켜 주며, 아래로 정기(正氣)를 손상시키지 않는다.

총괄하면, 귀경은 약물을 보내어 쓰이도록 전담하는 것이고, 인경약은 처방의 효용이 발휘되도록 향도(向導)하는 것이고, 약인은 처방 중에서 화룡점정(畵龍點睛)의 작용을 일으키는 것인데, 세 가지의 배합이 마땅하다면 약물의 작용을 충분히 발휘 할 수 있고 임상의 치료 효과를 높일 수 있다.

역자 문기영 / 교정 박현식

원 저 : 절강중의잡지 1988년 10기(8822A472)
歸經·引經·藥引
주제어 : 귀경 / 인경 / 약인

중약 귀경학설의 발전과 현대관

黑龍江商學院中莉系 張翠·裴淑華

1. 중약 귀경학설의 발전

중약 귀경이론은 중약 약성 이론의 중요한 부분이다. 『소문(素問)·지진요대론(至眞要大論)』에서는 "오미(五味)가 위(胃)로 들어가면 각각 좋아하는 곳으로 돌아가는데, 산미(酸味)는 간(肝)으로 먼저 들어가고, 고미(苦味)는 심(心)으로 먼저 들어가고, 감미(甘味)는 비(脾)로 먼저 들어가고, 신미(辛味)는 폐(肺)로 먼저 들어가고, 함미(鹹味)는 신(腎)으로 먼저 들어간다"[1]라고 했고, 『신농본초경(神農本草經)』 중에서도 귀경에 관한 비슷한 서술이 있는데, 예를 들면 대황(大黃)은 "장위(腸胃)를 씻어낸다"[2], 사삼(沙蔘)은 "폐기(肺氣)를 돕는다"[3], 적령(赤苓)은 "심기(心氣)를 돕는다"[4] 등 귀경이론의 전조를 볼 수 있다. 동한(東漢) 장중경(張中景)의 『상한론(傷寒論)』의 「육경분경용약(六經分經用藥)」에 이르러서야 귀경이론의 기초가 형성되었다. 당송(唐宋) 시기에 맹선(孟詵)의 『식료본초(食療本草)』의 "녹두는 12경맥으로 가는 데 제일 좋다"[5]란 말에서는 귀경에까지는 이르렀으나 모두 정식 약성 이론을 만들어낸 것은 아니다. 그러나 귀경이론을 정식으로 제출하고 귀경을 중약이론의 구성요소로 파악한 것은 금원(金元) 시기 역수파(易水派)의

1) 五味入胃, 各歸所喜, 故酸先入肝, 苦先入心, 甘先入脾, 辛先入肺, 鹹先入腎.
2) 蕩滌腸胃.
3) 神中益肺氣.
4) 益心氣, 神中.
5) 綠豆行十二經脈, 此爲最良.

창시자 장결고(張潔古)인데 장결고의 저서 『진주낭(珍珠囊)』의 113종의 약 중에서 30종의 약은 귀경 혹은 귀경과 유사한 약성을 이야기하였다. 그의 제자 이동원(李東垣)·왕호고(王好古)는 그의 학술사상을 계승하여 『용약법상(用藥法象)』과 『탕액본초(湯液本草)』 2권을 차례로 썼는데 매 약물마다 모두 기미후박(氣味厚薄)·승강부침(升降浮沈)과 귀경의 각도에서 논술을 가하였는데, 이를테면 천궁(川芎)은 "위로는 머리와 눈으로 가고, 아래로는 자궁으로 간다"[6], 침향(沈香)은 "위로는 천(天)에 이르고, 아래로는 천(泉)에 이른다"[7]라고 하였다. 명청(明淸) 시대에 이르러 의가의 약물전문서 중에는 귀경을 고정된 내용으로 여겨 전문항이 들어 있다. 『송애의경(松崖醫經)』 『무중약성(務中藥性)』은 계통적으로 12경의 귀경을 총결하였다. 『본초분경(本草分經)』 『득배본초(得配本草)』는 기경팔맥(奇經八脈)에 입(入)하는 약물을 열거하고 수정하였다. 온병학파(溫病學派)가 등장하면서 또 위기영혈(衛氣營血)과 삼초(三焦) 귀경의 신개념이 생겨났다.

19세기 후기의 유명한 의가 당용천(唐容川)은 『본초문답(本草問答)』을 저술하였는데, 오미의 귀경 성능의 발휘에 대하여 아주 많은 견해를 제시하였다. "순수한 감미(甘味)는 비경(脾經)에 들어가는데, 예를 들면 감초·황기·복령·황정 등이다. 만약 고미(苦味)(예를 들면, 백출·창출)를 겸하거나, 산미(酸味)(예를 들면, 荔枝)를 겸하거나, 함미(鹹味)(예를 들면, 豬肉)를 겸하거나, 신미(辛未)(예를 들면, 甘松)를 겸하면 4장(四臟)으로 겸하여 들어간다. ……"[8]라고 하여 약성의 총의에 대하여 새로운 심도와 각도에서 정리를 하였다.

2. 귀경학설의 현대관

'귀(歸)'는 귀속을, '경(經)'은 경락과 그 소속 장부를 가리킨다. 귀경은 바로 약물의 선택적 작용을 가리키며 일정한 장부와 경락에 귀속된

---

6) 上行頭目, 下行血海.
7) 上而至天, 下而至泉.
8) 得甘之正味者, 正入脾經, 如甘草, 黃芪, 茯苓, 黃精. 若兼苦(如二朮), 酸(如荔枝), 鹹(如猪肉), 辛(如甘松), 則兼入四臟. ……

다. 어떤 사람은 귀경은 치우치는 경향 혹은 귀속의 두 가지 뜻을 포함하고 있다고 여겼고, 또 다른 사람은 귀경이 약물의 작용 부위가 어떤 한 장부나 경락이라는 것을 표시하는 데 사용되어 왔다고 여기고, 부위가 비교적 넓은 것은 몇 개의 경이나 12경에 이를 수도 있다고 한다.

(1) 귀경과 작용부위의 관계

어떤 사람은 장차 『중약약리학(中药藥理學)』 중의 약물이 12경 중의 분포상황에 의해 하나로 정리될 것이라고 한다. 책 중의 약을 기재해 보면 247종 모두 18류로 나누어지고 귀경을 검사할 수 있는 205종의 약물은 신경 계통, 심혈관 계통, 소화 계통, 호흡 계통, 혈액 조혈 계통과 이뇨약, 항기생충약 등에 작용하므로 각 계통의 약물 귀경의 12경 분포 상황을 살필 수 있다. 결과를 보면 신경계통에 있는 약이 12경 중에 균등하게 분포되어 있고, 심혈관 계통약, 혈액 조혈 계통과 항아메바약은 주로 간경(肝經)에 귀한다. 소화 계통에 작용하는 약은 주로 위경(胃經)에 귀하고, 호흡 계통에 작용하는 약은 주로 폐경에 귀한다. 구충·항아메바원충·항트리코모나드충약은 주로 대장경(大腸經)에 귀한다. 이를 통해 귀경과 약물의 인체 중 작용 부위는 밀접한 상관이 있는 것임을 알 수 있다.

(2) 귀경과 유효 성분의 관계

어떤 사람은 23종의 중약에 대해서 유효 성분의 체내에서의 분포를 비교하여 진달래 꽃잎(杜鵑素)·어성초소(魚腥草素) 등 14종의 약을 분석하였는데 귀경하는 장부와 유효 성분 분포가 가장 많은 장부가 기본적으로 일치하는 것이 61%를 차지한다. 아담자(鴉膽子, 油酸) 방기(防己, 漢防己甲素) 등 6개 약 중 양자가 대체로 서로 맞는 것이 26%이고, 상술한 두 상황이 87%를 차지한다. 상산을감(常山乙鹻)·한채소(蔊菜素) 등 3종 약의 귀경 소속과 유효 성분 분포가 가장 많은 장부는 직접적 관계가 없는데, 이는 전체의 13%를 차지한다.

막(莫)씨는 H^3-용뇌향을 사용하니 장점막 흡수가 신속하고 약을 주고 5분이 지나자 뇌혈관 장벽에 이르고 또 중추 신경 중에 축적 시간이 기타 뇌외의 조직보다 길고 축적량도 상대적으로 많아짐을 보여주면서, 용뇌향의 "모든 규(竅 : 구멍)를 통하게 한다"[9]는 개규 기전의 근거를 제공하고 있다. 서(徐)씨는 H^3-사향동(麝香酮)을 사용하여 일찍 임신한 작은 쥐를 가려서 정맥 주사하고 약을 구복시켜 발현시키면 임신한 작은 쥐의 자궁과 난소 중의 분포량이 임신하지 않은 작은 쥐보다 상대적으로 증가하여 임신자궁에 대한 일정한 전일성이 있다고 설명하였다. 어떤 사람은 중초약(中草藥)의 유효 성분의 양, 구성, 분포, 약리 특성의 4개 방면과 귀경의 관계를 분석 연구하여 중약 귀경이 과학적 근거가 있는 것이라고 여겼다.

(3) 중약과 중약 약리의 관계

고(高)씨는 바로 당귀(當歸)의 혈액 순환 계통, 자궁 평활근과 인체 면역 기능 및 항염증 작용에 대한 귀경 효능과 현대 의학의 관계를 실험 토의하여 당귀를 입심간비경(入心肝脾經)한다고 하였다. 동시에 홍화(紅花)의 혈액 순환 계통과 자궁 평활근의 작용에 대해 신경 계통의 작용에 대한 실험 연구를 하여 심간 2경에 입하는 것과 밀접한 관계가 있다고 여겼다.

중약의 현대 약리 연구는 많은 중약의 작용 기전을 밝히고 중약 귀경이론이 중약의 작용과 임상 효과에서 내원(來源)하고 있고, 또 중약의 약리 작용과 임상 효과 및 작용 대다수가 서로 맞아 들어간다는 것을 밝히는 것이다. 그러면 중약 약리 작용의 입장으로부터 중약 귀경을 토론하게 되고 아울러 장차 귀경 연구의 한 방법을 만들어 가는 데 현실적 의의가 있게 된다.

수용체학설에서는 중약이 치료 작용을 일으키는 까닭은 약물의 어떤 성분이 세포막상의 수용체와 어떤 화학 변화를 일으켜 치료 작용을 일으킨다고 여겼다. 예를 들어 빈랑(檳榔)은 심장박동을 느리게 변화시키고 위장 유동을 빠르게 하는 것이다. 『본초경해(本草經解)』는 일찍이 빈랑이 입심위경(入心胃經)한다고 명확하게 기재하였다. 수용체이론에

9) 通諸竅.

따라 설명하면 빈랑이 어떤 물질을 함유하고 있어 심장의 수용체가 받아들이면 곧 억제 작용이 발생하게 되고 장의 수용체가 받아들이면 곧 흥분 작용이 발생하게 된다는 것이다. 이에 의해 둘의 관계가 상당히 밀접함을 알 수 있고, 이 때문에 우리들은 마땅히 귀경 기전 연구를 더욱 열심히 하고 귀경학설의 내용을 따르고 이용하여 더욱 완전하게 할 수 있다.

중약의 귀경학설은 임상 실천에서 유래하고 다시 역(逆)으로 임상 실천을 지도해 왔다. 허다한 중초약의 작용 기전은 귀경 이론을 통해서 해석할 수 있다. 그러나 작용 중 귀경을 사용하여 표시하기 어려운 것이 몇 가지 있는데, 예를 들어 항종류(抗腫瘤)·면역(免疫) 등이다. 또 역사적 조건의 제한으로는 귀경 이론이 국한되고 부족한 부분이 있어 한가지 약이 책의 종류에 따라 기재된 바가 다르므로 귀경의 혼란 현상이 나타나는 것이다. 이 때문에 중약 귀경 문헌의 정리에 더욱 힘써야 하고 통일된 표준과 방법을 사용하고 귀경의 범위를 정하여 비교적 완성된 귀경 이론 체계를 확립하여야 한다. 동시에 인체는 하나의 유기적 정체이므로 귀경 이론을 연구 토론할 때는 장부경락학설(臟腑經絡學說)을 기초로 하여, 아울러 사기(四氣)·오미·승강부침을 결합하고 현대 과학의 동위원소주사법, 수용체학설 등의 방법을 사용하고 미량원소, 생물 효능, 분자 생물학 등의 방면의 연구도 더욱 힘써 귀경 이론 연구의 새로운 경로를 찾아야 할 것이다.

역자 구진숙 / 교정 박현식

원 저 : 중의약학보 1990년 3기(90383008)
中藥歸經學說的發展與現代觀
주제어 : 중약귀경학설의 발전과 현대관

제 VI 편

경혈학
침구학

양릉천, 곡지혈의 취혈 방법에 대한 초보적 탐구

天津中醫學院鍼灸系 徐立·王衛

양릉천과 곡지혈은 임상에서 항상 쓰이는 수혈(腧穴)이다. 필자는 그 취혈 방법에 대해 어떤 다른 방법이 있어 여러분들과 함께 초보적인 탐구를 해 보기를 바란다.

1. 양릉천

양릉천은 족소양담경(足少陽膽經)의 합혈(合穴)이고, 근(筋)의 회혈(會穴) 및 담(膽)의 하합혈(下合穴)이다. 『수혈학(腧穴學)』에서는 "비골소두(腓骨小頭)의 앞쪽, 아랫부위의 함곡 중에서 취한다"[1]고 하였다.

양릉천혈은 『영추경(靈樞經)』에서 나왔고, 그 위치는 「본수(本輸)」와 「사기장부병형(邪氣臟腑病形)」편 중에 분별되어 묘술(描述)되어 있다. 『영추·본수』에서 "양릉천혈은 무릎 바깥쪽의 오목한 부위에 있고, 합혈(合穴)이고 다리가 뻗은 상태에서 취혈해야 한다"[2]라고 하였다. 『갑을경(甲乙經)』에서는 「본수」편의 기초 위에 진일보하여 명확하게 "무릎 아래로 1치(寸), 정강이 바깥쪽의 오목한 곳"[3]이라고 지적하였다. 『침구자생경(針灸資生經)』, 『동인수혈침구도경(銅人腧穴針灸圖經)』 중에도 (이와) 같다. '행(胻)'이란 무엇인가? 『설문해자(說文解字)·단주(段注)』에서

1) 腓骨小頭前下方凹陷中取之.
2) 陽之陵泉, 在膝外陷者中, 爲合, 伸而得之.
3) 在膝下一寸, 胻外廉陷者中.

"행(胻)은 경(脛)의 끝 부분이다. 끝 부분은 머리부분으로 정강이 근처의 무릎을 행(胻)이라고 한다. 고(股)의 바깥부분을 비(髀)라고 말하듯이 경(脛)은 행(胻)을 포함하지만, 행(胻)은 경(脛)을 다 포함하지 못한다"[4]라고 하였다. 『중화대자전(中華大字典)』에서는 "자전에서 종종 경(脛)은 행(胻)을 의미하고, 행(胻)은 경(脛)을 의미하므로 이들은 혼용하여도 별 차이가 없으며, 오늘날에는 비(腓)라고 잘못 부르기도 한다"[5]라고 하였다. 『침구학사전(針灸學辭典)』에서는 또한 "행(胻)은 뼈대의 이름이며, 행(骱)이라고도 쓴다. 즉, 경골(脛骨)이다. …… 훗날 사람들은 경골(脛骨)을 비골(腓骨)의 총칭으로 사용하고 있는데, …… 앞의 일설(一說)에 의한 것이다"[6]라고 하였다. 행(胻)은 경골(脛骨)을 가리키는 것이지 비골(腓骨)이나 경골, 비골의 총칭이 아님을 알 수 있다. 이로 인해 양릉천혈은 마땅히 "양릉천혈은 무릎 바깥쪽의 오목한 부위에 있고, 다리를 뻗은 상태에서 취혈해야 한다."[7] 여기서 비골 소두(小頭)는 취혈의 표지가 아니다.

『영추·사기장부병형』에서 양릉천혈의 취혈 방법을 묘술할 때 "양릉천혈은 무릎을 세우고 앉은 상태에서 무릎을 가지런히 한 후 위중혈의 바깥쪽에서 취혈한다"[8]라고 하였다. 이른바 "무릎을 세우고 앉은 상태에서 무릎을 가지런히 한 후"[9]는 취혈할 때의 자세를 가리키고, 그것의 뜻은 "양릉천혈은 신체를 반듯하게 하여 앉아 무릎을 가지런히 하고, 위양(委陽)의 외측에서 찾으면 된다"[10]이다. 이 자세에 근거하여, 위양(委陽)의 외측이 비골의 소두가 되고, 이 둘은 서로 평행하다. 『천금방(千金方)』에서 "무릎 아래 외측이며, 첨골(尖骨) 앞 오목한 곳이다"[11]라고 하였는데, 확실히 이 '첨골(尖骨)'은 비골의 소두를 가리키

---

4) 胻, 脛端也, 端猶頭也, 脛近膝者曰胻, 如股之外曰髀也, 言脛則統胻, 言胻不統脛.
5) 字書往往以脛訓胻, 以胻訓脛, 因此混同無別, 今俗誤以腓名之.
6) 胻, 骨骼名, 又寫作骱, 卽脛骨. …… 後人有作脛骨, 腓骨的總稱, …… 應以前一說爲是.
7) 膝下一寸, 脛骨外廉陷者中, 伸而取之.
8) 陽陵泉者, 正竪膝予之齊, 下至委陽之部之陽取之.
9) 正竪膝予之齊.
10) 陽陵泉要正身蹲坐使兩膝齊平, 在委陽的外側尋取.
11) 在膝下外, 尖骨前陷者中是.

고, 글 중에서 비록 자세를 언급하지는 않았지만 후세(後世)의 여러 책에서 "첨골(尖骨) 앞에서 취혈시에는 모두 무릎을 세워 앉히고 취하라고 말하고 있다"라고 언급하였다. 『경혈회해(經穴匯解)』에서 "『유경(類經)』, 『입문(入門)』, 『취영(聚英)』, 『의통(醫統)』, 오문병(吳文炳), 『금감(金鑒)』, 『대성(大成)』에서 자세를 바르게 무릎을 세워 앉히고 취혈하라고 한 것은 「장부병형(臟腑病形)」 편에서 '양릉천혈은 무릎 바깥쪽의 오목한 부위에 있고, 무릎을 세우고 앉은 상태에서 무릎을 가지런히 한 후 취혈해야 한다'에 기원을 두고 있다"[12]라고 하였다. 그러므로 이 말을 살펴보면 양릉천혈은 "비골소두(腓骨小頭) 앞의 오목한 곳으로, 무릎을 세워 앉혀서 취혈한다"[13]는 것이고, "비골소두(腓骨小頭) 앞쪽 아래 부분의 오목한 곳에서 취혈한다"[14]는 아니다.

이상으로부터 『영추경』 후의 역대 의서 중 양릉천혈의 취혈 방법에 대해 묘술한 것은 「본수」편과 「사기장부병형」편 두 종류 외에는 없다. 그러므로 『유경도익(類經圖翼)』, 『의종금감(醫宗金鑒)』 중에서 "무릎 아래 1치(寸), 바깥쪽의 오목한 곳으로 첨골(尖骨) 앞의 근골 사이에 있으며, 무릎을 세워 앉혀 취혈한다"라고 말 한 것과, 『침구봉원(針灸逢源)』에서 "슬하 1촌, 행골외렴 첨골 전함 중에 있으며 발을 삔 것 같은 자세로 취혈한다"[15]라고 한 것은 모두 두 종류의 취혈 방법을 동일하게 기입(記入)한 것이다.

이상의 양릉천 취혈 방법에 대한 기술이 문자상 비록 같지는 않지만, 실제로는 동일한 혈위(穴位)의 두 종류의 다른 자세의 취혈 방법이다. 실제적인 혈은 하지를 곧게 폈을 때 슬하 일촌 경골 외렴의 한 점으로, 바로 몸을 쪼그리고 앉았을 때 비골소두 전연(前緣)에 있다. 그러므로 필자는 양릉천혈의 취혈 방법은 마땅히 "무릎 아래 1치(寸), 경골(脛骨) 외측, 경비관절(脛腓關節) 오목한 곳에 있으며, 바르게 자세를

---

12) 類經, 入門, 聚英, 醫統, 吳文炳, 金鑒, 大成作蹲坐取, 是原于臟腑病形篇陽陵泉者, 正竪膝予之齊取之說也.
13) 腓骨小頭前陷者中, 正身蹲坐取之.
14) 在腓骨小頭前下方凹陷中取之.
15) 在膝下一寸, 胻外廉尖骨前陷中, 蹲坐取之.

잡고 무릎을 세워 앉았을 때 비골소두(腓骨小頭) 앞쪽 가장자리에 있다"[16]라고 인식했다. 아울러 이 자세에서 양릉천혈을 투자(透刺)하는 것이 비교적 다른 자세에서 하는 것보다 용이하다.

2. 곡지

곡지는 수양명대장경(手陽明大腸經)의 합혈이다. 곡지혈의 취혈 방법에 관해서 요즘의 어떤 서적 중에는 다른 묘술이 있다. 예를 들어 "팔을 구부렸을 때 팔꿈치 횡문의 요골측 바깥쪽 끝 오목한 곳으로, 거의 척택혈과 굉골(肱骨) 바깥쪽 복숭아뼈 위쪽과의 연결선 중점에 해당한다"[17]와 "해당 혈자리는 팔꿈치 횡문의 요골측 끝에 있으며, 주횡문과 굉골(肱骨) 바깥쪽 복숭아뼈의 사이이다"[18]는 것이다. 몇 종의 방법을 한결 같이 안에 수록하고 있다. 문자상에서 보면 몇 종의 방법이 취하는 위치가 다른 것 같으나 실제상으로는 다른 자세일 때 채용(採用)한 취혈 방법이고, 각각의 책에서 종종 취혈할 때의 자세를 나타내지 않았기 때문에 초학자들이 적절하게 사용할 수 없었다.

곡지혈에 관한 기재는 최초로 『내경(內經)』에서 보인다. 『영추·본수』 중에 "팔꿈치 외측의 보골(輔骨) 오목한 곳이며, 팔을 굽혀 취한다"[19]라고 하였다. 이른바 '보골(輔骨)'은 여기서는 요골머리 부분과 굉골 바깥쪽 복숭아뼈와의 접합처이다. 『갑을경』에서 "팔꿈치 바깥쪽 보골(輔骨) 오목한 곳에 있으며 …… (팔을 구부려) 손바닥을 가슴에 대고 취혈한다"[20]라고 하였다. 『동인수혈침구도경』, 『외대비요(外臺秘要)』, 『성제총록(聖濟總錄)』 및 『유경도익』 등에서 한결 같이 "팔꿈치 바깥쪽 보골에 있으며, 팔을 구부렸을 때 뼈가 굽어지는 곳에 있고, 손바닥을 가슴에 대고 취혈한다"[21]라고 말하였는데, 곧 팔꿈치 바깥쪽 요골 상

16) 膝下一寸, 脛骨外廉脛腓關節凹陷中, 正身蹲坐時, 在腓骨小頭前緣.
17) 屈時, 在肘橫紋橈側端稍外方凹陷中, 約當尺澤與肱骨外上髁連線的中點.
18) 本穴有在肘橫紋橈側端取者, 有在肘橫紋與肱骨外上髁之間取者.
19) 在肘外輔骨陷者中, 屈臂而得之.
20) 在肘外輔骨肘骨之中, …… 以手按胸取之.
21) 在肘外輔骨, 屈肘曲骨之中, 以手拱胸取之.

단 관절에서 팔꿈치를 구부렸을 때 혈자리는 굉골과 요골 사이에 있다. 『의학입문』은 앞의 전 주(注)에서 "팔꿈치 바깥쪽 보골(輔骨)"[22]이라고 명확하게 하였다. 『침구자생경』은 『명당(明堂)』을 인용하여 "팔꿈치 바깥쪽 보골로서 굽혔을 때 팔꿈치횡문 머리부분의 오목한 곳"[23]이라고 말하였다. 『침구대성』은 "팔꿈치 바깥쪽 보골에서, 팔을 굽힐 때 생기는 팔꿈치 횡문의 머리 부분에 있는 오목한 곳"[24]이라고 하였다. 『침구봉원』은 "팔꿈치 바깥쪽 보골에 있으며, 팔을 굽혔을 때 팔꿈치 횡문의 머리 부분으로 뼈가 굽어지는 곳"[25]이라고 하였다. 이로 인해 곡지혈의 위치는 비교적 명확해졌기 때문에 요즘 사람들은 대부분 주 횡문두를 곡지혈의 취혈 표시로 삼는다.

이상의 기재를 볼 것 같으면, 각각의 책에서 한결 같이 말하는 "팔꿈치 바깥의 보골"[26]처는 단지 팔꿈치를 구부려 취혈할 때, "팔꿈치를 구부렸을 때 뼈가 굽어지는 곳"[27]과 "팔꿈치를 굽혔을 때 팔꿈치 횡문 머리부분의 오목한 곳"의 구별이 있다. "뼈가 굽어지는 곳"[28]의 요함처로써 취혈하여 혈위를 정하는 것은 기준이 명확하지 않고, "팔꿈치를 구부렸을 때, 횡문 머리부분"[29]으로 기준을 정하는 것 또한 타당하지 않다. 많은 사람들이 알다시피 팔꿈치 횡문 머리부분은 활동 영역에 속하고, 주를 구부리는 각도의 다름으로 말미암아 그 횡문 머리부분의 소재 위치 또한 그것에 따라 변화가 발생하여 팔꿈치를 구부리는 큰 각도는 물론이고, 일반적으로 팔꿈치 횡문 머리부분을 기준으로 취혈하는 것은 확실히 불가하다. 그리고 이러한 문제에 대해 고인들은 실제로 이미 언급하였는데, 예를 들면 『갑을경』의 "팔을 구부려 손바닥을 가슴에 댄다〔以手按胸〕"는 것이다. 이때의 팔꿈치를 구부리는 각

22) 肘外轉.
23) 在肘外輔骨曲肘橫紋頭陷中.
24) 肘外輔骨, 屈肘橫紋頭陷中.
25) 在肘外輔骨, 屈肘橫紋頭曲骨之中.
26) 肘外輔骨.
27) 屈肘曲骨之中.
28) 曲骨之中.
29) 屈肘橫紋頭.

도는 45도이고, 『동인수혈침구도경』 이후의 각 책에서는 "팔을 구부려 손바닥을 가슴에 댄다〔以手拱胸〕"로 하였고, 『중화침구학(中華針灸學)』은 "굴주공수(屈肘拱手)"로 하였는데, 이때의 팔꿈치를 구부리는 각도는 90도이다.

그러므로 필자는 곡지혈을 팔꿈치를 구부려 취혈할 때, 팔꿈치를 구부리는 것을 90도와 45도의 두 종류로 나누었으며, 또한 임상 치료의 환자로 인하여 모두가 팔꿈치를 구부려 취혈할 수 없고, 또한 상지(上肢)가 펴져서 구부릴 수 없는 사람은 단지 팔을 180도로 곧바로 펴서 취혈하였다. 때문에 곡지혈의 취혈 방법은 세 종류로 나눌 수 있다. ① 팔꿈치를 45도 구부렸을 때, 팔꿈치 횡문의 요측 끝에서, ② 팔꿈치를 90도 구부렸을 때, 팔꿈치 횡문 요측 끝과 굉골 바깥쪽 복숭아뼈와의 중점에서, ③ 앞 팔을 곧바로 폈을 때, 대략 척택과 굉골 바깥쪽 복숭아뼈를 이은 선의 중점에서 취혈한다는 것으로, 곧 『영추·본수』에서 말하는 "팔꿈치 바깥쪽 보골의 오목한 곳에 있다"는 것이다. 실제적인 혈위는 이 세 종류의 자세에서 곡지혈을 취하는 것이 동일한 점 위에 있음을 증명한다.

역자 노호철 / 교정 이진광

원　저 : 천진중의 1990년 2기(90432022)
陽陵泉, 曲池穴取穴方法初探

침 자극시 득기의 이해

長春中醫學院 王富春

吉林省中醫中藥硏究院 何南芙

득기(得氣)란 침을 놓은 후 어느 정도의 수기법을 가(加)하여 침 자극 부위에 경기(經氣)의 감응이 나타나게 되는 것을 가리키는데, 이런 종류의 침 놓은 상태의 감응을 가리켜 득기(得氣)라 일컫는다. 현대 임상 중에서는 "침감(鍼感)"이라 일컫는 것이 있다. 침 자극시 득기할 때, 환자는 침 자극 부위에 산창중마감(酸脹重痲感)이 있고, 때에 따라서는 정도가 다른 감전현상(感電現象)이 출현할 때가 있는데, 먼 곳을 향해서 차츰차츰 전달된다. 의사는 침을 잡은 손에서도 침 아래에 무겁고 단단하고 껄끄러운 현상이 있음을 느낄 수 있다. 역대 의가는 모두 득기(得氣)를 침 자극의 효과를 발생케 하는 관건으로 보아 매우 중요하다고 여겼다.

득기(得氣)는 인체가 침으로 찌른 자극을 받아서 발생하는 감응이다. 그러므로 사람에 따라서 침 자극시 득기(得氣)의 감응 또한 모두 같은 것은 아니다. 몸이 건강하고 실(實)한 사람은 반응이 강렬하고 감응이 나타나는 속도 또한 빠르지만 반대로 몸이 약하고 허(虛)한 사람은 반응이 명료할 수 없고 또한 감응이 나타나는 속도도 느리다.

침 자극시 득기(得氣)와 치료 효과의 관계 또한 매우 밀접하다. 옛 사람들은 "기(氣)가 이르면 효과가 있다", "기(氣)가 빨리 이르면 효과가 빠르고 기(氣)가 느리게 이르면 효과의 차이가 나고, 기(氣)가 이르지 않으면 효과가 없다"고 하였다. 이 모두 득기(得氣)의 여부가 치료

성패의 관건임을 설명한 것이다. 일반적으로 말하면, 득기(得氣)가 빠르면 치료 효과가 좋고, 득기(得氣)가 느리면 치료 효과가 별로 없으며, 만약 득기(得氣)하지 못하면 효과가 없을 수 있다. 그러므로 침을 놓는 과정에서 만약 득기(得氣)가 비교적 느리다면 왜 득기(得氣)에 이르지 못하는지, 득기(得氣)하지 못하는 원인을 즉시 분석해야 한다. 어떤 경우에는 그 원인이 혈자리를 불확실하게 찾음으로 인해 수기법(手技法) 운용이 적합하지 않았거나, 또 어떤 경우에는 그 원인이 침 놓는 각도가 잘못되었거나 깊이가 적당하지 않은 데에 있다. 이에 대해 곧 다시 새로이 수혈의 침자극 부위와 각도, 심도를 조정하고, 반드시 필요한 수기법을 운용해야 한다. 이렇게 재차 침을 놓을 때 일반적으로는 곧 득기(得氣)할 수 있다.

이외에 득기(得氣)는 치신(治神), 수신(守神), 후기(候氣), 수기(守氣), 행기(行氣)와도 밀접한 관계가 있다. 득기(得氣)는 치신(治神), 수신(守神), 행기(行氣) 등 방법적 기초에서 비로소 감응을 나타낼 수 있고, 치료 효과를 얻을 수 있다. 그러므로 어떤 사람은 "득기(得氣)는 결코 치료 효과를 직접 얻을 수는 없고, 치료 효과의 기초만을 획득할 수 있다"고 말한다.

치신(治神)이란 의사가 환자의 질병 상태를 관찰하고, 또한 환자의 정신·감정 상태를 이해해서 득기(得氣)하게 하는 방법을 세워 예상되는 치료 효과를 얻는 것이다.

수신(守神)이란 의사가 침을 놓아서 치료할 때, 정신력을 집중하고 혼신의 힘을 기울여서 침 아래의 감응을 체득하고, 환자의 반응을 관찰하는 것이다. 『영추(靈樞)·구침십이원(九鍼十二原)』에서는 "침 끝에 정신을 집중하며, 환자에게 주의를 기울인다"[1]라고 하였다. 『영추(靈樞)·시종(始終)』에서는 침놓을 때 "그 신을 하나로 하여, 뜻이 침에 있도록 한다"[2]라고 하였고, 『표유부(標幽賦)』에서는 행침시(行鍼時)에 "눈이 다른 것을 보는 일이 없도록 하고, 손은 호랑이를 잡듯이 하고,

1) 神在秘毫, 屬意病者.
2) 必一其神, 令志在鍼.

마음은 다른 생각이 없게 하며, 귀인을 기다리는 것과 같이 하라"[3]라고 했으므로 반드시 의사는 이 정도로 해야 한다.

후기(候氣)란 『영추·구침십이원』에서 "자극해서 기가 이르지 못하면, 그 수를 묻지 마라"[4]라고 하였다. 『침구대성(鍼灸大成)』에서는 "침을 사용하는 방법에서 후기가 우선이 된다"[5]라고 하였다. 그러므로 만약 득기(得氣)하지 못하면 침을 그대로 두고 득기를 기다려야 한다. 그래도 여전히 득기가 되지 않으면 제삽(製揷), 염전(捻轉) 등 각종 수기법을 행해서 득기를 촉진시킬 수 있다.

수기(守氣)란 자기가 얻은 기를 단단하고 신중히 지켜 잃지 않으며, 침감이 일정한 강도를 유지하고 일정 시간 동안 지속되게 하는 것이다. 침을 놓는 과정에서 조작할 때, 자극 방향을 마음대로 변동하지 말고 침을 놓다가 강렬한 침감이 있으면 엄지와 검지로 침병을 꼭 쥐고 침이 움직이지 않게 눌러 침감(鍼感)이 확산해서 병이 있는 곳에 이르게 한다는 것이다.

행기(行氣)란 운기지법(運氣之法)을 가리키는 것인데, 침 아래에서 득기한 후 침자극 감응을 조절하고 제압해서 일정한 방향으로 확산되어 퍼지게 하는 침자극 방법으로, 조기(調氣)라고도 이른다. 운기지법(行氣之法)을 잘 운용하면 침감(鍼感)이 병이 있는 곳에 곧바로 이르게 하여 치료 효과를 훨씬 더 증가시킬 수 있다.

침자극시 득기(得氣)와 보사(補瀉)의 관계를 보면, 득기의 강약, 확산, 진도, 지속 시간은 반드시 엄격히 조절해야 알맞게 달성할 수 있고 병기(病機)에 적합하다. 신체가 약하고 처음 침을 맞는 사람은 마땅히 침감이 가볍고 느려야 하며 강하게 자극해서는 안 된다. 만약, 침을 놓은 뒤 경기(經氣)가 오래도록 이르지 않으면 여러 가지 보사수법을 써도 효과가 나타나기 어렵다. 마찬가지로 침 자극시 득기 후의 부적당한 보사 또한 치료 효과에 영향을 미칠 수 있다. 그러므로

3) 目無外視, 手如握虎, 心無內慕, 如侍貴人.
4) 刺之而氣不至, 無問其數.
5) 用鍼之法, 以候氣爲先.

득기에 있어서는 적절한 보사수법을 시행해야 질병을 치료하는 목적에 도달할 수 있다.

같은 득기(得氣)라는 용어를 쓰면서 『내경(內經)』에서도 사기(邪氣) 또는 정기(正氣)로 구분해야 한다고 제시했다. 『영추(靈樞)·경시(經始)』에서는 "사기가 도달하는 것은 긴장되고 빠르다. 득기가 도달하는 것은 편안하면서 조화롭다"[6)]라고 했다. 일반적으로 말해 정상인의 득기 감응은 충실하며 느리고 화(和)하며 단단하거나 껄끄럽지 않아서 비록 침을 돌리고 넣었다 뺐다 하는 과정에서도 손가락 아래의 일종의 무거운 감각을 겨우 느끼게 되므로 대체로 행침시 곤란한 현상은 없다. 만약 사기(邪氣)가 실(實)한 사람이라면 침자극시 득기의 감응은 늘 단단하고 껄끄러워 고통스럽고, 행침(行鍼)도 비교적 곤란하다. 의사의 조작이 능숙하지 못하여 침을 염전(捻轉)하는 것이 아주 세거나, 한쪽 방향으로 지나치게 돌리는 것도 당연히 이런 종류의 감응을 나타낼 수 있는데, 이것은 모두 근육이 침신(針身)을 휘감아 얽힌 까닭이다. 따라서 마땅히 구별해서 논해야 한다. 그러므로 유명한 침구 의사는 침 아래의 득기 감응을 통해 병자의 정기(正氣)·사기(邪氣)의 성(盛)·쇠(衰)를 구별하여 자극할 수 있었는데, 이것은 장기간에 걸친 고된 숙련의 결과이다.

역자 장경희 우현수 / 교정 이은경

원 저 : 길림중의약 1993년 2기(93052035)
如何理解針刺'得氣'

---

6) 邪氣來也, 緊而疾. 谷氣來也, 徐而和.

'서이질즉실, 질이서즉허'에 대한 해석

南京鐵道醫學院附院針灸科 張建斌

'서이질즉실, 질이서즉허(徐而疾則實, 疾而徐則虛)'는 『영추(靈樞)·구침십이원(九鍼十二原)』에 나오는 말로 상고 문헌인 『대요(大要)』 중의 한 구절을 인용한 것이다. 『내경(內經)』 시대에는 2종류의 해석이 있었다. 『영추(靈樞)·소침해(小鍼解)』와 『소문(素問)·침해(鍼解)』는 보사침법의 관점에서 각각 다른 주석을 달고 있다. 『영추·소침해』의 "천천히 하고 빨리 하면 실하게 된다는 것은 천천히 속으로 넣고 빨리 뽑는 것을 말한다. 빨리 하고 천천히 하면 허하게 된다는 것은 빨리 속으로 넣고 천천히 뽑는다는 것을 말한다"[1]와 『소문·침해』의 "천천히 하고 빨리 하면 실하게 된다는 것은 천천히 침을 뽑고 빨리 누른다는 것이고, 빨리 하고 천천히 하면 허하게 된다는 것은 빨리 침을 뽑고 천천히 누른다는 것이다"[2]라는 것은 후세에 각각 그 뜻을 받들어 제설이 분분하였다. 중의학원 교재인 『침법구법학(鍼法灸法學)』은 2종류의 서질보사방법을 싣고 있다. 전자는 침을 놓고 빼는 과정의 완급으로 보사를 구분하였고, 후자는 발침(拔針) 시간의 장단과 침공을 누르는 동작의 완급으로 보사를 구분하였다. 필자는 『영추·구침십이원』의 전후 문구와 『내경』의 관련 문장을 세밀히 연구한 결과 본 구절이 보사만 논한 것이 아니라 침자 허실보사시 맥상의 반응을 논한 것으로 본다. 서(徐)에서 질(疾)로, 질에서 서로 변하는 보사과정을 아래와 같이 논

1) 徐而疾則實者, 言徐內而疾出也. 疾而徐則虛者, 言疾內而徐出也.
2) 徐而疾則實者, 徐出針而疾按之. 疾而徐則虛者, 疾出鍼而徐按之.

한다.

『영추·구침십이원』은 치료원칙을 서술함에 있어 "허하면 실하게 한다"[3], "사기가 승하면 그것을 허하게 한다"[4]라는 문장 뒤에 "서이질즉실, 질이서즉허(徐而疾則實, 疾而徐則虛)"란 문장을 인용하였다. 계속해서 "실과 허를 말한다면 있는 것 같기도 하고 없는 것 같기도 하다. 후와 선을 살핀다면 존재하는 것 같기도 하고 존재하지 않는 것 같기도 하다. 허와 실이 되는 것은 얻는 듯 하기도 하고 잃는 듯 하기도 하다. 허실의 요점은 구침에서 가장 오묘하니 보사를 할 때 침으로써 그것(허실의 요점)으로 삼는다. 사(瀉)라고 하는 것은 ……, 보(補)라고 하는 것은 ……."[5] 이 문장에서 비로소 침을 사용하여 보사가 됨을 명확히 하였으며 또한 침법이 보사를 하는 가장 좋은 방법이며, 아울러 보사의 구체적인 자침방법을 논하였다.

"서이질즉실(徐而疾則實)"은 어투에 맞게 논한 것이 아니고 어법 구조를 따른 것으로, 모두 이런 식으로 이해할 수 있다. 즉 서를 먼저 한 후에 질의 과정이 있고 이어 실(實)이라는 결과에 도달하는 것이다. "질이서즉허(疾而徐則虛)"도 마찬가지다. 서와 질은 상대적 개념이고, 서이질(徐而疾)과 질이서(疾而徐)는 서로 상반되는 과정이며, 즉실(則實)과 즉허(則虛)는 각각의 결과이다. "서이질즉실(徐而疾則實)"을 예로 들면, 이 구절은 실이라는 개념을 밝힌 것으로 어떠한 것이 실인가를 논한 것이고 또한 앞의 치료원칙 중 "허자실지(虛者實之)"의 '실지(實之)'는 보충 해석이 된다. 그러나 아직 구체적인 침법에는 이르지 않았다. 유사한 논문이 『내경』 곳곳에서 많이 보인다. 『소문(素問)·보명전형론(寶命全形論)』의 "허한 곳을 자침하는 것은 그 실함(실하게 만드는 법)에 따르고, 실한 곳을 자침하는 것은 그 허함(허하게 만드는 법)에 따른다"[6]는 것 또한 같은 의미이다. 『내경』 중 아주 명확한 구절로

---

3) 虛則實之.

4) 邪勝則虛之.

5) 言實與虛, 若有若無. 察後與先, 若存若亡. 爲虛與實, 若得若失. 虛實之要, 九鍼最妙, 補瀉之時, 以鍼爲之. 瀉曰, ……. 補曰, …….

6) 刺虛者須其實, 刺實者須其虛.

『영추·종시』의 "보하면 실하게 된다"[7]가 있다. "보즉실(補則實)", "자허자수기실(刺虛者須其實)", "서이질즉실(徐而疾則實)" 이 세 가지는 모두 하나의 개념을 논한 것으로 같은 의미이다. 즉, 실이란 허증시 침을 놓는 목적이며 보(補)의 결과이다. 또한 "서이질(徐而疾)"은 목적과 결과에 도달하기 위한 조건이다. "질이서(疾而徐)"와 "즉허(則虛)"의 관계도 마찬가지이다.

이미 밝혔듯이 "서이질(徐而疾)"이 "보(補)"의 구체적인 자침법이 아니라면, 이것은 "먼저 천천히 하고 후에 빨리 한다"[8]는 과정을 나타낸 것인가? 허증치료와 보(補)를 어떻게 치료했을까? 임상시에는 또한 무엇과 같을까? 『내경』 여러 곳에서 서(徐)와 허(虛)를 써서 맥상을 표현한 예가 많다. 『소문·맥요정미론』의 "맥이 빠르게 오고 천천히 가면 …… 전질병이 되고, 천천히 와서 빠르게 가면 …… 오풍이 된다"[9], 『영추(靈樞)·종시(終始)』의 "…… 맥이 동하면서 실하고 또한 빠른 사람은 빨리 그것을 사하고, 맥이 동하면서 허하고 또한 느린 사람은 그것을 보한다"[10]는 것 등이다. 이와 같이 서, 질이 단지 맥만 말한 것이 아니라 허실의 성질과도 연관되어 있다. 필자가 문의를 수렴하고 임상과 결합한 결과 "서이질즉실, 질이서즉허(徐而疾則實, 疾而徐則虛)"는 맥상을 나타낸 것으로, 치료 전후 맥상의 동태 변화를 비교 관찰하여 보사(補瀉)가 목적한대로 이루어졌는가를 판단케 하고, 또한 체질은 실해지기도 허해지기도 하며, 동시에 치료 성질이 보(補) 아니면 사(瀉)임을 설명하는 것이라고 본다. 만약 맥상이 서에서 실로 바뀌었다면 이것은 체질이 실해진 것으로 보(補)하는 목적에 부합되고, 치료의 성질은 보(補)인 것이다. 반대로 하면 사(瀉)가 된다. 『영추·종시』의 논술은 이런 방법으로 다시 설명할 수 있다. "사하면 더욱 허해진다"[11] 하니 허한 자는 맥의 크기는 전과 같으나 견(堅)하지 않다. 치료 후에도 계

7) 補則實, 瀉則虛.
8) 先徐後疾.
9) 脈來疾去徐, …… 爲厥巓疾. 來徐去疾, …… 爲惡風也.
10) …… 脈動而實且疾者疾瀉之. 脈動而虛且徐者則補之.
11) 瀉則益虛.

속 견한 자는 괜찮다고 말은 해도 병이 없어진 것은 아니다. 보즉익허(補則益虛)하니 실한 자는 맥의 크기는 전과 같으면서 더욱 견해진다. 맥의 크기는 변함 없으면서 불견한 자는 괜찮다고 해도 병이 없어진 것은 아니다. 그러므로 보즉실 사즉허하여 침치료 후에 통증이 경감되지 않더라도 병은 반드시 쇠하게 되어 있다. 치료 전의 맥상이 서완불견(徐緩不堅)하고 치료 후의 맥상이 경질유력(勁疾有力)한 것이 바로 "서이질(徐而疾)"의 과정이며, 이러한 과정의 성질은 보(補)이고, 그 결과가 '즉실(則實)'이다. 반대로 치료 전 맥상이 경질유력하고 치료 후 맥상이 서완불견한 것이 바로 "서이질(疾而徐)"의 과정이며 이러한 과정의 성질은 사이다. 그 결과는 '즉허(則虛)'이다. 이 문단은 치료 전후 맥상의 진찰을 강조함으로써 맥상의 동태 변화로 질병의 전귀(轉歸)를 예측케 한다.

이와 같이 우리들은 "실과 허를 말한다면 있는 것 같기도 하고 없는 것 같기도 하다. 후와 선을 살핀다면 존재하는 것 같기도 하고 존재하지 않는 것 같기도 하다. 허와 실이 되는 것은 얻는 듯 하기도 하고 잃는 듯 하기도 하다"는 의미를 매우 쉽게 이해할 수 있다. 정리하면 치료 전후의 맥상의 서질(徐疾), 질서전화(疾徐轉化)를 비교 관찰하여 인체가 반응하는 각각의 허실 변화를 통해 보 또는 사의 성질을 띠는 치료의 전과정을 피력한 것이다.

"서이질즉실, 질이서즉허(徐而疾則實, 疾而徐則虛)"를 임상에 반영하면, 치료 전후 맥상의 서질(徐疾) 변화에 따라 보 또는 사의 부동한 치료 성질을 설명하고, 맥상이 서에서 질로 가는 과정은 치료의 성질이 보가 되고, 허한 것을 보하는 결과이다. 필자는 침 치료시 이런 방법을 응용하여 침수기법이 보하거나 사하는 목적에 부합되는지를 판단해 왔으며, 이런 방법을 치료효과와 예후에 응용하여 판단해 왔다. 광주 중의학원의 사도령(司徒鈴) 교수는 맥상기기를 사용하여 111례의 환자에게 침자치료 전후 맥도(脈圖)의 변화를 관찰하였는데, 적합한 수기법 후에 환자의 맥상도에 명확한 변화가 있었으며, 맥상과 증상의 결과도 서로 부합되었다. 현재 육수연(陸瘦燕) 등의 침구가(鍼灸家)들은 임상 중 치료 전후의 맥상을 진찰하는 것을 아주 중요시 여기고 있으며, 이것으로써 보사하려는 목적에 부합되는지를 판단하였다. 이런 방법은 우리들이 정확한 예후와 치료효과를 판단하는 데 큰 가치가 있으며, 임상시의 가치는 더욱 크다 하겠다.

역자 노경문 / 교정 이은경

원 저 : 중국침구 1995년 1기(95331047)
'徐而疾則實疾而徐則虛'釋義

요 점 : 이 말은 전에는 통상 두 종류의 서질 보사(補瀉) 방법으로 해석하였으나 필자는 맥상(脈象)을 나타낸 것으로 보았다. 이것은 침자(針刺) 치료 전후 맥상의 서질을 진찰함으로써 질병의 허실과 전귀(轉歸)를 예측 판단한 것이다.

주제어 : 침자보사 / 방법

'이우치좌, 이좌치우'에 대한 논술

濱州醫學院附屬醫院 段如勝·鄭國志

'이우치좌, 이좌치우(以右治左, 以左治右)'는 『내경강의(內經講義)』[1]의 주석에서 "삼음삼양의 경맥은 좌우가 서로 교차하고 상호 관통하는 까닭에 왼쪽의 병은 오른쪽에 자침하고, 오른쪽의 병은 왼쪽에 자침하는 것이 가능한데, 이것이 즉 무자법이다"[2]라고 하였다. 이에 대해 필자는 관련 문헌을 참고하여 다른 견해를 제시한다.

1. 『강의』의 이 경문(經文)에 대한 주석은 적절하지 않다

원문은 『소문·음양응상대론』의 "침을 잘 사용하는 의원은 음경(陰經)을 다스려 양경(陽經)에 있는 사기(邪氣)를 끌어내고, 양경을 다스려 음경에 있는 사기를 끌어내며, 병이 좌측에 있을 때는 우측을 치료하고, 병이 우측에 있을 때는 좌측을 치료합니다. ……"[3]로부터 나왔다. 장지총(張志聰)은 "무릇 음양과 혈기는 안과 바깥, 그리고 좌우로 서로 관통하고 있는 까닭에 침을 잘 사용하는 사람은 음(陰)에서 양분(陽分)의 사기(邪氣)를 끌어내고, 양(陽)에서 음분(陰分)의 기(氣)를 끌어내므로 왼쪽에 병이 있는 사람은 오른쪽을 취하고, 오른쪽에 병이 있는 사람은 왼쪽을 취한다"[4]라고 명확히 주석하였다. 인체에는 대부

---

1) 程士德 등이 쓴 것으로, 고등의약학교 교재이다. "以右治左, 以左治右"는 『素問·陰陽應象大論』에 나오는 내용이다. 상해과학기술출판사, 1984, p.35. 이하 『강의』라고 약칭한다.
2) 三陰三陽經脈, 左右交叉, 互相貫通, 故鍼刺可以左病刺右, 右病刺左, 此卽繆刺之法.
3) 故善用鍼者, 從陰引陽, 從陽引陰, 以右治左, 以左治右. ……

분 경맥의 좌우가 서로 만나는 수혈(腧穴)이 있는데, 예를 들어 수족 삼양은 모두 좌우가 독맥(督脈)의 대추혈(大椎穴)에서 서로 만나고, 족의 삼음은 모두 좌우가 임맥(任脈)의 중극(中極)·관원혈(關元穴)에서 서로 만나기 때문에 맥기(脈氣)는 좌우로 서로 통할 수 있다. 그래서 좌경(左經)에 병이 있으면 우경(右經)의 수혈(腧穴)을 취하더라도 또한 치료할 수 있으며, 우경에 병이 있으면 좌경의 수혈을 취하더라도 또한 치료 효과를 얻는다. "이우치좌, 이좌치우"는 좌의 병에는 우를 취하고, 우의 병에는 좌를 취하는 좌우 교차 취혈의 치료 방법을 논술하고 있는데, 이 치료 방법 중에는 비록 무자법(繆刺法)을 포함하고 있으나, 이것은 "이것이 곧 무자법이다"[5]라고 해석할 수는 없다. 왜냐하면 무자하는 것 외에 『내경(內經)』 중에는 또한 거자법(巨刺法)이 있기 때문이다.

2. 거자(巨刺)와 무자(繆刺)는 좌병취우, 우병취좌, 좌우교차 취혈에서는 서로 같다

거자는 9가지 침 찌르는 방법 중의 하나이다. 『영추(靈樞)·관침(官鍼)』에서 "여덟번째는 거자법인데, 거자란 왼쪽의 병에는 오른쪽 혈을 취하고, 오른쪽 병은 왼쪽 혈을 취하는 것이다"[6]라고 하였고, 『소문(素問)·조경론(調經論)』에서 "통증이 왼쪽에 있으면 오른쪽 경맥이 병든 것이다"[7]라고 하였고, 『소문(素問)·무자론(繆刺論)』에는 "무자법은 좌측에 병이 있으면 우측을 취하고, 우측에 병이 있으면 좌측을 취하여 치료하는데, 어찌하여 그렇게 합니까?"[8], "경맥에 사기가 있는 경우에는 통증이 나타나는 부위와 경맥이 있는 부위가 다르므로 무자법을 사

---

4) 夫陰陽氣血, 內外左右, 交相貫通, 故善用鍼者, 從陰而引陽分之邪, 從陽而引陰分之氣, 病在左者取之右, 病在右者取之左.

5) 此卽繆刺之法.

6) 八日巨刺, 巨刺者, 左取右, 右取左.

7) 痛在于左而右脈病者, 巨刺之.(痛 : 『甲乙』 권6, 제3과 『太素』 권24의 虛實所生에는 모두 '病'이라고 하였다.)

8) 繆刺, 以左取右, 以右取左, 奈何?

용해야 합니다"[9]라고 하였다. 무자는 오곤(吳昆)이 "무자는 왼쪽이 병들면 오른쪽에 침을 찌르고, 오른쪽이 병들면 왼쪽에 침을 찌르며, 몸통에 병이 들면 사지(四肢)에 침을 찌르는데, 무(繆)는 그 병이 든 곳을 의미합니다. 무자를 행하는 이유는 락맥(絡脈)에는 병이 들었지만 경맥(經脈)에는 병이 들지 않았기 때문입니다"[10]라고 주석을 했다. 이로 보아 거자와 무자는 서로 같은 점도 있지만, 두 종류의 서로 다른 자법으로, "이우치좌, 이좌치우"의 치료 범위에 속한다.

3. 거자와 무자는 적응 증과 자침 방법에서 다르다

『소문·조경론』에서 왕빙(王冰)은 "거자는 경맥(經脈)에 자침하는 것인데, 왼쪽의 병은 오른쪽에 침을 찌르고, 오른쪽의 병은 왼쪽에 침을 찌른다"[11], "무자는 낙맥(絡脈)에 자침하는 것인데, 왼쪽의 병은 오른쪽에 침을 찌르고, 오른쪽의 병은 왼쪽에 침을 찌른다"[12]로 주석을 달았다. 거자의 적응증은 경맥병증으로 대경(大經)에 자하고, 무자의 적응증은 낙맥병증으로 대락(大絡)에 자한다. 『소문·무자론』에서 "사기(邪氣)가 경맥을 침입하여 좌측에 성(盛)하면 우측에 병이 발생하고, 우측에 성하면 좌측에 병이 발생합니다. 또한 좌우의 병변이 옮겨지는 상황이 나타나기도 하고, 좌측의 통증이 아직 제거되지도 않았는데 우측의 경맥에 이미 병변이 나타나기도 합니다. 이와 같은 경우는 반드시 거자법을 사용하여 치료하되, 반드시 경맥에 침을 놓아야 하며 낙맥에 침을 놓아서는 안됩니다"[13]라고 하였고, 『소문·조경론』에서는 "신체에 통증이 있으나 구후(九候)의 맥상에 이상이 없으면 무자법을 사용합니다"[14]라고 하였다. 사(邪)가 낙맥(絡脈)에 있으면서 아직 경맥에 전입되지 않았기 때문

9) 故絡病者, 其痛與經脈繆處, 故命曰繆刺.
10) 繆刺者, 左病刺右, 右病刺左, 身病刺四肢, 繆其病處也, 所以行繆刺者, 絡病而經不病也.
11) 巨刺者, 刺經脈, 左痛刺右, 右痛刺左.
12) 繆刺者, 刺絡脈, 左痛刺右, 右痛刺左.
13) 邪客于經, 左盛則右病, 右盛則左病, 亦有移易者, 左痛未已而右脈先病, 如此者, 必巨刺之, 必中其經, 非絡脈也.
14) 身形有痛, 九候莫病, 則繆刺之.

에 구후의 맥은 병태(病態)를 보이지 않는데, 이때는 마땅히 무자법을 써야 한다. 『소문·무자론』에서 "무릇 침을 찌르는 원칙은 먼저 환자의 경맥을 살펴 절진(切診)하여 질병의 허실(虛實)을 파악한 후에 이에 근거하여 치료합니다. 경맥의 기혈이 조화롭지 않으면 거자법으로 치료하고, 통증은 있으나 경맥의 병변이 발생하지 않았을 경우에는 무자법으로 치료합니다. 또한 피부에 혈이 울결한 낙맥이 있는지를 살핀 후 모두 침을 놓아 출혈시키는데, 이것이 바로 무자법입니다"15)라고 하였다. 만약 경맥이 조화롭지 않다면 바로 거자법을 써서 그 경혈에 침을 찌르고, 만약 신체가 동통하면서 병이 경에 없는 것이라면 사가 낙맥에 있는 것이니 마땅히 무자법을 써야 하고, 만약 피부 낙맥에 어혈이 있다면 맥이 끝나는 곳에 침을 찔러16) 출혈시키는데, 이것이 이른바 무자의 대법이다.

위에서 서술한 바를 종합하면 "이우치좌, 이좌치우"는 왼쪽의 병에는 오른쪽 혈(穴)을 취하고, 오른쪽의 병에는 왼쪽의 혈(穴)을 취하는 좌우교차 취혈의 치료 방법이다. 『내경』 중에 거자와 무자의 구분이 있는데, 거자와 무자는 왼쪽의 병에는 오른쪽의 혈(穴)을 취하고 오른쪽의 병에는 왼쪽의 혈(穴)을 취하는 좌우교차 취혈을 한다는 점에서는 서로 같지만, 적응증과 방법은 서로 달라서 두 종류의 서로 다른 자법이 된다. 이로부터 본다면 『강의』의 "왼쪽의 병은 오른쪽 혈(穴)에 자침하고, 오른쪽의 병은 왼쪽의 혈(穴)에 자침하는데, 이것이 곧 거자법이다"17)라고 주석한 것은 부정확한 것이고, 오진(誤診)과 오치(誤治)할 수 있다.

역자 문기영 / 교정 이은경

---

15) 凡刺之數, 先視其經脈, 切而從之, 審其虛實而調之, 不調者, 經刺之. 有痛而經不病者, 繆刺之, 因視其皮部有血絡者盡取之. 此繆刺之數也.

16) 脈盡刺之.

17) 左病刺右, 右病刺左, 此卽繆刺之法.

원 저 : 산동중의학원학보 1996년 1기(96121020)
試論'以右治左, 以左治右'
주제어 : 이우치좌 / 이좌치우 / 거자(巨刺) / 무자(繆刺)

침구를 피해야 할 시기를 알아야 한다

- 침구일시 금기의 원칙과 방법에 관한 논의 -

李磊

침구일시(鍼灸日時) 금기는 침구 발전 역사에 있어 중요한 위치를 점유하고 있다. 그것은 침구 시치의 금기 시간 및 그와 상응하는 침구 부위에 대해 강조하고 있다. 그것의 학술 사상은 『내경』에서 연유하고 그 구체적인 방법은 주로 수당시대에 형성되어 성행하였는데, 예를 들면 태을기(太乙忌)·하마기(蝦蟆忌)·인신기(人神忌)·고신기(尻神忌)·혈기(血忌)·건제기(建除忌) 등등이다. 그것은 침구 시치의 금기 시간 및 그와 상응하는 침구 부위에 대해 강조하고 있는데, 자오유주침법(子午流注針法)·영구팔법(靈龜八法)·비등팔법(飛騰八法) 등 시간에 따라 침구하는 방법과 함께 침구 치료학에서 하나의 대단한 특색을 갖춘 응용 체계를 구성하였다. 비록 이러한 두 종류의 방법은 표현의 구체적인 방식에 있어서 다른 부분은 있지만 모두 시간인소(時間因素)와 침구효응(針灸效應) 간에 밀접한 관계를 가지고 있음을 강조하고 있으므로 실제로는 하나의 동일한 본질에서 파생된 것으로 볼 수 있다. 침구 금기와 유관한 원칙과 구체적인 방법은 『내경』, 『황제하마경(黃帝蝦蟆經)』, 『자오경(子午經)』, 『천금방(千金方)』, 『외대비요(外臺秘要)』 등의 저작 중에 흩어져 보이며 근대에 와서는 극히 적게 언급되었다. 이 글에서는 이것에 대해 간략히 논의하고자 한다.

1. 태을기

태을(太乙)은 태일(太一)이라고도 하는데, 북극성(北極星)을 가리키는 것이다. 북극성이 가운데 거(居)하고 북두성(北斗星)이 밖에서 돌게 되면 중앙과 동·남·서·북·동남·서남·서북·동북의 여덟 방위를 세울 수 있게 된다. 팔괘(八卦)와 서로 배오하여 '태을구궁(太乙九宮)'이라고 이른다. 『영추(靈樞)·구궁팔풍(九宮八風)』에는 이미 태을구궁의 점산(占算) 방식이 나와 있다. 『영추(靈樞)·구침론(九針論)』에서는 한층 더 나아가 인체의 신형(身形)을 구궁(九野)과 서로 배오하여 신형 각 부위 옹종(癰腫)의 자침(刺針) 치료 금기 일기를 제시하고 있다. 후세 사람은 『영추·구궁팔풍』과 『영추·구침론』의 내용을 결합하여 이로부터 침구 태을 금기 방법을 만들어 냈다. 태을기의 방법은 두한경(竇漢卿)의 『침경지남(針經指南)』에 최초로 기재되어 있다. 구궁의 방위를 취하여 인체 각 부위와 서로 배오하는데, 리(離)는 구간상부(軀幹上部)에 응하고, 중주(中州)는 구간 중부(中部)에 응하고, 감(坎)은 구간 하부(下部)에 응하고, 손(巽)·곤(坤)은 좌우상지(左右上肢)에 응하고, 진(震)·태(兌)는 좌우협(左右脇)에 응하고, 건(乾)·간(艮)은 좌우하지(左右下肢)에 응한다. 소재하는 궁(宮)이 관여하는 절기(節氣)로부터 시작하여 태을이 하루에 일궁(一宮)을 유(遊)하는데 일(一)에서 시작하고 구(九)에서 끝나며, 구일(九日)이 되면 다시 일로 돌아가 일주(一週)하면 다시 시작된다. 태을이 밖에 머물면 침구를 금한다.

2. 하마기

하마기의 방법은 『황제하마경』에서 연유한 것이다. 실제는 태을 금기 방법의 일종이다. 인체의 기혈 운행은 달의 모양 변화에 따르며 달의 위상(位象)이 달라짐에 따라 다른 침구 금기를 가진다는 것이다. 『황제하마경』은 또 『황제침구하마기(皇帝針灸蝦蟆忌)』라고도 이르는데, 편찬자는 상세하지 않으나 대략 수당시대에 만들어진 것으로 본다. 책 중의 서두(書頭)에는 월생(月生)·월훼도(月毁圖)가 모두 30폭이 열거되어 있다. 월생이 15일이며, 월훼가 15일인데 달이 차고 기우는 변화에 따라 그림 중의 하마(蝦蟆)와 토(兎)가 다른 생(生)과 성(省)의 부위에 있게 된다. 이것을 근거로 하여 인간의 기(氣)가 소재하는 부위를 정하고, 인간의 기가 소재하는 경맥(經脈)과 부위에는 침구할 수 없음을 강조하고 있다. 예를 들면 월생 1일에 하마는 두훼(頭喙)에 생하며 인간의 기는 족심(足心)에 있으므로 이곳에는 침구할 수 없으며, 만약 잘못 침을 찌르면 설사를 하게 된다. 또 월훼 16일에는 하마가 두(頭)에서 성(省)하며 인간의 기는 목외자(目外眥)와 풍부혈(風府穴)에 있게 되므로 이곳에는 침구할 수 없으며, 잘못 침을 찌르면 풍맹(風盲)하고 수병(水病)을 앓게 된다. 하마기에서는 인체의 기혈 운행은 달의 모양 변화에 따라 변한다는 것을 강조하고 있으며, 아울러 이로 인해서 침구의 마땅히 금기해야 할 바를 제시하고 있다. 이것은 『내경』의 달의 모양으로 보사(補瀉)를 정하고 자침의 횟수를 정하는 학설이 한층 더 발전된 것이다.

3. 인신기

인신기의 방법은 당대에서 기원한다. 인신(人神)은 인간의 신령을 지칭한 것이다. 인신에는 일정한 운동 규율이 있는데 년·월·일·시의 변화에 따라 인체의 어떤 특정한 부위에 머물게 된다. 인신이 소재하는 부위는 모두 침구할 수 없다. 『천금요방(千金要方)』과 『천금익방(千金翼方)』에 기재된 내용에 따르면 인신소재(人神所在)는 행년(行年) 인신소재, 사계(四季) 인신소재, 축일(逐日) 인신소재 및 십간(十干) 인신소재, 십이지(十二支) 인신소재와 십이시(十二時) 인신소재 등등으로 같지가 않다. 행년 인신소재를 계산하는 방법에는 두 종류가 있는데, 그 하나는 12년이 한 개의 순환이 되어 12부년(部年) 인신이라 이르고, 다른 하나는 9년이 한 개의 순환이 되어 9부(部) 인신이라 이르며 또 9부 방통(旁通) 인신이라고 부르기도 한다. 모두 환자의 연령을 근거로 1세 때부터 계산하기 시작한다. 매년 순서대로 1위(位)를 이동하며 일주하면 다시 시작된다. 사계 인신소재는 『소문(素問)·사시자역종론(四時刺逆從論)』의 사시자금(四時刺禁)의 원칙으로부터 발전되어 온 것이다. 『영추(靈樞)·음양계일월(陰陽繫日月)』에는 12개월에 상응하는 족부금자경맥

(足部禁刺經脈)이 제시되어 있다. 수당시대에 이르러 『황제하마경』, 『자오경』, 『천금익방』 등의 책 중에도 사시의 금자 부위를 제시하고 있다. 축일 인신소재는 또 일진기(日辰忌)라고 이른다. 매월 30일 중에 인신은 각기 다른 소재 부위에 있게 된다. 그것이 소재하는 곳은 침을 찌르거나 뜸을 뜰 수 없다. 십간 인신소재와 십이지 인신소재는 실제로 축일 인신소재의 범주에 속하는데, 축일의 천간 혹은 지지에 관련하여 인신이 머무르는 부위를 판정한다. 십이시 인신소재는 또한 하루의 12시진(時辰) 중에 인신이 머무르는 부위를 지적한 것이다.

4. 고신기

고신기는 또 구궁고신금기(九宮尻神禁忌)라고 이르며 출현 연대는 비교적 늦다. 『황제명당구경(皇帝明堂灸經)』의 한 편인 「호시랑주과고신지결(胡侍郎奏過尻神指訣)」에 기재되어 있는데, 고신금기와 유관한 최초의 기재다. 고신금기의 방법은 인신금기 중 구부행년인신과 매우 유사한데, 모두 병인의 연령을 근거로 하여 1세 때부터 침구 금기의 부위를 계산하기 시작한다. 구년을 한 개의 순환으로 하고 매년 순서대로 일 위를 이동하여 일주하면 다시 시작된다. 그러나 구부인신소재는 단지 간단히 년에 따라 일 위를 이행(移行)하지만 고신기는 구년을 구궁의 순서와 서로 배오하여 매년 일궁을 순행하는 것으로 거의 『내경』 중 태을유궁학설(太乙遊宮學說)의 영향을 받은 것이다. 고신기의 방법에 관하여 명대(明代) 때 의가(醫家)인 고무(高武)가 일찍이 비평한 바가 있다.

5. 혈기

혈기의 이름은 한(漢)대에 나왔는데, 『논형(論衡)·기일(譏日)』에 "가축을 죽였을 때 피가 보이면 그 피를 피하라"[1]라고 말하고 있다. 고인(古人)은 피를 보는 것을 불길한 일이라고 여겨 가축을 죽여 피를 보는 것

1) 殺牲見血, 避血忌.

을 당연히 피했다. 자침하면 출혈이 되기 쉬우므로 '혈기'의 개념도 점점 침구 시치 중에 응용하게 되었다. 침구 혈기의 구체적인 기재는 최초로 『황제하마경』에서 보인다. 그 후에 『천금방』, 『외대비요』, 『침경지남』, 『침구대전(針灸大全)』, 『침구취영(針灸聚英)』, 『침구대성(針灸大成)』 등등의 책에 모두 덧붙여 옮겨 싣고 있다. 십이지를 축(丑)·미(未)·인(寅)·신(申)·묘(卯)·유(酉)·진(辰)·술(戌)·사(巳)·해(亥)·오(午)·자(子)의 순서에 따라 12월과 서로 배오하는데, 각 월에 상응하는 날이 즉 혈기일이다. 즉, 정월(正月) 축일, 이월 미일, 삼월의 인일 등이 혈기일이며 나머지는 유추할 수 있을 것이다. 『침경지남』, 『침구취영』과 『침구대성』 등의 책 중에는 또한 혈지(血支)의 금기가 있는데, 그 의의는 혈기와 서로 같고 역시 정월의 축일로부터 시작하며 12지지를 순서에 따라 12월과 서로 배오하는 것으로 후세 사람들은 당연히 혈기에 속하는 것으로 삼았다.

6. 건제기

건제(建除)는 원래 건제 12진으로써 인사(人事)의 길흉을 판단하는 방법으로 서한(西漢)에서 연유한 것이다. 최초에는 세(歲)와 달(月)의 길흉을 점쳤고 이후에 와서 일(日)의 길흉을 점쳤다. 앞의 2진이 건제(建除)가 되므로 건제십이진(建除十二辰)이라고 이르고 건제십이신(建除十二神)이라 칭하기도 한다. 건제십이진은 6조(組)로 나눌 수 있다. 즉 건제(建除)·만평(滿平)·정집(定執)·파위(破危)·성수(成收)·개폐(開閉)이다. 그들 사이에는 쌍쌍으로 서로 대응하고 서로 인과 관계를 가지고 있다. 건(建)에서 시작하고 후에 건(建)으로 인해 제(除)하는데, 이것은 낡은 것을 깨뜨리지 않고서는 새 것을 세울 수 없다는 것으로, 낡은 것을 제거하고 새로운 것을 건립한다는 뜻이다. 일생이(一生二)하고 이생삼(二生三)하는데, 삼(三)은 수(數)의 극(極)이며 만(滿)이 된다. 만즉일(滿則溢)이며 일즉평(溢則平)이므로 만(滿)한 후에 평(平)이 된다. 평즉정(平則定)이며, 정(定)은 즉 집(執)할 수 있으므로 이어서 정(定)이 되고 집(執)이 된다. 집(執)할 수 있는 것은 즉 파(破)하기 쉬우며 파(破)는 즉 위(危)를 알게 되므로 서로 이어서 파(破)가 되고 위(危)가 된다. 위(危)를 알면 삼가게 되고 노력하면 반드시 성(成)함을 이루게 되며, 성(成)은 즉 수확(收穫)이 있는 것이므로 파위(破危)한 후에 성(成)이 되고 수(收)가 된다. 개(開)와 폐(閉)는 그 서열로 보아 십일, 십이로 분별(分別)되는데, 십일월은 각 월의 전부가 경과하는 수가 되므로 개(開)가 되고, 십이월은 일년이 종결되는 것이므로 폐(閉)가 된다. 개(開)로 인하여 폐(閉)가 되고 일주하면 다시 시작된다. 건제십이진의 배치는 월건(月建)과 유관하다. 정월이 건인(建寅)의 월이 되고 건(建)이 건제십이진의 처음이 되며 역시 인(寅)이 되므로 정월의 제일 첫번째, 인일(寅日)로부터 시작되고 건(建)이 된다. 이어서 묘일(卯日)이 제(除)가 되고 진일(辰日)이 만(滿)이 되고 사일(巳日)이 평(平)이 되는데 이후의 순서는 잘 유추할 수 있을 것이다. 그러나 지지의 수도 12개이므로 간지의 기일과 서로 구별하기 위해서 매 월의 절기의 어느 날에 반드시 하루 앞의 건제 12진을 중복시키는데 이렇게 하면 하루가 늦게 된다. 1년은 12절기이므로 바로 12차례 중복이 되는 것이며 역시 12일이 늦게 되는 것으로 한 개의 순환이 적어진다. 두 번째 해의 정월 첫 번째 인월에 이르면 또 새로이 건부터 시작된다. 침구의 응용에 있어서 다른 일시에 따라 다른 금기 부위가 있다. 『자오경』, 『황제하마경』, 『천금방』, 『외대비요』, 『침구취영』 등의 여러 책에 모두 건제 침구 금기가 기재되어 있는데, 그들 간에는 서로 같고 다른 점이 있다. 『자오경』, 『천금방』에서의 기재는 비교적 완전하다. 이 외에 『자오경』, 『천금방』, 『외대비요』와 『침구대성』 등의 책에는 또한 "남자는 제(除)를 피하고, 여자는 파(破)를 피하라"[2]는 기재가 있는데, 남녀가 다르다는 것을 근거로 다른 기일이 있음을 강조하고 있어 바로 건제기의 내용에 속하는 것이다.

침구일시금기의 각종 방법은 주로 수당시기에 성행했으며 후세에 와서는 극히 적게 응용되고 있다. 이것은 시간인소가 침구 효응에 관해 좋지 않은 영향을 미친다는 것을 강조하는 것으로, 옛사람들의 침구시

---

2) 男避除, 女避破.

간에 따른 효응에 관한 인식을 반영한 것이다. 그 중에 합리적인 내용을 찾아 새로이 침구일시금기 방법의 과학적인 가치를 평가한다면 진지한 현실적 의의를 가지게 됨은 의심할 바 없다.

역자 권충경 / 교정 이은경

원 저 : 상해중의약잡지 1995년 6기(95136026)
針灸日時知避忌

요 점 : 침구일시금기(針灸日時禁忌)는 침구 발전 역사에 있어 중요한 위치를 점유하고 있다. 그것은 침구시치(針灸施治)의 금기 시간 및 그와 상응하는 침구 부위에 대해 강조하고 있다. 그것의 학술 사상은 『내경(內經)』에서 연유하고 그 구체적인 방법은 주로 수당(隨唐) 시대에 형성되어 성행하였는데, 태을기(太乙忌)·하마기(蝦蟆忌)·인신기(人神忌)·고신기(尻神忌)·혈기(血忌)·건제기(建除忌) 등을 포괄하며, 이러한 방법은 후세에 극히 적게 응용되었다. 본문은 이것에 대해 논술하고 있다.

성뇌개규 침자로 중풍 후유증을 치료한 임상 연구

天津中醫學院第1附屬醫院 周繼曾·張存生·李力·周時偉

指導 石學敏

본 논문은 성뇌개규 침자법으로 급성기 중풍과 만성 중풍을 치료하여 만족할 만한 치료 효과를 획득한 다음, 후유증기 중풍 치료에 대한 연구를 전개하여 전통 침자법으로 치료한 것과 서로 비교한 것으로, 성뇌개규 침자법의 후유증기 중풍에 대한 치료 및 작용 기제에 대하여 탐구 토론하고 있다.

1. 임상 자료

(1) 일반 자료

본 연구는 모두 84례로, 입원한 순서에 의해 무작위로 두 조로 나누었다. 성뇌개규 침자조(이하는 간단히 성뇌조로 칭한다)가 46례였고, 전통 침자조(이하는 간단히 전통조라 칭한다)가 38례였다.

성뇌조 : 남자 23례, 여자 23례였는데, 그 가운데 뇌경색 33례, 뇌출혈 13례였다. 발병 연령은 50~70세가 대다수(36례)를 차지하였으며, 발병한 지 3개월인 사람 28례, 4개월인 사람 9례, 5개월인 사람 3례, 6개월 이상인 사람이 6례였다.

전통조 : 남자 22례, 여자 16례였는데, 그 가운데 뇌경색 25례, 뇌출혈 13례였다. 발병 연령은 50~70세가 대다수(27례)였으며, 발병한 지

3개월인 사람 23례, 4개월인 사람 7례, 5개월인 사람 3례, 6개월 이상인 사람은 5례였다.

(2) 진단 기준

중의 : 1986년 6월 15일에 산동성 태안시에서 관계기관의 공인을 얻은 『전국중풍진단화료효표준(全國中風診斷和療效標準)』을 준칙으로 삼았다.

서의 : 북경 뇌혈관 협력조에서 임시로 정한 기준을 근거로 하였다. 같은 종류의 병례는 모두 CT를 통하여 최종적으로 확정 진단하였으며 병의 경과는 3개월 이상 된 것이었다.

2. 방법

(1) 치료 방법

① 성뇌조

치료 원칙 : 성뇌개규(醒腦開竅), 자보간신(滋補肝腎), 소통경락(疏通經絡).

취혈 : 내관·인중·삼음교(주혈로 한다), 극천·척택·위중·풍지·인당·상성 투 백회(부혈로 한다). 탐인곤란·실어에는 예풍·영천·금진·옥액혈을 더하여 방혈(放血)하고, 상지구급에는 극천·척택혈을 빼고 곡지·외관혈을 더하며, 수지악고에는 합곡 투 노궁을 더하며, 악력이 떨어진 데에는 팔사혈을 더하고, 완하수에는 양지를 더하며, 발꿈치가 하퇴중심선에 대해서 외전되어 있는 발의 기형(Strephenopodia, talipes varus)에는 양릉천·구허 투 조해를 더하고, 하지위축에는 족양명경근을 배합하여 침자한다.

조작 : 내관혈을 1～1.5촌 직자하여 제삽 염전보사법을 1분간 시술하고, 인중에서 비중격하를 향하여 5푼 사자하여 작탁사법을 실시하는데 안구가 축축할 때까지 하며, 삼음교에서 뒤쪽을 향하여 1～1.5촌 사자하여 제삽보법을 하는데 하지가 실룩거리기를(경련이 일어나기를) 3번 할 때까지 하며, 극천·척택·위중은 모두 1～1.5촌 직자하여 제삽법을

채용하는데 상지 혹은 하지가 실룩거리기를 3번 할 때까지 하며, 풍지는 작은 폭과 높은 빈도로 염전보법을 1분간 시술하고, 상성 투 백회의 수법은 풍지와 같게 하며, 인당에서 코 뿌리를 향하여 5분 사자하여 수법은 인중과 같이 한다.

② 전통조 : 중국에서 최근에 보편적으로 공인된 침자방법(교재기준)을 채용하였다

치료 원칙 : 익기활혈(益氣活血), 소통경락(疏通經絡).

취혈 : 상지에서는 견우·곡지·외관·합곡을 취하였다. 하지에서는 환도·풍시·족삼리·양릉천·풍륭·절골·현종·곤륜 등을 취하였다.

조작 : 일반적으로 규정된 침자 방법에 따라 시술하였다.

두 조는 모두 매일 침자를 2차례 시술하였다. 치료 60일 후 임상 치료 효과를 판단하였다.

(2) 관찰 지표

혈액 유변학(rheology)측정 : 혈액 점도는 일본의 BRL 1000형 점도계를 채용하였다. 혈액 침전은 Westergren's blood sedimentation법을 채용하였다. Packed cell Volume은 압적관 속에 항응고제를 처리한 후 3000번 회전시켜 원심 분리하여 30분쯤 후에 꺼내는 방법을 쓴다. 적혈구 혈소판의 전기 영동 시간은 상해 의과대학에서 제공한 세포 전기 영동 기계를 사용하였다. 혈소판 추출은 ES-631형 혈소판 취집기를 사용하였고 혼탁도 측정을 근거로 하였다.

혈액 지질의 측정 : 콜레스테롤 고밀도 지단백은 일본 uv-240 자외선 분광 광도계와 효소법을 채용하여 측정하였다.

위의 두 조의 환자들 모두 치료 전과 치료 60일 후, 동틀 무렵 새벽 공복시에 혈액을 검출하여 이 자료에 따라 치료 전과 치료 후의 변화를 대비하였다.

3. 치료 효과 기준

전국적으로 통일된 표준을 채용하였고 통계분석 방법을 운용하였으며, 입원이라는 기본적인 정황하에 엄격하게 평가하였으며 증가한 수치의 다소를 근거로 치료 효과를 평가하는 근거로 삼았다.

4. 치료 결과

(1) 치료 효과 분석

84례의 환자들은 평균 60일 동안 치료하였다. 성뇌조와 전통조에서 근본 치료된 것을 나누어 보면, 각각 13례(28.26%)와 2례(5.26%), 현저한 효과를 나타낸 것은 각각 9례(19.57%)와 7례(18.42%), 효과가 있었던 경우는 각각 14례(30.43%)와 15례(39.48%), 효과가 없었던 경우는 각각 10례(21.74%)와 14례(36.84%)였다. 전체적으로 효과가 있는 비율을 보면 각각 78.26%와 63.16%였다. 통계학적 처리를 해보면 비록 전체적인 유효율 상에 있어서는 그다지 현저한 차이가 없으나 기본 치료율 및 현저한 치료 효과를 보인 비율(기본 치유 및 현저한 효과를 포괄)의 비교에 있어서는 아주 현저한 차이 또는 현저한 차이($P<0.01$, $P<0.05$)를 보였는데, 성뇌조가 전통조보다 더욱 명확하였다.

뇌경색 및 뇌출혈은 치료 효과 분포의 비교에 있어서 성뇌조 46례의 환자 중 뇌경색 33례, 뇌출혈 13례였는데, 치료 후 양자의 치료 효과 분포를 통계 처리하니 차이가 없었다($P>0.05$). 전통조 38례의 환자 중 뇌경색 25례, 뇌출혈 13례였는데, 치료 후 양자의 치료 효과 분포를 통계 처리하니 역시 그다지 명확한 차이($P>0.05$)는 없었다.

(2) 혈액 유동학 및 혈중 지질 측정 결과

치료 전 84명의 환자가 혈액유동학 및 혈중 지질 등 각 항목에서 모두 높은 수치를 나타내었는데, 이는 중풍 후유증 호소자의 혈액이 높은 점·응·취의 병리 상태를 띠고 있음을 설명하는 것이다. 치료 후 성뇌조는 전체의 혈액 점도가 여러 변화율 상에서 모두 개선되었는데, 혈장 점도, 혈액 침강속도, 압적, 혈소판 응집율이 하강하였다. 적혈구·혈소판 전기 영동 시간은 단축되었고 콜레스테롤치는 하강하였으며 고밀도 지단백 및 콜레스테롤의 비율(H/T)는 상승하여 현저한 차이 또는 아주 현저한 차이를 보였다.(표1, 표2 참조)

표1. 성뇌조의 치료 전후 혈액유동학 및 혈중지질 검측지표 대비1(X±SE)

례수		전혈점도										혈취점도
		22.5^{s-1}	37.5^{s-1}	45^{s-1}	75^{s-1}	90^{s-1}	150^{s-1}	225^{s-1}	375^{s-1}	50^{s-1}	562.5^{s-1}	(cp)
치료전	46	4.62	4.58	4.12	4.42	3.95	3.79	3.67	3.45	3.36	3.34	1.97
		±0.38	±0.37	±0.24	±0.52	±0.21	±0.17	±0.15	±0.13	±0.12	±0.14	±0.09
치료후	46	3.38	4.05	3.72	3.72	3.54	3.44	3.32	3.15	3.08	3.03	1.53
		±0.27	±0.27	±0.20	±0.19	±0.16	±0.13	±0.12	±0.10	±0.09	±0.12	±0.07
P값		〈0.01	〈0.05	〈0.01	〈0.01	〈0.01	〈0.001	〈0.01	〈0.01	〈0.01	〈0.01	〈0.001

표2. 성뇌조의 치료 전후 혈액유동학 및 혈중지질 검측지표 대비2(X±SE)

례수		혈액침강속도	적혈구 압적 (壓積)	적혈구 전영 (電泳)	혈소판 전영 (電泳)	혈소판 응집률	담고순 (膽固醇)	고밀도단백질	고밀도 담고순
			(%)			(%)			
치료전	46	30.70 ±0.03	38.55 ±1.51	12.42 ±0.35	15.10 ±0.32	59.42 ±2.87	193.50 ±14.75	40.57 ±3.73	0.22 ±0.03
치료후	46	23.90 ±5.07	36.20 ±1.35	11.30 ±0.16	13.05 ±0.41	44.49 ±2.66	177.53 ±14.12	51.30 ±3.88	0.28 ±0.03
P값		〈0.05	〈0.001	〈0.05	〈0.01	〈0.001	〈0.01	〈0.01	〈0.01

전통조는 치료 후 전체 혈액 점도가 단지 변화율 22.5^{s-1}, 37.5^{s-1}, 45^{s-1}만 내려갔고 혈장점도·혈소판 응집률 상에서는 현저히 저하되어 모두 뚜렷한 통계학적 의의(P〈0.05)가 있었고, 그 나머지 각 항목 및 혈중 지질 그래프 상에서는 그다지 뚜렷한 개선은 없었다(P〉0.05).(표3, 표4 참조)

표3. 전통조의 치료 전후 혈액유동학 및 혈중지질 검측지표 대비1(X±SE)

례수		전혈점도										혈취점도 (cp)
		22.5^{s-1}	37.5^{s-1}	45^{s-1}	75^{s-1}	90^{s-1}	150^{s-1}	225^{s-1}	375^{s-1}	450^{s-1}	562.5^{s-1}	
치료전	38	4.65	4.59	4.09	4.06	3.94	3.80	3.65	3.41	3.37	3.33	1.96
		±0.39	±0.39	±0.26	±0.29	±0.21	±0.18	±0.13	±0.14	±0.13	±0.14	±0.09
치료후	38	4.49	4.44	3.94	4.01	3.88	3.76	3.66	3.39	3.38	3.29	1.88
		±0.31	±0.38	±0.29	±0.28	±0.21	±0.19	±0.12	±0.13	±0.14	±0.14	±0.09
P값		〈0.05	〈0.05	〈0.05	〉0.05	〉0.05	〉0.05	〉0.05	〉0.05	〉0.05	〉0.05	〉0.05

표4. 전통조의 치료 전후 혈액유동학 및 혈중지질 검측지표 대비2(X±SE)

례수		혈액침강 속도	적혈구 압적	적혈구 전영	혈소판 전영	혈소판 응집률	담고순	고밀도 단백질	고밀도 담고순
			(%)			(%)			
치료전	38	31.09 ±0.04	37.99 ±1.61	13.01 ±0.63	15.14 ±0.30	58.87 ±2.69	198.54 ±16.88	39.96 ±3.84	0.23 ±0.05
치료후	38	31.08 ±0.05	37.92 ±1.54	12.98 ±0.61	15.11 ±0.32	56.96 ±2.44	199.61 ±17.12	40.02 ±3.86	0.24 ±0.06
P값		〉0.05	〉0.05	〉0.05	〉0.05	〈0.05	〉0.05	〉0.05	〉0.05

5. 토론

성뇌개규 침자법은 석학민 교수가 중풍병의 기본적인 병리 메커니즘인 "규(竅 : 구멍)가 막히면 신(神)은 감추어져 나타나지 않으므로, 신(神)이 기(氣)를 인도할 수가 없다"[1)]고 한 것에 기초를 두고서 총괄하여 나온 새로운 형태의 침자 방법으로, 선혈배방(選穴配方)에서 채용한 "음경(陰經)의 혈(穴)을 주(主)로 하고 양경(陽經)의 혈(穴)은 보조혈로 삼는다"[2)]는 방법은 역대에 계속하여 사용해 온 "양경(陽經)의 혈(穴)을 주(主)로 하고, 음경(陰經)의 혈(穴)은 보조혈로 삼는다"[3)]는 방법을 바꾼 것으로, 주치 기능상에서 "규(竅)를 열어서 막힌 곳을 통하게 한다"[4)]는 것으로써 원신지부(元神之府)인 대뇌의 생리 기능을 개선하는

1) 竅閉神匿, 神不導氣.
2) 以陰經穴爲主, 陽經穴爲輔.
3) 以陽經穴爲主, 陰經穴爲輔.

것을 주(主)로 삼고 경락의 기를 소통하는 것을 보(輔)로 삼았다. 아울러 침자 방향, 시침 수법상에서 개혁을 진행하였다. 방 중의 내관은 팔맥교회혈, 심포경의 낙혈로서 양심안신(養心安神), 소통기혈(疏通氣血)의 기능이 있다. 인중을 사하면 독맥을 조절할 수 있는데 개규계폐(開竅啓閉)로서 성뇌령신(醒腦寧神)하게 된다. 삼음교는 간·비·신 삼경이 연결되어 있는 교회혈이며 보신자음(補腎滋陰), 생수익뇌(生髓益腦)의 기능이 있다. 풍지는 청리두목(淸利頭目)하는데 인당, 상성 투 백회를 합함으로써 조신건뇌(調神健腦)한다. 극천·척택·위중의 여러 혈들은 국부 조직의 기혈을 소통시킬 수 있다. 여러 혈을 합용하면 성신통락(醒神通絡), 자음(滋陰)의 효과를 함께 나타낸다.

성뇌개규 침자법과 전통 침자법으로 후유증기 중풍을 치료하여 비교연구를 진행하였다. 가장 좋은 침자 대조는 최근에 보편적으로 공인된 전국 통일 5판 교재의 중풍의 침자 치료 처방을 채용하였는데, 그것을 전통 침자조라 한다. 양 조는 모두 84례의 환자로서 성뇌조는 46례, 전통조는 38례였다. 치료 결과는 현저하였으며 기본 치유율은 각각 28.26% : 5.26%로서 매우 현저한 차이($p<0.01$)가 있었다. 현진율(顯進率)은 각기 47.83% : 63.13%로서 현저한 차이($p<0.05$)가 있었는데, 성뇌조에서 전통조보다 더욱 명확했다. 양자의 총유효율은 각기 78.26% : 63.16%였다. 뇌경색과 뇌출혈의 치료효과를 분석해보면 비록 성뇌조와 전통조 모두 명확한 차이가 없었으나($p>0.05$), 전통조에서의 전체적인 치료 효과는 결코 이상적이지 않았기 때문에 성뇌개규 침자법이 뇌경색과 뇌출혈(후유증기)에 대하여 모두 비교적 좋은 치료 효과를 얻었다고 인식하였다.

치료 전 환자의 혈액유동학 및 혈지가 모두 높은 수치에 처해 있었다는 것은 중풍 후유증기 환자의 뇌조직 혈류가 완만하고, 점도는 높고, 뇌조직은 빈혈 상태에 처해 있다는 것을 설명한다. 치료 후, 성뇌조의 전체 혈액 점도, 혈장 점도, 적혈구 압적이 모두 하강하였으므로 혈액의 고점상태를 변환시켰고, 혈소판 응집률, 혈소판과 적혈구의 전

4) 開竅啓閉.

기 영동 시간이 하강한 것은 적혈구 및 혈소판의 응집력 및 응체성이 하강되었음을 나타내었으며, 성뇌개규 침자법으로 혈액의 고점(高粘)·취(聚)·응(凝) 상태를 개선시켜 혈류를 빠르게 하여 뇌조직에 공급되는 혈량을 증가시켰다. 그리고 콜레스테롤이 저하되고, H-DLC 및 H/T가 상승된 것은 해당하는 침법에 혈지를 내리는 공효를 갖추고 있음을 설명한다. 전통조에서 변화율은 단지 22.5^{s-1}, 37.5^{s-1}, 45^{s-1} 또 혈장 점도, 혈소판 응집률상의 개선은 현저한 의의가 있으며 성뇌조는 개선된 정도는 물론 범위상에서 모두 전통조보다 더욱 명확하였다는 것을 알 수 있었으므로 성뇌개규 침자법의 임상 의의를 충분히 실증하였다.

역자 김혜선 / 교정 이은경

원　저 : 중국침구 1995년 3기(95333006)
醒腦開竅鍼刺治療中風後遺症的臨床研究

요　점 : 이 글은 성뇌개규 침자법과 전통 침자법으로 후유증기 중풍을 치료한 내용을 비교 연구한 것이다. 수용 치료한 84례에서 그 치료 결과가 뚜렷하게 나타났는데, 성뇌조와 전통조를 서로 비교하여 기본 치유율을 구분해 보면 28.26% : 5.26%가 되고 현저히 나아진 비율은 47.83% : 23.58%가 되어 대단히 유효하고 유의할 만한 차이($P<0.01$, $P<0.05$)가 있었다. 성뇌조가 혈액 유동학(rheology), 혈중지질 등 지표의 개선에 있어서 모두 전통조보다 더욱 분명하게 드러난 것은 성뇌개규 침자법에 혈액의 농(濃)·점(粘)·응(凝)·취(聚)의 개선 및 혈중지질감소 작용이 있음을 설명하는 것이다.

주제어 : 뇌혈관기형 / 침자요법 / 성뇌개규법 / 혈액유동학

제 VII 편

임상의학

중국고대의 부녀보건 사상 탐구

蚌埠醫學院 田立言·尹蓮方

부녀는 해부학적으로 자궁(子宮)·포맥(胞脈)·포락(胞絡)·자문(子門)·산도(産道)·음호(陰戶) 등의 기관이 있으며 생리상으로는 경(經)·잉(孕)·산(産)·유(乳)의 과정이 있기 때문에 병리 변화에서 경(經)·대(帶)·태(胎)·산(産) 등의 남자와는 다른 질환이 생기게 된다. 그리하여 중국은 고대로부터 산부인과라는 전문과의 설립의 필요성을 인식하고 있었다. 예를 들면 당대의 『천금요방(千金要方)』에서는 "부인에게 따로 방이 있는 것은 그의 태임생산붕상이 다른 까닭이다. …… 그러므로 부인에 대해서는 따로 방이 있는 것이다"[1]라고 하였으며, 『만씨여과(万氏女科)』에서는 "남녀는 모두 천지의 기로서 생겨났는데, …… 그러나 여자는 별도로 조경태전산후의 다스림이 있는데, 이는 고쳐서 하나의 과를 세운 까닭이다"[2]라고 하여 산부인과 독립의 중요 의의를 설명하였다. 남녀는 생리상의 차이가 있어 중국은 고대로부터 부녀 보건 방면에 대하여 아래의 몇 가지 점을 특히 강조하였다.

1. 위생을 중히 여겨야 한다(講究衛生)

여자에게는 경·잉·산·유 등의 생리 특징이 있어서 이러한 생리 특징의 전후 기간에는 더욱 위생에 주의하여야 한다. 부녀는 월경기에 혈실(血室)이 열려서 병사(病邪)의 침입이 아주 쉽게 된다. 『교주부인양

1) 婦人之別有方者, 以其胎任生産崩傷之異故也. …… 所以婦人別立方也.
2) 男女者, 均稟天地之氣以生. …… 但女則別有調經胎前産後之治, 此所以更立一科也.

방(校注婦人良方)』에서는 "만약 월경을 맞이하면 아주 조심을 해야 하는데, 그렇지 않으면 산후증과 비슷한 증상이 나타난다"3)라고 하였다. 중국 의학은 월경(月經)을 혈(血)에 의한 것이며 혈이 열(熱)을 얻으면 행(行)하게 되고 한(寒)을 얻으면 응체(凝滯)된다고 인식하였다. 부녀 월경기에 만약 고한제(苦寒劑)를 과도하게 복용하면 혈이 한하여 응체되고 포(胞)에서 막히게 되며 혈행이 순조롭지 못하여 월경이 늦게 오거나 월경량이 작거나 통경(痛經), 경폐(經閉) 등의 증상이 생기게 된다. 『부과옥척(婦科玉尺)』에서는 "만약 월경이 있을 때에 찬것을 먹어 한사를 얻거나 신것을 먹음으로써 응적에 이르면 혈은 이 때문에 흐르지 않게 된다"4)라고 하였으며, 『섭씨여과증치(葉氏女科證治)』에서는 음식에 대하여 경고하기를 "초강(椒薑) 같은 신열한 음식물을 과식하면 열이 혈을 상하게 하여 혈이 어지러이 상행케 된다"5)라고 하였다. 현대 의학은 부녀 월경기에는 대뇌피질층(大腦皮質層)의 흥분이 저하되어 면역 능력이 감약되고 게다가 자궁 경구(經口)가 약간 이완되고 자궁 내막(內膜)이 벗겨지고 음도(陰道)의 산성 분비물(酸性分泌物)이 월경 혈을 희석시키기 때문에 이 기간에 감염과 질병이 가장 쉽게 일어나게 된다고 하였다. 그러므로 부녀는 월경기의 위생에 주의하여야 한다. 중국 의학은 출산(胎産)보건 방면에 대하여 『만씨여과(万氏女科)』에서는 후추 생강과 같은 신랄한 음식을 과하게 먹으면 열이 그 혈을 상하게 하여 혈이 어지러워 위로 행하게 된다"6)라고 개괄하였으며, 생산의 환경에 대해서는 『섭씨여과증치(葉氏女科證治)』에서 "분만실은 응당 따뜻함과 서늘함이 마땅함을 얻어야 한다. 만약 봄 여름에 출산할 시에는 바람을 피해야 하고, 가을 겨울에 출산할 시에는 추운 것을 피해야 한다"7)라며 이렇게 할 것을 요구하였다. 『태산심법(胎産心法)』에서는 "대저 금방 출산하고 나면 갑자기 허해지는데, 이때 추위를 피

3) 若遇經行, 最宜謹愼, 否則與産後證相類.
4) 若經來時, 飮冷受寒, 或吃酸物, 以致凝積, 血因不流.
5) 過食椒姜辛熱之物, 熱傷其血, 則血亂上行.
6) 婦人受胎之後, 最宜忌飽食, 淡滋味, 避寒暑.
7) 産室當令溫凉得宜, 若産在春夏當避風, 産在秋冬宜避寒.

해야 하는데, 한하면 혈기가 응체되어 모든 병변이 생기게 된다"[8]라 하였으며, 또한 "모든 출산시에 여름을 만나면 절대로 바람을 맞으며 잠을 자서는 안 된다. 서늘한 것을 탐하여 부채를 사용하는 것을 가장 금기한다"[9]라고 하여 장기간 동안 전해 내려온 "산전에는 마땅히 서늘해야 하며, 산후에는 마땅히 따뜻해야 한다"[10]라는 말이 중국 민간에서 널리 받아들여지고 있다. 『섭씨여과증치(葉氏女科證治)』는 산후의 음식에 대하여 구체적으로 지적하기를 "산후 7일 내에 …… 신랄한 음식을 먹지 말아야 하는데, 먹으면 혈을 망행케 한다. 생냉한 음식을 먹지 말아야 하는데, 먹으면 혈이 응결되게 한다. 소도지제와 기를 모산하는 것을 먹지 말아야 하는데, 먹으면 기혈이 손상을 받게 된다"[11]라 하여 중국 의학의 부녀 보건의 내용을 더욱 풍부하게 하였다.

2. 감정과 의지를 순조롭게 하여야 한다(調暢情志)

중국 의학은 사람의 정지(情志)는 인체 장부의 기전에 영향을 미치는데 정지가 너무 격렬하면 음양실조(陰陽失調), 기혈불화(氣血不和), 장부기능문란(臟腑機能紊亂) 등을 초래하여 질병을 발생시킨다고 인식하였다. 부인 월경기에는 음혈(陰血)이 허(虛)하고 간기(肝氣)가 쉽게 왕성(旺盛)해져 정지가 쉽게 동요된다. 예를 들면 우(憂)·사(思)·울(鬱)·노(怒)가 기혈을 어지럽혀 고르지 못하게 하고 충임맥(衝任脈)이 서로 돕지 못하게 하여 월경이 순조롭지 못하게 되어 『여과경론(女科經論)』에서 처방과 약을 인용하여 이르기를 "부인은 혈로서 바다로 삼는데, …… 매번 대체로 우울하고 분노하며, 우울한 기운이 많이 거한다. …… 우울이 과도하면 기가 응결되어 혈 또한 응결하게 된다. …… 분노가 과도하면 기가 역하는데, 기가 역하면 혈 또한 역한다. 기혈이 장

---

8) 凡新產驟虛, 最忌着寒, 寒則血氣凝滯, 諸變冗生.
9) 凡產逢暑月, 切不可當風睡臥, 最忌貪凉用扇.
10) 產前宜凉, 產後宜溫.
11) 產後七日內, …… 毋食辛熱之物, 使血妄行, 毋食生冷之物, 使血凝結, 毋食消導耗散之物, 以損氣血.

부경락에 응결되어 역하면 경기는 이에 따라 조절이 불가능하게 된다"[12)]라고 하였으며, 『만씨여과(万氏女科)』에서는 "우울하고 사려과다하고 노뇌하고 마음속에 원한이 많으면 기혈이 울체 되어 경기가 행하지 못하게 된다"[13)]라 하고, 『경악전서(景岳全書)·부인규(婦人規)』에서는 "붕루와 임병은 …… 우울 사려과다 울노로 말미암지 않는 것이 없는데, 먼저는 비위를 손상하고, 다음으로는 충임맥에 이른다"[14)]라고 하여 임신부에 대하여 중국 고인들은 명랑하고 낙관적으로 생활하여 기기(氣機)를 순조롭게 하고 오장(五臟)을 편안하게 하여야 한다고 주장하였다. 태(胎)는 모(母)의 기(氣)를 빌어서 생기는 것이므로 양자(兩者)는 상통하게 된다. 『증보대생요지(增補大生要旨)』에서는 "분노하는 것을 제외하고 모든 수태 후에는 절대로 사람을 때리거나 욕해서는 안 된다. 대개 기가 조리되면 태아가 안정되지만 기가 역하면 태아에게 병이 생긴다"[15)]라 하였고, 『부청주여과(傅青主女科)』에는 "대노하면 유산하게 된다"[16)]는 논(論)이 있다. 임신부의 출산에 대해서 『태산심법(胎產心法)』에서 가족과 의사, 간호 보조원에게 경고하기를 "모든 부인이 처음 생산 …… 분만시에 변고가 생기는 일에 대하여 절대로 같이 논하여서는 안 된다. 그러면 산모가 공포심을 품고 두려워하게 되기 때문이다. …… 도리어 난산이 된다"[17)]라 하였으며, 또한 『경악전서(景岳全書)·부인규(婦人規)』에서 이르기를 "모든 화를 내려 하고 일이 뜻대로 풀리지 않으며, 사려하고 우울이 쌓이면, 심비의 기가 응결되어 충임맥의 근원이 상함에 이르게 된다. …… 심해지면 점차 막히게 된다"[18)]라고 하였으며, 『본초연의(本草衍義)』에서는 "대저 사람이 생하는 것은 기혈로서 근본으로 삼는다. …… 사려과다하면 대부분 노손에 이

---

12) 婦人以血爲海, …… 每多憂思忿怒, 鬱氣居多. …… 憂思過度則氣結, 氣結則血亦結. …… 忿怒過度則氣逆, 氣逆則血亦逆, 氣血結逆于臟腑經絡, 而經于是乎不調矣.

13) 憂愁思慮, 惱怒怨恨, 氣鬱血滯, 而經不行.

14) 崩淋之病, …… 未有不由憂思鬱怒, 先損脾胃, 次及衝任而然者.

15) 除惱怒, 凡受胎後, 切不可打罵人, 盖氣調則胎安, 氣逆則胎病.

16) 大怒小產.

17) 凡新婦初產, …… 切不可與言產變之事, 恐懷憂懼. …… 反成難產矣.

18) 凡欲忿不遂, 沈思積鬱, 心脾氣結, 致傷衝任之源. …… 重則漸成枯閉.

르게 된다. …… 여자는 월경이 먼저 폐한다"[19]라고 하여 객관적인 사물로 정확히 다루었는데 이러한 것들은 모두 정지를 순조롭도록 유지함으로써 기혈을 조화롭게 하고 칠정(七情)에 의하여 일어나는 병을 방지(防止)하고 질병의 호전(好轉)을 촉진하는 것에 대하여 매우 중요한 것이다.

3. 작업과 휴식이 적당하여야 한다(勞逸活渡)

정상적인 노동은 기혈의 유통(流通)에 도움이 되며 체질을 증강시키는데, 즉 "생명은 운동에 있다"고 이른다. 현대 의학은 운동은 인체의 신진대사를 높여 각 기관의 활력을 충만하게 한다고 인식한다. 그러므로 노동과 휴식은 반드시 적당하여야 하며 부녀자는 월경과 임신, 산육(産育) 기간에는 생리상의 관계로 한편으로는 과중하거나 부적당한 체력적 노동을 하여 비(脾)와 신(腎)을 상하거나 지나친 휴식을 하여 기혈의 운행이 순조롭지 못하여 쉽게 발병하게 되는 것을 피하여야 한다. 명의(名醫) 화타(華佗)는 "인체는 노동하고자 하나 극하게 하면 마땅하지 않다"[20]라고 하였으며, 양생가(養生家)인 손사막(孫思邈) 또한 "양생의 이치는 항상 조금 노동하는 것으로 크게 피로하고 감당할 수 없는 강도는 없어야 한다"[21]라고 하였다. 『산잉집(産孕集)』에서는 부녀자의 임신에 대하여 "모든 임신시에는 기거와 음식에 있어 오직 화평함을 제일로 삼는다. 너무 안일하면 안 된다. 안일하면 기가 체한다. 너무 피로하여서는 안 되는데 피로하면 기가 쇠약해진다"[22]라고 하였으며, 『만씨여과(万氏女科)』에서는 수태한 후에는 응당히 행동하여 왕래함으로써 기혈을 통창케 하고 모든 맥을 유창케 한다. …… 만약 안일함을 좋아하고 노동을 싫어하고 안정을 좋아하고 움직이는 것을 싫어하고 눕는 것을 탐하고, 아리땁게 되기를 원하면 기혈이 정체되어 분

19) 夫人之生, 以氣血爲本. …… 思慮過當, 多致勞損. …… 女則月水先閉.
20) 人體欲得勞動, 但不當使極耳.
21) 養生之道, 常欲小勞, 但莫大疲及强所不能堪耳.
22) 凡姙娠, 起居飮食, 惟以和平爲上, 不可太逸, 逸則氣滯, 不可太勞, 勞則氣衰.

만시 어려움이 많게 된다"[23]라 하였고, 『섭씨여과증치(葉氏女科證治)』에서는 구체적으로 "분만 전에는 또한 반드시 자주 움직여야 하는데, 이러하게 되면 거의 기혈을 유창케 하고, 태아가 쉽게 움직이게 되니 분만이 쉽게된다"[24]라고 하였고, 『의종금감(醫宗金鑒)·부과심법요결(婦科心法要訣)』에서는 "난산의 원인은 …… 혹은 태전에 안일함을 좋아하고 노동을 참지 못하고, 혹은 과하게 자는 것을 탐하고 이들은 모두 기체하여 난산하는 원인이다"[25]라 하였다. 부녀의 월경기에 대하여 『단계심법(丹溪心法)』에서는 "만약 노동이 과도하면 장부가 모두 상하게 되며, 충임맥의 기가 허하게 되어 경혈을 제약하지 못하게 되므로 갑자기 유산하게 된다"[26]라고 하였는데, 노동으로 인하여 기를 소모하게 되면 기가 허해져서 혈을 통제할 수 없게 되는데, 즉 월경량이 과다해지고 심하면 붕루(崩漏)의 병이 된다. 고인들의 부녀의 임신기간 중의 이러한 자아 섭생법(自我攝生法)은 지금에까지 이르고 있으며 또한 임상적인 지도 의의가 있다.

4. 방사를 절제하여야 한다(節制房事)

중국 의학은 방사노동(房事勞動)과 다산(多産)은 신기(腎氣)를 훼손하고 더욱이 월경기, 임신기, 산후에는 방사를 더욱 절제해야 한다고 생각한다. 임신과 출산이 많게 되면 쉽게 기혈을 상하게 되고 충임맥을 손상시키게 된다. 우선 옛날 사람들은 남녀의 결혼은 반드시 음양이 충실하고 육체와 영혼이 건강하며 지혜와 사고가 열리고 통하는 나이가 되어서야 혼인을 해야 한다고 주장하였다. 『광사기요(廣嗣紀要)』에서는 "남녀가 합하는 것은 반드시 그 나이가 합당해야 하는데, 남자는 비록 16세에 정기가 통하나 반드시 30세에 여자를 취해야 한다. 여

---

23) 受胎之後, 當宜行動往來, 使氣血通流, 百脈和暢. …… 若好逸惡勞, 好靜惡動, 貪臥養嬌, 則氣停血滯, 臨產多難.
24) 于未產之前, 亦須常爲運動, 庶使氣血流暢, 胎易轉動, 則產亦易矣.
25) 難產之由, …… 或胎前喜安逸, 不耐勞碌, 或過貪睡眠, 皆令氣滯難產.
26) 若勞動過極, 臟腑俱傷, 衝任之氣虛, 不能約制其經血, 故忽然而下.

자는 비록 14세에 월경이 있으나, 반드시 20세에 혼인해야 한다"[27]라고 하였는데, 만약 너무 일찍 결혼을 하게 되면 반드시 몸을 상하게 된다. 『저씨유서(褚氏遺書)』에서는 "남녀의 정기가 통하기 전에 남자가 여자를 맞이하여 그 정을 통하게 하면, 오체에 만족하지 않은 것이 있게 되어 훗날 몸에 치료하기 어려운 병이 생긴다"[28]라 하였다. 그 다음으로는 부녀자는 월경기에 혈실(血室)이 열리게 되므로 성교를 엄금하여야 한다고 하였는데 『여과경론(女科經論)』에서는 "만약 월경이 마침 있었는데 방사를 금하지 않으면 폐혈이 나오지 않게 되고, 쌓인 정기가 서로 사정되어 여러 병증이 생김에 이르게 된다"[29]라 하였다. 또한 부녀자는 임신기나 산후에 많은 주의할 점이 있는데, 예를 들면 『산잉집(産孕集)』에서는 "임신 후에 가장 먼저 방사를 금기하고 …… 그러지 않으면 유산하게 된다. ……"[30]라고 하였는데, 더욱이 임신 초기와 칠 개월 후에는 더욱 주의하여야 한다. 산후 교합(交合)에 대해서는 『천금요방(千金要方)』에서 "모든 산후에 100일 되면 방사를 해도 된다. 그러지 않으면 …… 모든 병이 자라게 되므로 조심해야 한다"[31]라고 하였다. 상술한 바를 종합하면 고인들은 양생에 있어서 "욕(慾)을 절제하는 것이 병을 방지한다"라는 말로서 그 도리를 정확히 하였다.

역자 전석수 / 교정 원재균

원 저 : 절강중의잡지 1995년 2기(95222075)
我國古代婦女保健思想初探

---

27) 合男女必當其年, 男雖十六而精通, 必三十而娶, 女雖十四而天癸至, 必二十而嫁.
28) 男女精未通, 而御女以通其精, 則五體有不滿之處, 異日有難狀之疾.
29) 若經适來而不禁房室, 則敗血不出, 積精相射, 致有諸證.
30) 懷孕之後, 首忌交合. …… 動而漏下. ……
31) 凡産後滿百日, 乃可合會, 不尒, …… 百病滋長, 愼之.

대하병의 변증치료 이해

廣東省深圳市寶安區婦幼保健院 張有芳

대하병(帶下病) 및 여성생식계통질환(女性生殖系統疾患) 중에 상견되는 병, 예를 들어 음도염(陰道炎), 자궁경부염(子宮頸部炎), 분강염(盆腔炎), 자궁경암(子宮頸癌), 자궁체암(子宮體癌), 자궁기유(子宮肌瘤) 혹 음도내이물(陰道內異物) 등은 모두 각종 형태가 다른 병리성 대하가 있다. 임상상은 적충성음도염(滴蟲性陰道炎), 매균성음도염(霉菌性陰道炎), 노년성음도염(老年性陰道炎) 및 자궁경염이 가장 많이 보인다. 임상에서는 반드시 증상과 체증(體證)을 결합하여 그 원인을 알아 명확히 진단함으로써 치료를 편리하게 한다.

중의학에서는 백대하를 인체 내의 일종의 음액으로 여겼는데 이것은 비의 운화작용과 신의 폐장(閉藏)작용 및 임맥(任脈)·대맥(帶脈) 2맥의 약속(約束)을 주관하는 기능에 말미암은 것이다. 만약 신기부족하고 비의 운화가 실조되고, 임맥이 견고치 못하고 대맥이 약속치 못하면 즉 대하가 과다하게 되며, 혹 색과 질에 이상이 보여지며, 예취(穢臭)와 아울러 국부소양, 작열동통, 혹 요산 등의 증이 나타난다. 중의는 대하의 색택과 동반되는 증상에 근거하여 임상시 백대·황대·적·청·오색대 등으로 구분하였다. 앞에서 말한 백·황·적 3형태가 가장 많이 보인다.

1. 병인병리(病因病理)

중의에서는 "대하병은 모두 습에 속하는데, …… 대맥이 약해서 습에 침윤을 당하는 것이다"[1]라 하여, 마땅히 비기 불운하고 신기 불화하며 간기가 불서(不舒)하면 가히 대맥의 실약(失約)과 충임불고(衝任不固)에 이르니 습탁하주(濕濁下注)되어 대하병을 이룬다고 인식했다. 그 병의 원인은 많으나 습이 주이며 주요한 것은 아래와 같이 몇 가지 요소가 있다.

① 비허 : 음식부절(飮食不節), 노일부당(勞逸不當), 손급비기(損及脾氣)하여 비양허, 운하실조, 습탁하주되는 고로 대하량이 많고 색은 백이며 콧물이나 침처럼 질청희(質淸稀)하다.

② 간화 : 간울화화(肝鬱化火), 간주소설, 성희조달(性喜條達), 간맥포락음기(肝脈包絡陰器)하니 간울화화하며 비실건운(脾失健運)에 미쳐 신실폐장(腎失閉藏)하니 인하여 습열하주 되어 자궁이 울체되고 임맥실사(任脈失司), 대맥불능약속(帶脈不能約束)하는 고로 대하량이 많고 면면히 끊어지지 않으며 색적백(色赤白)하며 질예(質穢) 혹 음양(陰痒) 등 증이 보인다.

③ 신허 : 다산방노(多産房勞)로 손상신기(損傷腎氣), 신음허(腎陰虛)하여 불능온화하초(不能溫化下焦)하여 충임맥실고(衝任脈失固)하게 하고, 정활불수(精滑不守)하여 마침내 대하에 이르게 된다. 혹 신음허하면 상화망동하고 음허실수(陰虛失守), 임대불고(任帶不固)하여 화왕박혈(火旺迫血)하니 대하와 임리(淋漓)가 끊이지 않게 된다.

④ 습독 : 월경 기간이나 산후에 포맥(胞脈)이 공허하고 습독예탁의 사(邪)가 침입하여 충임맥을 손상케 하여 예탁지액(穢濁之液)이 하주(下注)하게 되는 고로 대하가 황백(黃白)하여 냄새가 나고 음도(陰道)가 작통(灼痛)하고, 소양(瘙痒)의 증이 생기게 된다.

2. 변증논치(辨證論治)

① 비허증(脾虛證) : 대하색(帶下色)이 황백점조(黃白粘稠)하고 무취기(無臭氣), 다희여수(多稀如水)하며, 때때로 쌀뜨물 같고, 양다(量多), 면면부단(綿綿不斷), 면색창황(面色蒼黃), 담백허부(淡白虛浮), 정신피

---

1) 帶下之病, 皆屬于濕, …… 以帶脈弱而濕浸.

권(精神疲倦), 납소변당(納小便溏)하며 심하면 양족부종(兩足浮腫), 설염(舌炎), 태박백혹니(苔薄白或膩), 맥완약(脈緩弱)하니, 이것은 비실건운하여 습사유우하초(濕邪流于下焦)한 병변이다. 임상상 만성 자궁경염에서 이 증상이 많이 보인다. 치료는 의당 건비거습(健脾祛濕), 행기지대(行氣止帶)한다. 방(方)은 완대탕(完帶湯) - 당삼(黨參)·백출(白朮)·백작(白芍)·회산약(淮山藥)·진피(陳皮)·시호(柴胡)·흑형개(黑荊芥)·차전자(車前子)·감초(甘草)·창출(蒼朮) - 에 가미하여 운용한다.

방중(方中)의 당삼(黨參)·회산약(淮山藥)·감초(甘草)는 보기부중(補氣扶中)하고, 백출(白朮)·창출(蒼朮)은 같이 작용되면 건비조습지(健脾燥濕之)의 효력이 증가된다. 시호(柴胡)·백작(白芍)·진피(陳皮)는 소간해울(疎肝解鬱)하고 이기승양(理氣升陽)하며, 차전자(車前子)는 감한(甘寒)한 맛으로 이수제습(利水除濕)하고, 흑형개(黑荊芥)는 혈분으로 들어가 거풍승습(祛風勝濕)하고 서간(舒肝)한다. 이 방 전체는 보(補)하나 불체사(不滯邪)하고, 소(消)하나 정기를 상하지 않게 한다. 만약에 요통이 있는 사람이라면 골쇄보(骨碎補)·토사자(菟絲子)·천두충(川杜沖)을 가하고, 두훈(頭暈)에는 당귀(當歸)·천궁(川芎)을 가하고, 소복창통(小腹脹痛)에는 소회향(小茴香)·향부(香附)·애엽(艾葉)을 가하고, 자궁 경부 미란시에는 1~2차례 천비해·금은화를 가하며, 만약 대하점조(帶下粘稠)하고 색황(色黃)일 때는 비허복열(脾虛伏熱)의 증에 속하므로 먼저 역황탕(易黃湯) 혹 이묘(二妙), 사묘산(四妙散)의 류로 가감 치료한다. 초약(草藥)에는 백배엽(白背葉)·오조룡(五爪龍)·강임근(崗稔根)·산반자(算盤子) 등을 선용한다.

② 신허증(腎虛證) : 본형은 양허·음허로 나뉜다. 양허는 대하희박수양(帶下稀薄水樣), 종일임력부단(終日淋瀝不斷), 요산여절(腰痠如折), 소복랭통(小腹冷痛), 지랭야뇨빈(肢冷夜尿頻), 외음시양(外陰時痒), 설담(舌淡), 태박백(苔薄白), 맥침지(脈沈遲) 혹은 세지(細遲)하다. 음허는 대하량이 시다시소(時多時少)하며, 색황혹적백상겸(色黃或赤白相兼), 음양(陰痒) 증이 동반된다. 심하면 작열감, 심번이노(心煩易怒), 두훈목현(頭暈目眩), 구건이명(口乾耳鳴), 설홍(舌紅), 태소(苔少), 맥세삭(脈細數), 혹

현세(弦細) 등이 나타난다. 이 증상은 만성적충성(慢性滴蟲性), 만성염주균성(慢性念珠菌性), 연로성음도염(年老性陰道炎) 등 증에서 다견된다. 치료는 고신(固腎), 삽정(澁精), 지대(止帶)의 방법을 이용한다.

음허다화왕(陰虛多火旺)시에는 의당 장수이제화(壯水以制火)하니 지백팔미환(知柏八味丸)(湯)에 곡정초(穀精草)·야교등(夜交藤)·백작(白芍)·등심초(燈心草) 등을 가하여 이용한다.

양허(陽虛)에는 온신부양(溫腎扶養), 고삽지대(固澁止帶)하여야 하니 내보환(內補丸)을 선용한다. 방 중에 녹용(鹿龍)·육종용(肉蓯蓉)은 온신양(溫腎陽), 생정수(生精髓), 익혈맥(益血脈)하고, 토사자(菟絲子)는 보간신(補肝腎), 고임맥(固任脈)하고, 황기(黃芪)는 보기(補氣)하고, 육계(肉桂)·숙부자(熟附子)는 온명문(溫命門), 보진화(補眞火)하고, 동질려(潼蒺藜)는 온신지요통(溫腎止腰痛)하고, 백질려(白蒺藜)는 소간설풍(疏肝舌風)하고, 자울용(紫菀茸)은 온폐익신(溫肺益腎)하고, 상표초(桑螵蛸)는 수삽고정(收澁固精)한다. 이 방은 온신장양(溫腎壯陽), 익정고삽(益精固澁)하는 힘이 있다. 만약 대하가 오래되고 양이 많을 경우는 허증에 속하므로 황기(黃芪)·편두(扁豆)·복분자(覆盆子)·감실 등의 부정수렴(扶正收斂)하는 약물을 가한다.

③ 간화증(肝火證) : 대하색적(帶下色赤) 혹 황록교잡(黃綠交雜), 질조이취(質稠而臭), 임리부단(淋瀉不斷), 월경선후무정기(月經先後無定期), 정신억울이노(精神抑鬱易怒), 흉협창만, 구고인건, 설홍(舌紅), 태황(苔黃), 맥현삭(脈弦數) 등의 증은 간경습열하주포궁(肝經濕熱下注胞宮)하여 대하가 생긴 것이다. 치료는 서간해울(舒肝解鬱), 청열사화(淸熱瀉火)하는데 방(方)은 용담사간탕에 가감하여 사용한다.

방 중에 용룡담(龍龍膽)·황금(黃芩)·산치자(山梔子)·시호(柴胡)는 소간청열사화(疏肝淸熱瀉火)하고, 목통(木通)·차전자(車前子)·택사(澤瀉)는 제습이수(除濕利水)하고, 생지황(生地黃)은 양혈보간사사거정불상(養血補肝使邪去正不傷)하고, 감초(甘草)는 조화제약(調和諸藥)한다. 이 방은 사간화(瀉肝火), 이습열지공(利濕熱之功)이 있다. 모든 간울화화로 생긴 대하색적혹황록(帶下色赤或黃綠)의 실증(實證)에서는 습이 제거되면 대하도 자연히 낫는다.

④ 습독증(濕毒證) : 대하농양(帶下膿樣), 부내양(腐奶樣) 혹 오색양(五色樣), 예취(穢臭), 음중작열(陰中灼熱) 혹 소양(瘙痒), 소복통, 소변단적, 구건구고(口乾口苦), 설홍(舌紅), 태황(苔黃), 맥현삭 혹은 활삭하다. 이 증은 급성음도염, 균독성, 임구성(淋球性), 포도구염 같은 화농구균감염시 다견된다. 만약 대하에 오색이 교잡이 나타나고 혈수(血水), 악취(惡臭)하면 자궁경 혹은 음도의 악성병변이다. 치료는 해독(解毒), 청열(淸熱), 제습(除濕)해야 하니 방(方)은 지대탕(止帶湯) - 저령(猪苓)·복령(茯苓)·차전자(車前子)·택사(澤瀉)·인진(茵蔯)·적작약(赤芍藥)·단피(丹皮)·황백(黃柏)·산치자(山梔子)·우슬(牛膝) - 가미(加味)를 쓴다.

방 중의 저령(猪苓)·차전자(車前子)·복령(茯苓)·택사(澤瀉)는 이수제습(利水除濕)하고, 면인진(綿茵蔯)·산치자(山梔子)·황백(黃柏)·단피(丹皮)는 청열해독사화(淸熱害毒瀉火)하고, 적작(赤芍)은 양혈해독(凉血害毒)하고, 회우슬(懷牛膝)은 오로지 능히 보(補)하고 제약(諸藥)을 하행(下行)시킨다. 이 방은 청열해독 거습지대지공(祛濕止帶之功)이 있다. 적당히 금은화(金銀花)·연교(連翹)·포공영(蒲公英)·지부자(地膚子)·패장초(敗醬草) 등을 가하여 지대탕(止帶湯)의 청열해독이습(淸熱解毒利濕) 기능을 증강시킨다.

기타 치료로 예를 들면 ㉠ 외세(外洗), ㉡ 좌분훈욕(坐盆熏浴)(대야에 앉아 김을 쐬어 씻음), ㉢ 음도충세(陰道蟲洗)하는데, 백부자·고반(枯礬)·토복령(土茯苓)·포공영(蒲公英)·은화등(銀花藤)·지부자(地膚子)·황백(黃柏)을 각 20~30g 전탕하여 매일 2~3차례 훈세(熏洗)하면 임상 효과가 아주 좋다.

3. 치료시 주의 사항

① 대하병은 습(濕)이 주요한 관건인 고로 치료시에는 마땅히 자니(滋膩)한 약은 사용하면 안 된다. 『단계심법(丹溪心法)』에서 말하기를

"담기대하수단후미(痰氣帶下須斷厚味)"라 하였다.

② 출산을 계획하고, 방사(房事)를 절제한다.

③ 적충성(滴蟲性), 매균성(霉菌性) 음도염전염성(陰道炎傳染性)이 비교적 많으니 환자는 목욕시에 반드시 때때로 소독하여 교차로 전염되는 것을 방지한다.

④ 오랜 기간 흐른 대하에 오색이 조잡하게 섞이고 악취 혹 접촉성 출혈이 있을 때에는, 응급시에는 방암검사(防癌檢査)를 하여 병정이 지체되는 것을 방지한다.

4. 병례 소개

예1) 이××, 24세, 공인, 1993년 4월 13일 초진.

환자가 평소 월경은 순조로운데 대하양다(帶下量多), 색담황(色淡黃), 질조(質稠), 면면부단(綿綿不斷), 면색박백(面色薄白), 사지불온(四肢不溫), 납매(納呆), 음부유하수감(陰部有下垂感), 설담(舌淡), 태박백(苔薄白), 맥세약(脈細弱)하니, 이것은 비기가 허약하여, 불능운화수습하고, 수습지기(水濕之氣)가 하함(下陷)한 것이다. 치료는 마땅히 건비익기(健脾益氣), 승양제습(升陽除濕)하는 것으로 방(方)은 완대탕(完帶湯)을 가감하여 6제를 먹였다. 복약 후 재진해 보니 대소(帶少)했다. 여전히 음부수감(陰部垂感)하여 위의 방에 황기30g을 가하여 다시 10제를 복용시키니 모든 증이 소실되었다. 그 해 5월에는 한 명의 여아를 순산했다.

예2) 왕×, 28세, 공인, 1993년 7월 초진.

환자는 결혼 5년 동안 임신하지 못했다. 월경이 늦고 양소(量少)하며, 백대다(白帶多), 질청희(質淸稀), 임리부단증(淋漓不斷證)에 이명, 요산(腰痠), 뇨빈삭, 외한지랭(畏寒肢冷), 설담(舌淡), 태박백(苔薄白), 맥침지(脈沈遲) 등의 증상이 동반되었다. 진단은 신양허, 신양부족, 임맥불고, 대맥실약(帶脈失約)한 것으로 보아 치료는 의당 온양보신, 고

정지대(固精止帶)하고, 방(方)은 내보환(內補丸)가감 5제를 복용하였다. 복약 후 재진찰해 보니 여러 증이 다소 감소했고, 원방에 비추어 단룡골(煅龍骨)·하모려(煅牡蠣)·당삼·황기 각20g, 백출12g을 가하여 익기건비(益氣健脾)하고 자양선천(滋養先天)하니 견고히 치료 효과가 있었다. 이 방법을 계속하여 3개월이 지나니 적절하지 않은 것이 없었다.

5. 소결

대하병의 주요 관건은 '습(濕)'이며, 병의 소재는 임·대맥과 관계되어 있는 장부, 특히 비(脾)·신(腎)·간(肝) 삼장의 관계에 밀접히 연결되어 있다. 이 병기의 요점은 습상임맥(濕傷任脈), 임맥불고(任脈不固), 대맥실약(帶脈失約)한 것이다. 본병은 대하의 양(量)·색(色)·질(質)·기미(氣味) 이상 및 국부(局部)의 정황, 전신에 동반되는 증상 및 부인과 검사, 화험검사(化驗檢查), 종합분석 등이 파악되어야 하며, 치료상에서는 제습지대(除濕止帶)를 중요시하여, 허즉보지의삽(虛則補之宜澁), 실즉청지(實則淸之), 사지(瀉之), 의공(宜攻)하는데, 실증시(實證時) 청리(淸利)하더라도 너무 일찍 고삽지제를 사용하여 그 사(邪)가 머물도록 해선 안된다. 별도로 외세약(外洗藥)도 본병의 치료에 중요한 하나의 방법이므로 경솔히 보지 말아야 한다. 대단히 중요한 것은 변증이 정확해야 치료에 있어서도 능히 만족할 만한 효과에 도달할 수 있는 것이다.

역자 정인영 / 교정 원재균

원 저 : 신중의 1995년 3기(95153061)
帶下病的辨治體會

불임증의 심리 치료에 대한 소고

廣州中醫學院第一附屬醫院 何燕萍

출산 계획은 중국의 기본적인 국가 정책이다. 그것은 출산 규제와 불임증 치료의 양 측면을 포괄하며 하나라도 소홀히 할 수 없다. 중국의 1억 인구 중 많은 가임 연령의 부부 가운데 이미 혼인한 부인의 불임증 발병률은 최고 10~15%에 달한다. 그녀들은 자식을 바라는 마음이 절실해서 다방면의 치료를 해보지만 효과가 없고, 혹은 가정과 사회로부터 압력을 받고, 본래 화목했던 가정이 자녀가 없음으로 해서 파탄될 지경에 이르게 되고, 심지어 불임증을 앓고 있어서 차별 대우를 받고 생활하는 데도 자신감을 잃어버린다. 그러므로 이런 류의 환자들 중에 많은 사람이 모두 정도는 다르지만 심리 장애와 정신 질환이 비교적 많고, 초려(焦慮)와 우울의 발생률도 비교적 높다. 관련 자료의 통계에 의하면 불임증 환자 중에 심한 정도의 우울이 27.4%를 차지하고, 자각적인 심한 정도의 정신적인 압박이 58%를 차지한다. 의사로서 검사 치료를 진행하는 동시에 심리 유도를 배합해서 진행해 전면적인 치료의 목적에 도달하게 한다.

중의 심리 요법의 역사는 유구하며, 역대 중의 의학 자료에 모두 심리 치료에 관한 기록이 있다. 일찍이 『황제내경(黃帝內經)』에 "고대 사람들은 짐승들 틈에서 같이 살면서 추운 계절에는 신체를 활동시켜 추위를 피하고, 더운 여름에는 서늘한 음지에서 생활함으로서 더위를 피했다. …… 이렇게 편안하고, 고요한 환경에서는 외사가 체내로 침입할 수가 없다. 그러므로 약물을 사용하여 치료할 필요도 없고 침을 사용하여 치료할 필요가 없었으니, 단지 주문을 외우는 방법으로 환자의 정신을 바꿔 주면 병이 낫는다"[1]라는 기록이 있다. 이른바 "이정축유(移精祝由)"는 바로 축도(祝禱)의 방법으로 정신과 주의력을 변화시켜 질병 치유의 목적에 도달하는 것인데, 이것은 2천 여년 전의 사회 생산력이 대단히 저하된 상태에서 행할 수 있었던 치료 방법이다. 남북조의 도홍경은 "사료가 많으면 신이 다하게 되며, 생각이 많으면 지가 흩어지게 되고, 하고자 하는 게 많으면 지가 손상을 받게 되고, 걱정이 많으면 심이 당기고, 기쁨이 많으면 뜻이 넘치게 되고, 즐거움이 많으면 착란하게 되고, 분노가 많으면 모든 맥이 일정하지 못하게 되며, 좋아하는 일이 많으면 전적으로 혼미하여 다스리지 못하게 되고, 혐오하는 일이 많으면 마음이 조려져서 기쁨이 없게 된다"[2]라고 인식했다. 역시 심리 활동이 심신의 건강에 직접적인 영향을 준다는 것을 말한 것이다. 이로부터 심리 치료는 중의학에서 중요한 위치를 점유하고 있었다는 것을 알 수 있다.

인간은 하나의 유기적인 통일체로서, 이미 신체가 있고 또 복잡한 심리 활동과 정신적인 요소가 있어 생식 기능에 직접적인 영향을 줄 수 있다. 예를 들어, 심정긴장(心情緊張), 사려과도(思慮過度), 혹은 대경졸공(大驚卒恐), 혹은 정서우울(情緒憂鬱), 간기불서(肝氣不舒), 기혈불화(氣血不和), 충임불능상자(衝任不能相資)하면 수정되어 임신하는 것을 방해할 수 있다. 심각한 경우에는 기체혈어(氣滯血瘀)로 징가적취(癥瘕積聚)가 된다. 현대 의학 연구에서 심리와 사회적 요인, 정서의 변이가 내분비와 수태 능력에 직접적인 영향을 줄 수 있다는 것이 증명되었다. 불임증 환자, 특히 기질성 병변과 증상에는 비교적 효과가 없으나 정서 장애가 있는 환자에 대한 심리 치료의 시술은 치료 효과가 현저했다.

필자는 일찍이 한 여성 환자를 치료한 경험이 있는데, 나이는 29세

---

1) 往古人居禽獸之間, 動作以避寒, 陰居以避暑, …… 此恬淡之世, 邪不能深入也, 故毒藥不能治其內, 針石不能治其外, 故可移精祝由而已.

2) 多思則神殆, 多念則志散, 多欲則損志, 多愁則心攝, 多樂則意溢, 多喜則忘錯昏亂, 多怒則百脈不定, 多好則專迷不治, 多惡則焦煎無歡.

이고 이미 혼인한 지 3년이나 되었고 부부가 같이 살았으며 피임 조치를 취한 적도 없는데 불임이었다. 월경 주기도 규칙적이고 월경량과 생리통도 양호했다. 실면다몽(失眠多夢), 무고이노(無故易怒), 위납차(胃納差), 흉협창만(胸脇脹滿), 설변첨홍(舌邊尖紅), 태박(苔薄), 맥현세삭(脈弦細數)했다. 부인을 검사해 보니 기질성 병리 변화는 발견되지 않았고, 기초 체온[3]도 정상이고, 일찍이 수란관통수술[4]을 해서 잘 통하는 것이 보였다. 그녀의 남편은 31세이고 체격은 건장하고 정액 검사도 정상이었다. 일찍이 모의원에서 진찰을 받고 한방 제제를 복용했으나 치료 효과가 없어 우리 병원으로 옮겨왔다. 병력을 물어 보고 환자 부부가 결혼 전에 같은 공장을 다니다가 감정이 비교적 좋아졌으며, 결혼 후에 남편은 외자 기업의 사원으로 임명되어 전근했다. 그는 자주 외지로 출장을 갔고, 성격이 명랑하고, 친구 사귀기를 좋아해서 술자리에 응하는 일도 잦았고, 휴일에도 집에 있는 일이 드물었다. 그러나 환자는 여전히 여공이어서 작업장에서 힘들게 일했고 게다가 성격이 내성적이어서 근심이 많고 잘 감동했다. 혼인 후 오랫동안 아이가 없어 곧 자신이 다른 사람보다 열등하다고 생각했고, 온종일 근심하는 마음이 대단했다. 남편이 정부가 있어 자기와 소원해지지 않을까 걱정해서 항상 남편에게 힐문해 부부 관계가 긴장되게 되었고, 이것은 부부 성생활에도 직접적인 영향을 끼쳤다. 종합적인 분석을 통해 증상은 이에 정서불창(情緖不暢), 간기울결(肝氣鬱結), 간실조달(肝失條達), 충임실조(衝任失調)로 인해 불임에 이른 것이었다. 생각한 증상 결과와 개별적인 특성에 맞추어 중의 심리요법인 개해소도(開解疏導), 해석의

---

3) 폐경기 전인 성인 여성의 체온은 월경 주기와 관련이 있다. 배란 전에 (월경 주기가 28일인 경우 12~16일쯤) 일과적으로 체온이 떨어졌다가, 배란 후 서서히 올라가 월경 전까지 높은 체온을 유지한다. 월경 후 다시 떨어져 다음 배란기까지 정상 체온을 유지한다. 만약 배란이 없으면 고온 상태는 안 된다.사람의 체온은 오후 6~8시에 가장 높고, 오전 5~6시에 가장 낮다. 그 차이는 약 1°정도.

기초체온(基礎體溫) : 사람이 가만히 안정하고 있을 때의 체온. 충분히 자고 난 아침, 잠이 깬 직후에 잰 체온.

4) 역자의 생각으로는 salpingostomy(卵管開口術)이나 tuboplasty(卵管形成術)이 아닌가 한다.

혹(解釋疑惑)의 방법을 운용했으며, 아울러 그들 두 사람이 서로 알고 서로 사랑한 과정에서 매우 뜨겁게 변하던 때의 열정을 회상하도록 유도하고, 남편에게 합리적으로 일을 처리하고 아내를 자상하게 돌보는 데 많은 관심을 기울이라고 권했다. 중의변증에 의거해 방을 선택하고 약을 썼는데, 서간해울(舒肝解鬱), 양혈건비(養血健脾)하는 개울종옥탕(開鬱種玉湯)을 가감해서 주었다.(『傅青主女科』) 처방 : 당귀·향부자·시호 각 10g, 백작약·운복령·천화분 각 15g, 목단피·산조인·야교등(夜交藤) 각 20g으로 7제를 연복했다. 1주 후에 다시 진찰해보니 정신이 호전되고 밤에 편히 잘 수 있으며, 부부 관계도 또한 점차 개선되고 있었다. 다만 여전히 소화력이 좋지 못하고 흉협이 창만했다. 아직도 간기울결(肝氣鬱結), 간목승비(肝木乘脾), 비실건운(脾失健運)했기 때문에 윗 처방에 회산약 15g, 백출 12g을 가했다. 후에 다시 진찰했을 때 윗 방의 기초 위에 자보간신(滋補肝腎)하는 약물을 가했고, 계속해서 3개월을 치료한 후에 임신했으며, 다음해 여자아이를 순산했다.

상술한 병례에서 알 수 있는 것과 같이 심리 치료를 진행할 때에 의사는 모름지기 환자에게 관심을 가져서 그들의 신임을 얻어야만 한다. 또한 확실히 환자의 심리 증상 결과를 이해하고, 상세하게 병력을 분석하고, 신체 검사 및 임상 자료를 결합해서 어떤 종류의 심리요법을 선택할지 추측하고 단정해야 한다. 환자가 진정을 토로하도록 격려하는 것은 한편으로 의사는 치료에 자신이 있게 하고, 동시에 환자에게는 또한 일종의 마음의 울분을 털어놓아서 심중의 고통과 억압을 경감시키고 정신적 부담을 없애서 마음을 상쾌하게 해 적극적으로 치료에 협력하게 한다.

현대의 많은 의학 심리학 연구와 임상 실천에서 심리 요인과 사회 요인, 더불어 유전·생화학·면역 등의 요인도 마찬가지로 질병의 발생·발전·치료와 예방에서 중요한 작용을 한다는 것이 증명되었다. 중의 심리요법의 역사는 유구하고 방법 또한 많으며 경험도 풍부해서, 위에서 언급한 개해소도(開解疏導), 해석의혹(解釋疑惑)의 방법 외에도 이정승정(以情勝情), 암시요법(暗示療法) 등이 있다. 불임증의 병인은 여러 가지가 뒤엉키어 복잡하니, 마땅히 우리들은 변증논치(辨證論治)를 진행해 견방용약(遣方用藥)할 때, 예컨대 각종 병정(病情)에 주의해서 상응하는 증의 심리 요법을 배합하고, 환자의 인생관과 출산관을 개선시켜 개별적인 결함을 극복하고, 심리적인 압박을 경감시켜 어느 정도 호전된 임상 치료 효과를 거둘 수 있게 한다.

역자 현민경 / 교정 원재균

원 저 : 신중의 1995년 3기(95153060)
淺談不孕症的心理治療

황기통초탕에서 입안한 산후 요저류를 치료한 15례

浙江省開化縣第二人民醫院 蔣榮耀

필자는 1990년 이래로 황기통초탕에서 입안하여 산후 요저류(尿潴留)를 치료한 15례가 있는데, 임상 응용에서 치료 효과가 자못 좋았다. 소개하면 아래와 같다.

1. 일반 자료

본 조 15례는 연령이 최대 35세, 최소 23세이다. 그 중 제왕절개가 5례, 자연 분만이 10례이다. 병정은 최단 5일, 최장 10일이다.

2. 치료 방법

황기통초탕 기본방 - 황기 20g, 통초 12g, 당귀 12g, 세목통 10g, 차전인 12g, 복령 12g, 포산갑(炮山甲) 10g, 생감초 10g -을 매일 1첩 하루 2회 복용한다. 만약 기허한 자라면 당삼 12g, 백출 10g을 가한다. 식욕이 좋지 못하면 초산사(焦山楂) 12g, 건곡(建曲) 12g을 가한다.

3. 치료 효과 판정의 표준과 결과

치유(治愈) : 증상, 신체 현상이 기본적으로 소실되고 소변이 정상을 회복한 경우. 현효(顯效) : 대부분의 증상, 신체 증후는 분명히 호전된 경우. 유효(有效) : 증상이 개선되며 아울러 안정되었으나 신체 증후는 현효 기준에 도달하지 못한 경우. 무효(無效) : 증상과 신체 증후가 변하지 않았거나 악화된 경우.

치료 후, 치유 13례, 현효 1례, 무효 1례, 총 유효율 93.4%가 되었다.

전형 병례 : 손모, 25세. 산모는 1992년 3월 27일 1명의 태아를 자연분만하였고 당시 출혈이 비교적 많았으며, 이후 소변융폐(小便癃閉)된 지 5일 되었다. neostigminum을 주사하고 요도에 관을 삽입해도 효과가 없었다. 내가 진찰했을 때에 환자는 소변이 점적불통(點滴不通)했고, 소복이 부르고 갑자기 통증이 생기며, 면색광백하고 툭하면 한출하며 심계·두훈신피(頭暈身疲)하고 음식물을 잘 먹지 못하며 설담(舌淡)·태박백(苔薄白)·맥세약(脈細弱) 등의 증상이 있었다. 증상은 기혈양허에 속하고 승청강탁이 실조된 것이다. 황기 20g, 통초 12g, 당귀 12g, 왕불류행 12g, 당삼 12g, 복령 12g, 차전자 10g, 생감초 12g을 써서 치료하였다. 2제를 복용한 후 다시 진료하니 소변이 약간 풀리려 하나 고통스러우며 시원하지 않았다. 원방으로 2제를 다시 복용하니 요(尿)가 나오는 것이 정상이 되어 완전히 나아 퇴원하였다.

4. 토론

본 병은 한의학의 '융폐' 범주에 속한다. 산후에 기혈모손으로 말미암아 중양(中陽)이 부진하여 통조수도(通調水道)할 수 없으므로 방광의 기화작용이 무력해진 것이다. 『영추(靈樞)·구문(口問)』에서는 "중기가 부족하면 이로 인해 대소변에 병변이 생긴다"[1]라 하였다. 비폐기허하면 청기는 상승할 수 없고, 탁음 또한 하강하기 어려우니 소변이 불리하게 된다. 산후의 병을 치료함에 본래 산후에 구애되어서도 안 되며 또한 산후의 원칙을 무시해서도 안 된다. 반드시 기혈 유즙(乳汁)을 고려해야 한다. 방 중의 황기·당귀·복령은 보중익기, 승청강탁하여 생화

1) 中氣不足, 溲便爲之變.

의 원천이다. 목통·차전자는 아래로 탁한 것을 내려 주는데 위로 통하게 하면 아래로 도달하고, 기가 승하면 수(水)가 내려가니 이뇨하면서도 음을 상하지 않는다. 포산갑은 주찬(走竄)하는 성질이 있어 도달하지 않는 곳이 없으므로 장부를 선통하고 경락을 관철하여 통유한다. 왕불류행은 행기통락시키며 감초는 제약을 조화하고 보기제를 넣는 것은 누적 효과를 얻기 위해서이다.

역자 원은주 / 교정 원재균

원 저 : 상해중의약잡지 1995년 4기(95134007)
自擬黃芪通草湯治療産後尿瀦留15例
주제어 : 자의황기통초탕 / 산후뇨저류

'순양'에 대한 분석

河南省安陽市中醫藥學院 史新明

소아(小兒)를 "순양지체(純陽之體)"라고 하는 논술은 최초로 『노신경(顱囟經)』이라는 책에서 볼 수 있는데, 『노신경(顱囟經)』은 우선 "삼세 이하의 아이를 순양이라 부르는데 이는 원기가 흩어지지 않은 것이다"1)라고 제시하였다. '순양'에 관한 개념은 고금이 다르고 관점이 각각이며 많은 설이 뒤섞여 어지러운데, 이러한 혼란한 설들은 중의교학(中醫教學)과 소아과 임상에 있어서 어려움이 되고 있어 반드시 명확히 할 필요가 있다.

송나라 전을(錢乙)의 『소아약증직결(小兒藥證直決)』 중에는 "소아는 순양이라 반드시 화를 더하여서는 안 된다"2)라고 하였고, 『의학정전(醫學正傳)·소아과(小兒科)』에 이르기를 "대저 팔세 이전의 소아를 순양이라 하는데, 모두 진수가 왕성하지 않은 것이며 심허가 이미 불탄 것이다"3)라 하였으며, 청나라 섭천사(葉天士)의 『유과요략(幼科要略)』에서는 소아 질병의 특징으로부터 소아의 신체는 순양에 속하며 열병 환자가 가장 많다고 하였다. 이에 근거하여 역대 소아과 학자들은 소아 시기의 체질 특징을 "체속순양(體屬純陽)" 혹은 "순양지체(純陽之體)"라고 칭하였으며, 아울러 개념상에서는 점차적으로 "순양은 양기가 유여한 것이다"4)라는 인식을 형성하였다.

---

1) 孩子三歲以下, 呼爲純陽, 元氣未散.
2) 小兒純陽, 無煩益火.
3) 夫小兒八歲以前曰純陽, 盡其眞水未旺, 心火已炎.
4) 純陽者, 陽氣有餘也.

나정제(羅整齊)는 『부계의론선(鮮溪醫論選)』에서 이에 대하여 상반된 논점을 제시하였는데, 그가 이르기를 "소아는 나이가 어려, 위기가 충양하지 않으므로 순양이라 하는데, 원래 양이 유여한 것은 아니고, 단지 치양일 뿐이다. 치양지양의 양이 얼마나 되겠는가?"[5]라고 하였다. 오국통(吳鞠通)은 『온병조변(溫病條辨)·해아난(解兒難)』에서 순양에 대하여 이르기를 "예전에는 소아를 순양이라 칭했는데, …… 성양을 일컫는 것은 아니다. 소아는 치양이 미충하고 치음이 자라지 않은 것이다"[6]라고 하였으며, 또한 "고로 소아를 순양이라 하였는데 이것은 단조가의 말로는 '일찍이 몸을 흩뜨리지 않음을 말함이지 양이 성함을 말한 것은 아니다'"[7]라고 하였다. 여몽당(余夢瑭)은 『보적존진(保赤存眞)』에서 이르기를 "진음이 유허한데, 진양이 어찌 무허하겠는가? …… 이는 또한 단지 순양을 가지고 논할 수 없는 것이다"[8]라 하였고, 또한 이르기를 "음이 자생하는 것은 양의 유화함을 의지하는 것이다. …… 양은 음을 통솔할 수 있으나 음은 양을 통솔할 수 없다"[9]라 하였다. 이로 미루어 보아 소아에서 '순양'은 '양기유여(陽氣有餘)'가 아니라 '치양(稚陽)'을 이르는 것이다.

또한 현재의 중의 소아과 교재 중에도 '순양'에 관한 새로운 인식을 제출하였는데 다음과 같다. 고대 의가들은 소아가 '어떤 종류의 생기봉발', 즉 발육이 빠른 생리 특징을 가지고 있는데 이러한 현상을 '순양'이라 하였다. 또한 '순양'은 절대로 유양무음(有陽無陰)인 성양(盛陽)이 아니라 단지 양기가 상대적으로 음기보다 왕성한 것이다. 상해 중의 학원 부속 의원의 당위용(唐爲勇)은 다음과 같이 인식하고 있다. '순양'에는 '동태(動態)'의 뜻이 있으며 또한 소아 '순양'은 음이 항상 부족하고 양이 항상 남는다는 뜻을 내포하고 있다고 말하였다. 그가 이르기를 소아의 양기는 왕성하여 생장발육이 빠르며 음액(陰液)은 상대적으로 부

5) 小兒年幼, 偉氣未充, 故曰純陽, 原非陽之有餘也, 特稚陽耳. 稚陽之陽, 其陽幾何!
6) 古稱小兒純陽, …… 非盛陽之謂. 小兒稚陽未充, 稚陰未長也.
7) 故稱小兒純陽, 此丹竈家言, 謂其未曾破身耳, 非盛陽之謂.
8) 眞陰有虛, 眞陽豈有無虛. …… 此又不可徒執純陽之論也.
9) 陰之滋生, 賴陽之濡化也. …… 陽可統陰, 陰不能統陽.

족하므로 필요한 수곡정미의 영양 물질이 성인에 비하여 상대적으로 높다.

고금지론(古今之論)을 종합하면 그에 대한 인식은 다양하며 견해 또한 서로 다르다. 상술한 관점에 대하여 필자는 타당치 못한 점이 있다고 인식하고 있다. 예를 들면 “순양은 양기가 유여한 것이다”, “양은 항상 유여하고 음은 항상 부족하다”10), “소아는 순양으로 화를 더하지 말아야 한다”11) 등의 논점이다.

『소문(素問)·생기통천론(生氣通天論)』에서 이르기를 “음기가 평순하고 양기가 고밀하면 정신이 정상적으로 다스려지며, 음양이 떨어져 서로 화합하지 않으면 정기가 이에 끊어진다”12)라 하였고, 『소문(素問)·음양응상대론(陰陽應象大論)』에 이르기를 “양이 승하면 양병이 되고, 음이 승하면 음병이 된다”13)라고 하였다. 이에 의하여 말한다면 소아의 양기에 남음이 있다는 것은 소아에게 항상 병이 있다는 말이 아닌가?

또한 오국통(吳鞠通)을 대표로 하는 ‘순양’은 ‘치양(稚陽)’이라는 관점을 확실하고 깊이 있게 ‘순양’의 함축적 의미를 제시하지 못하고 있으며, 단지 ‘순양’과 ‘치양’을 대립 통일의 생리 현상으로 볼 뿐이다.

그렇다면 ‘순양’의 확실한 뜻은 무엇일까? 우선 ‘순’과 ‘양’의 원의를 알아보자. ‘순’은 한어사전(漢語詞典) 중에 ‘순정(純正), 단일(單一), 순결(純潔)’의 뜻이 있으며, 또한 ‘좋은(好), 순숙(純熟)’의 뜻이 있다. 이에 따라 분석한다면 ‘순양’지체의 ‘순’에는 ‘순정(純正)’, ‘순정(純淨)’의 뜻이 있다. ‘양’에 대하여 중의음양학설(中醫陰陽學說)에 따라 말하면 음과 양으로 다음과 같이 인식할 수 있다. 동(動)은 양 정(靜)은 음, 빠른 것은 양 느린 것은 음, 변화는 양 불변은 음, 생장은 양 정체는 음, 생장이 빠른 것은 양중 양 생장이 완만한 것은 양중 음이다. 더 나아가서는 소아 생리 병리의 특징과 결합하여 ‘순양’의 뜻은 아래의 몇 가

10) 陽常有餘, 陰常不足.
11) 小兒純陽, 無煩益火.
12) 陰平陽秘, 精神乃治, 陰陽離決, 精氣乃絶.
13) 陽勝則陽病, 陰勝則陰病.

지 방면에서 이해할 수 있다.

1. 생장발육이 빠르고 부정지(不靜止) 상태에 처해 있다

소아의 생장 발육이 빠른 것은 '양'이라고 할 수 있으며, 생장 발육의 부정지 상태를 '순'이라고 할 수 있다. 소아시기는 신장·체중·지력(智力)·기능 등의 모든 방면에서 항상 성장하거나 향상되는 동태 중에 처해 있으므로 장부기혈진액(臟腑氣血津液) 및 기능은 날로 완전해지는데 특히 삼세 이내에 두드러지게 나타나며, 그 생장 발육은 하루하루 해가 처음 뜨거나 초목이 바야흐로 싹이 트는 것과 같다. 또한 이러한 생장 발육은 조금도 태만하거나 정체(停滯)되지 않는다. 그렇지 않고 생장 발육이 늦어지면 소아 인체는 병리 상태에 처하게 되며 질병이 발생하게 된다. 예를 들면 영양불량이나 감적(疳積) 등의 질병이 연이어 오게 된다. 이러한 각도로부터 논리에 부합되어 나타나는 "순양지체"의 뜻을 비교적 깊이 있게 이해하게 된다.

2. 소아의 생리 병리 과정 중의 각종 이변성(易變性)

소아는 생리 혹은 병리를 막론하고 모두 다양한 변화의 특성을 나타내는데, 이러한 변화는 바로 '순양'을 나타내는 것이다.

① 생리에 대하여 말하면 소아의 신장·지력·체중·기능은 부단히 증가하며 수곡정미 또한 수시로 필요하여 끊임없이 부단히 보충되어야 하고 아울러 부단히 변화하기 위해서는 음식을 바꾸어 주어야 하는데, 즉 음식을 다양화함으로써 소아영양의 수요에 부합되어야 한다.

② 발병으로 본다면 계절이 바뀌고 기후가 다변(多變)하면 소아는 쉽게 발병하며 또한 발병이 빠르고 변화 또한 비교적 많다.

③ 병리 방면에서 다단으로 변화하며 쉽게 차가워지거나 열이 나며 허해지거나 실해지므로 병정(病情)은 빠르게 가벼운 것에서 중한 것으로, 중한 것에서 위험한 것으로 변하게 된다.

④ 소아 질병의 진단은 의사가 빠르게 망(望)·문(聞)·문(問)·절(切)

등 각종 방법을 운용하여 조기에 어떤 병인가를 확정지어야 함을 필요로 한다.

⑤ 소아에게는 "치음치양(稚陰稚陽)"의 생리 특징이 있어 장부기기(臟腑氣機)가 빠르게 반응하므로 치료시에 약을 잘 쓰면 질병이 빠르게 회복되며, 반대로 잘못 쓰면 다른 병으로 변하여 악화된다.

3. 온열병(溫熱病)의 사기(邪氣) 또는 전염병의 이감성(易感性)

주단계(朱丹溪)가 이르기를 "소아유병개열(小兒有病皆熱)"이라 하였고, 왕긍당(王肯堂)은 "소아지병유열거다(小兒之病唯熱居多)"라고 하였다. 어떤 시기에 유행하는 전염병이나 온열독사(溫熱毒邪)는 특히 소아에게 침범하기 쉬운데, 그것은 다른 측면에서 소아를 '순양'지체로 여기는 뜻을 설명한다. 임상에서 마진(痲疹)·수두(水痘)·단사(丹痧)·경풍(驚風)·서온(暑溫) 등은 소아에게서 흔히 볼 수 있는 병이며, 병변에서는 쉽게 화열화화(化熱化火), 인동간풍(引動肝風), 풍양승동(風陽升動)하게 되며 신혼(神昏)·경궐(驚厥)·경련 등의 위급한 증상이 나타난다.

개괄하면, 소아를 "순양지체"라고 하는 뜻은 "음상부족, 양상유여(陰常不足, 陽常有餘)" 또는 '순양' 즉 "양기유여" 혹은 "순양"과 "치양"을 같은 것이라고 인식하는 것이 아니라, 마땅히 부정지 상태의 빠른 생장 발육 혹은 생리 병리의 다변성 또는 온열역려독사(溫熱疫癘毒邪)의 이환성 등의 세 가지 방변에서 인식하는 것이 비교적 타당하다.

역자 전석수 / 교정 원재균

원 저 : 중의약학보 1990년 2기(90381021)
"純陽"小析

손가락으로 수태음폐경의 혈을 눌러 소아가 놀란 제증을 치료한 100례의 치료 효과 관찰

河南省內黃縣人民醫院 王艷霞
北京市海淀區醫學會 王智艷
河南省內黃縣婦幼保健院 梁慧敏

소아가 놀란 후 불안해하거나 자는 것을 좋아하거나 수면 중에 때때로 놀라고 울며, 더러는 저열이 있는 것은 임상에서 비교적 흔히 볼 수 있는 일련의 증상인데, 심할 경우 일시성 경궐을 일으킬 수 있다.

치료에 있어서 중의(한의사)는 대부분 심담부족(心膽不足)으로 치료를 논하고, 서의는 대부분 증(症)에 대한 치료를 한다. 우리들은 손가락으로 폐경의 경거·태연 두 혈을 눌러 치료하여 그 효과가 만족스러웠기 때문에 지금 아래에 소개한다.

임상 자료 : 전체적인 병례는 모두 136례로, 모두 외래환자였다. 무작위로 두 조로 나누었는데, 그 중 관찰조는 100례로 남 32례, 여 68례였으며, 연령은 6개월~4세로서, 평균은 2세 8개월이었다.

임상 증상 : 기면(lethargy), 잠에서 깬 후 잘 놀라고 울면서 불안해하는 경우 30례, 수면 중에 놀라서 우는 경우 36례, 저열이 있는 경우 58례, 놀란 후 일시성 경궐을 하는 경우가 4례였다. 대조조는 36례로 남 16례, 여 20례였으며, 연령은 1~4세로서, 평균은 2세 10개월이었다. 양 조의 소아 환자는 모두 놀람증의 기왕력을 가지고 있었으나 이 외에 전간(癲癇) 및 각종 두개 내의 감염으로 야기되는 신경계통 증상은 제외되었다.

치료 방법 : 의사는 엄지손가락을 이용해 환자 양측의 경거·태연혈을 각 1차례씩 누르는데 환자가 큰 소리로 우는 것을 기준으로 하여 하루에 2번 하였다. 치료가 끝나면 환자를 30분 이상 자게 하였다. 3일을 하나의 치료 과정으로 하였다. 대조조는 중약(한약)을 내복하게 하였다.

방약 : 복신 3~9g, 석창포 3~9g, 용치 3~9g, 선의(선태) 3~5g, 구등 3~5g을 물에 달여 200㎖가 되면 나누어 6차례 복용하는데, 매일 1첩씩 연이어 3일을 복용한다.

결과(치료효과기준) : 치유 ; 하루를 치료하여 임상 증상이 소실되는 것이다. 유효 ; 이틀을 치료하여 임상 증상의 기본적인 것이 소실되는 것이다. 무효 ; 3일을 치료하였지만 이상의 기준에 이르지 못하는 것이다.

결과 : 관찰조는 치유가 80례(80%), 유효 12례(12%), 무효 8례(8%)여서 총유효율은 92%였으며, 평균적인 증상 소실 시간은 27시간이었다. 대조조는 치유 11례(30.6%), 유효 16례(44.4%), 무효 9례(25%)여서 총유효율은 75.0%였으며, 평균적인 증상 소실 시간은 38시간이었다. x^2검사를 해보니 두 조는 치유율 및 총유효율에 현저한 차이가 있었다.($P<0.01$, $P<0.05$)

체회 소아의 장부는 예민하고 형기(形氣)는 아직 충분하지 않으며, 신기(神氣)는 겁약하여 갑자기 놀라게 되면 마음이 편안하지 않고 기기(氣機)가 역란되고, 정신이 요란되어 임상의 제반 증상을 나타내게 된다. 경거·태연은 폐경의 경혈·원혈·수혈로서 '기구(氣口)'에 위치한다. 폐(肺)는 일신(一身)의 기를 주하고 백맥(百脈)을 다스리고, 치절(治節)을 주관하기 때문에 손가락으로 폐경의 혈을 누르면 오장육부의 기기를 조절하여 기혈의 운행을 통하게 하는 것이다. 이 치료법은 간단하고 행하기 쉬워서 광범위하게 이용할 수 있다.

역자 김혜선 / 교정 원재균

원 저 : 중서의결합잡지 1995년 8기(95348502)
指掐手太陰肺經穴治療小兒受驚諸症100例療效觀察

제 Ⅷ 편

해외의학

일본 정체의학의 개념

藤波襄二 著
李小青 譯

1926년 J. C. Smuts는 그의 저작 『Holism & Evolution(整體論과 그 進展)』 중에서 '정체론(整體論)'이라는 한 개념을 제시했다. 이 이론은 현실의 유기체적 정체는 부분으로 구성된 전체에 비해 더욱 존재 가치가 있다는 것이다. 여기에서는 또 '건강(Health)'이라는 단어에 대해 제시하였는데, 이 단어는 뜻으로 보면 '정체'라는 'Hale'에서 변화되어 온 것이다. 이것은 건강이 부분, 단속적(團束的) 여부를 표현하는 것이 아니라 정체(整體), 통일적(統一的) 여부를 표현하는 것임을 표명하고 있다.

건강이라는 이 단어는 명사(名詞)이지 형용사(形容詞)가 아니다. 이것은 신체의 전체 상태를 반영한다. 그것을 바꾸어 말하면 반드시 항상 인류의 신체를 정체적으로 파악해야 한다는 것이다.

인류의 '신체'란 무엇인가? 육체(肉體), 정신(精神), 영혼(靈魂)의 총화(總和)이다.

만약 인류의 신체를 이렇게 인식하지 않는다면 '건강(健康)'과 '질병(疾病)'의 개념이 유관한 한 가지 종류라는 것을 정확하게 이해할 수 없다.

인류라는 한 존재에 대하여 두 종류의 인식이 있다.

하나는 인류를 '신체(身體)'와 접촉하는 공기 및 그 외측 부분, 즉 자연 환경과 사회 환경 가운데에서 더 나아가서는 무한 광의한 우주에 두고서 인류를 외부 대 환경의 한 구성 요소로 파악하는 인식이다.

또 다른 하나는 상반된다. '신체'의 내측으로부터 인류를 파악해 가는 것이다. 인류를 육체, 정신과 영혼의 종합체로 이루어진 것으로 본다. 이런 종류의 인식은 육체가 장기(臟器)·조직(組織)·세포(細胞)로부터 말미암으며 나아가서는 세포 내의 RNA와 DNA로 구성된 것이며, RNA와 DNA는 여러 종류의 화합물 및 원소로 구성된 것이고 원소들은 분자·원자로부터 말미암으며 나아가서는 물질의 최소 단위 기본 입자, quark로 구성된 것이라고 인식한다.

근대 서양 의학은 인류의 '신체(身體)' 특히 질병을 이해하기 위해서 주로 인류의 육체로부터 착수하여 현대 과학적 방법을 써서 분류·귀납하는 것을 반복적으로 진행해서 그 구조(즉 骨格·肌肉·血管·神經·內臟·組織·細胞) 및 기능이라는 2가지 면에서 분석해 왔다. 한 걸음 더 나아가서는 세포 내 소기관 및 구성 소기관의 단백질, RNA와 DNA에까지 거슬러 올라간다. 또 한 걸음 더 나아가 DNA 2중 나선구조(螺線構造)를 형성하는 화학 물질의 원소를 분석한다. 또 한 걸음 더 나아가 분자와 원자가 있고 더 깊이 파고 들어가면 또 원자핵과 전자(電子) 및 중자(重者)와 질자(質者)가 있으며, 또 기본 입자 및 미지의 물질 기본 구성 단위 quark가 있다. 최종 결과는 실제에 있어서 관측자의 주관억측(主觀臆測)을 배제할 수 없으며, 순수한 객관적(客觀的) 측정을 하는 것은 불가능하다는 것이다. 궁극적으로는 근본적으로 인류의 '신체(身體)'를 물질의 입자로 파악해 가는 것은 불가능하다는 것이다.

근대 과학은 인류지상(人類至上)의 입장에서 출발하여 자연계의 일체 모든 것을 인류에 속하는 것으로 인식하여 자연계를 정복, 이용함으로써 자연계가 인류를 위해 복무(服務)하게 한다는 것이 곧 자연 과학의 진보와 발전이라고 인식하였다.

이처럼 근대 과학에 대해, 특히 근대 서양 의학의 현상에 대해 의문과 불만을 가지는 사람들이 날로 증가하고 있는데, 그 중에는 의사, 각종 의술 시행자가 있으며 또 그 피해를 심하게 받은 환자 및 가족들이 있다.

이것은 전 세계적 조류이다. 이런 조류에 순응하여 먼저 1978년에 미국에서 정체 의학 협회가 성립되었다. 이후 1987년 9월에 정체적으로 인류 존재를 파악하는 사람과 정체적 시각을 중시하여 의학을 관찰하는 사람들의 주도하에 일본에서 정체 의학 협회가 성립되었다.

이전에 일본 각지에서 이미 적지 않은 정체 의학관을 가진 사람들이 있었으나 이들이 성립한 조직은 군웅할거, 반지존재(軍雄割據, 磐之存在)하는 것과 같았는데, 예를 들면 일부 의과 대학 내에 정체 의학 협회가 있는 등이다.

정체 의학 협회에 참가하는 사람들의 마음에는 서로 다른 목적이 있었는데, 어떤 사람은 근대 서양 의학을 계속 유지, 옹호하면서 또 부족한 부분에 대하여 첨가 혹 수정하려는 것이고, 어떤 사람은 근대 서양 의학 기초의 과학적 기술은 이미 붕괴되었다고 여기고 이로 인하여 새로운 의학 모형을 구축하려는 생각을 가지고 있는 것이다.

그래서 일본 정체 의학 협회는 어떤 규범에 따라 일본 정체 의학의 관념을 진행할 것인가 연구 토론하였는데, 결과는 현 단계에서 정체 의학적 관념은 응당 이하 몇 방면의 내용을 포괄해야 하는 것으로 인식하였다.

1. 정체적 건강관을 강조한다

인류는 신체·정신·기(氣)·영(靈) 등의 유기 통일체이며, 이 통일체는 응당 사회·자연·우주와 서로 조화하는 것이라고 인식해야 한다. 이러한 인식의 기초 상에서 정체적(整體的) 건강관을 수립, 포용하는 것이다.

2. 치료의 출발점을 자연 치유력을 증가시키는 데 둔다

생명체는 본래 몸에 "자연치유력"을 함께 가지고 있는데, 이 자연치유력을 증강하는 것이 질병을 치료하는 기본 출발점이다. 예로부터 명의(名醫)의 조건의 하나는 인체의 자연치유력을 충분히 증가시키는 데 있었다.

3. 질병을 치료하는 것은 환자 자신의 일이며, 치료하는 것은 단지 보조 작용을 해주는 것이다

질병을 치료하는 주체는 환자 자신이며 치료는 보조 수단에 불과하며 치료를 해 가는 것보다 양생이 기본이 된다. 타인이 치료해 가는

것보다 자아 치료가 기본이 된다. 또 질병이 생기는 것과 불량한 생활 방식에는 밀접한 관계가 있다. 어떤 사람은 병을 앓은 후 여러 차례 반복 발생하는데, 이것은 원인이 되는 불량한 생활 방식을 고치지 않았기 때문이다. 이 때문에 환자는 생활 방식 등을 개선해 가는 것을 통해 '자아치료(自我治療)'를 하는 것이 가장 중요한 것이다.

4. 각종 치료 방법을 종합해서 응용한다

서양 의학의 장점을 간과할 수 없고 동시에 이것과 중국 의학, 인도 의학 등 각국의 전통의학(傳統醫學) 및 심리요법(心理療法), 자연요법(自然療法), 음식요법(飮食療法), 수기요법(飮食療法), 운동요법(運動療法) 등을 종합하여 차례로 조합하면서 가장 좋은 치료를 진행한다. 인류의 역사는 충분히 오래 되었지만, 근대 서양 의학은 단지 수백년의 역사만 가지고 있을 뿐이다. 세계는 아주 넓고 그 대부분 지역에서 인류가 주거하였으며, 서양은 단지 그 한 부분을 차지한다. 이로 인하여 서양 의학을 표준으로 삼고, 기타의 치료 방법을 참고하여 아울러 취사 결정한다고 하는 것은 오만불손한 것이다.

5. 질병의 발현으로부터 자아실현에 이르기까지

질병은 자기에 대한 경고이며 인생의 여정 중에서 부단한 질병 발현을 계기로 하여 다시 최고의 목표에 도달하는 것, 즉 자아실현이라고 인식해야 한다. 이 때문에 간단하게 질병을 부정하는 것이 질병을 치유한 것이고, 치료는 곧 결과라고 인식해서는 안 되며, 마땅히 이런 질병관을 수립해야 한다.

이상이 현 단계의 일본정체의학협회(日本整體醫學協會)가 창도하는 주장이다. 이런 주장들에 대해 이제부터는 실천하는 중에서 한 걸음 더 나아가 탐구 토론을 가함으로써 완전하게 해야 한다.

역자 원은주 / 교정 이만희

원 저 : 기공여과학 1995년 8기(95498035)
日本整體醫學的觀念

미국 대체의학의 부흥과 인식

中國中醫研究院 陳維養

최근에 우리들은 점점 습용의학(習用醫學)(conventional medicine, 우리나라에서는 서방의학 혹은 서의라고 부른다)이 비록 적지 않은 질병을 예방 치료할 수 있으나, 또한 많은 부족한 점이 있다고 깨닫게 되었다. 예를 들면 외과 수술은 환자에게 창상(創傷)과 고통을 줄 수 있고, 화학 합성 약물의 응용은 종종 일종의 독(毒) 부작용이 나타날 수 있으며, 심지어 모종의 의원성(醫源性) 질병을 발생시킬 수 있고, 모종의 질병에 대한 치료 효과는 또한 이상적이지 못하며, 모종의 난치성 질병에 직면해서는 심지어 속수무책이다. 이에 우리들은 습용의학 이외의 의료 방법을 중시하여 찾기 시작했고, 이것으로 습용의학의 단점을 보충하기를 바랬다. UN의 WHO는 70년대 말에 "2000년에 이르러, 사람마다 보건을 향유한다"는 목표를 제시하고, 전세계 의료 예방의 현상을 조사 분석한 후에 "강력하게 전통의약학(traditional medicine)을 발전시킨다"는 전세계 전략을 제시하고, 상술한 목표를 실현하였는데, 위의 이런 것들은 서방 국가가 전통 의학을 중시 발전하게끔 촉진시켰다. 이것은 바로 최근 몇 년 서방(특히 미국)에서 대체의학(alternative medicine)을 부흥시키는 의학 내적 및 사회 외적 배경이 되었다.

1. 미국의 대체의학 개황

대체의학은 서구에서 대부분 보충의학(complementary medicine)이라고 부르는데, 습용의학에 상대해서 말한 것이다. 그것들은 내내 세대(世代)로 전수되고, 민간에서 유행하여 역사가 오래되어도 쇠퇴하지 않았다. WHO의 조사에 의하면 전세계 인구 중 80%가 전통 의학에 의지하여 초급 위생 보건을 실현하고 있다. 1991년초, 미국 하버드대학 Eisenbery DM.과 미시건 대학 Kessler RC. 등은 1990년 미국 대중의 대체의학을 응용한 상황에 대해 상세한 조사를 하였다. 1539명의 조사자료 분석에 근거하면, 적어도 한 종(種)의 대체의학 요법을 응용한 사람이 34%를 점유하였고, 그 중 1/3은 대체의학 직업자를 직접 보았으며 이 1/3은 일년 중 평균 19번 보았는데, 매번 비용이 27.60미국 달러(약물, 의료 기기 설비 및 서적 등의 비용은 포함되지 않았다)가 들었고, 대체의학을 응용한 빈도가 가장 높은 것은 25~49세의 연령층(38%)이고, 25세 이하(33%) 및 49세 이상(28%)과 비교해 보면 P값은 모두 0.05보다 작았으며, 흑인들이 대체의학을 응용한 빈도(23%)는 다른 종족(35%, P〈0.05)보다 낮았고, 대학 교육을 받은 사람의 대체의학 요법을 응용한 빈도(44%)는 대학 교육을 받지 않은 사람(27%, P〈0.05)보다 높았고, 매년 수입이 35000미국 달러보다 높은 사람의 응용 빈도(39%)는 저수입자(31%, P〈0.05)보다 높았고, 미국 서부에 거주하는 사람(44%)은 미국 다른 지구에 거주하는 사람(31%, P〈0.05)보다 높았다. 대체의학 요법은 주로 만성 질병을 치료하는 데에 쓰였는데, 빈도가 가장 높은 것은 요통(36%), 초려(焦慮)(28%), 두통(27%), 만성 동통(26%) 및 암통(癌痛)(24%)이었다. 대체의학 요법의 응용이 가장 많았던 것은 방송술(放鬆術), 척추 안마술 및 안마술이었다. 조사 결과에 근거하면, 조사자는 1990년 미국 대중이 대체의학 직업자를 찾은 사람은 대략 연인원 4.25억명으로, 같은 해 초급 보건 의원을 찾은 연인원(약 3.38억명)을 초과하였다고 인식하였다. 그리고 대체의학 요법에 쓰인 비용은 약 137억 미국 달러로 그 중 3/4(103억 미국 달러)는 자비(自費)였는데, 이 숫자(數字)는 일년에 자비로 의원에 가서 병을 본 경비 128억 미국 달러와 서로 비교할 수 있다. 조사자는 미국인이 대체의학 요법을 응용한 빈도가 이미 보고된 것보다 높았다고 인식하였다.

이러한 조사 보고는 미국에서 명성을 갖고 있는 의학 잡지 "The New England Journal of Medicine"(1812년에 창간)에 발표되었다. 많은 문장에 모두 여기에서 조사 보고된 몇 가지 증거를 인용하였는데, 권위성을 갖추고 있다. 그것은 미국 대중의 대체의학 요법에 대한 특별한 주목을 반영하였다. 미국 당국은 이러한 상황을 매우 중요시하여, 중요한 조치를 취했는데 몇 년 동안에 이미 성과를 보고 있다. 아래에 약술한다.

(1) 대체의학 사무실(Office of Alternative Medicine, 약칭 OAM) 성립

1992년 대중의 높아지는 압력 하에 미국 국회의 발기로 미국국립보건원(National Institute of Health, NIH) 원장 사무실 내에 대체의학 사무실을 설립하고, 국회의 위탁을 받았는데, 그 임무에는 세 가지가 있다. ① 대체의학 치료가 조금 곤란한 국가의 질병에 대해 평가 협조한다. ② 소식 정보망을 구축하여 대체의학의 유관한 소식과 교류한다. ③ 대체의학과 유관한 특정 제목의 연구 훈련을 책임지고 지원한다. OAM의 제1 주임은 Joseph Jacob(인디언 족으로 뉴욕 북부의 미국 본토 의학 환경에서 성장하였고, 예일 대학을 졸업한 소아과 의원)이었으나 1994년 사직하였고, 현 주임은 Wayne Jonas이다. OAM은 특별 고문 소그룹의 지도를 받는데, 그 소그룹은 대체의학 직업자 및 대체의학에 대해 흥미가 있는 습용의학 연구자로 구성되었고, 최근에야 정식 특허를 받아 NIH의 고문 위원회를 구성하였으며 18명의 위원이 있다.

(2) 대체의학 사무실을 위한 전문 경비(經費) 배정

국회로부터 지급되었는데, 1992년에는 200만 미국 달러, 1993년에는 또한 200만 미국 달러, 1994년에는 350만 미국 달러로 증가되었고, 1995년에는 또 540만 미국 달러로 증가되었다. 이러한 경비는 연구 항목을 지원하거나 회의를 소집하는 것 및 일상 비용으로 사용되었다. 경비의 증가는 업무의 확장을 의미한다.

(3) 특정 계열의 회의 소집

NIH 및 OAM이 직접 주관하거나 다른 국가와 합작 주최하였는데, 최근에 미국 국내 및 세계적인 범위에서 특정 계열의 대체의학과 유관한 전세계 및 지역성 회의가 소집되었다. 불완전한 통계지만 1992년 이래로 20번의 적지 않은 회의를 소집하였는데, 예를 들면 1992년 6월 매릴랜드주 Bethesda에서 소집된 출판 회의에는 80명의 사람이 참가하여 대체의학의 중요성에 대해 토론하였고, 9월 버지니아의 Chantilly 성(城)에서 소집된 200명의 사람이 참가한 회의에서는 대체의학의 지역적 현상 및 미래, 조직 편성과 소그룹 등에 대해 토론하였다. 1993, 1994년 잇따라 캐나다, 베네주엘라, 우간다 및 워싱턴 등지에서 특정 계열의 대체의학 회의가 소집되었는데, 그 중 1994년 12월 워싱턴에서 소집된 식물학 회의에는 우리 나라의 학자가 참가하여 대회의에서 발언을 하였다. 1995년에 또한 잇따라 하노이, 미국의 Bethesda, 알링턴시 및 영국 옥스포드에서 회의를 소집하였는데, 그 중 Bethesda에서 소집된 방법학 회의 및 알링턴시에서 소집된 국제 전통 의학 교류 회의에 우리나라 학자가 모두 참가하였다. 이러한 회의의 목적은 대체의학의 의료 보건 중에서 야기되는 중요한 작용을 강조하는 데에 있었는데, 대체의학의 평가 표준 설정을 토론하고 대체의학 연구를 전개 발전하는 방법학 등을 탐구 토론하였다.

(4) 대체의학의 연구 업무 지원

겨우 1993~1994년도에야 OAM의 승인과 출자 원조된 과제 항목에 42항목이 있었는데, 침구, 안마, 중의약, 최면술, 직류 전기 화학, 항간염 식물, 음악 요법, 무도운동(舞蹈運動), 중약 치료, 태극, 생각, 생각과 면역, 생물 feedback, 요가, 아유르베다, 혐기성 화학약제(抗氧化劑), 기공, 정치(正治) 요법 등의 특정 병증에 대한 효과, 관찰된 병증인 종류(腫瘤), 골관절염, 만성 동통, 폐경 합병증, 뇌 손상, 골절유합(骨折愈合), 섬유낭종, 효천(哮喘), 에이즈, 유방암, 급작스런 발열, 구강 외과 수술 후 동통, 파킨슨씨병, 당뇨병 등을 포괄한다. 과제를 담당한 기관에는 41개의 의학원과 학교, 혹은 연구 중심 센터가 있었는데, 매릴랜드대학, 콜롬비아대학, 마이아미대학, 아리조나대학 등이 포함되고, 이러한 기관은 미국 24개 주에 있다. 1994년, NIH의 7개 연구소의 연구 중에 대체의학과 유관한 과제가 8개가 있었는데, 즉 ① 영양(營養) 방법으로 종류(腫瘤) 예방, ② 명상(冥想)의 고혈압에 대한 제어, ③ 심장의 건강 회복, ④ 태극의 노년 운동 질병에 대한 영향, ⑤ 침구의 에이즈에 대한 주위 신경염, ⑥ 근육 섬유통의 치료 연구, 대체의학의 임상 치료 포괄, ⑦ 침구로 독극물 남용 치료, ⑧ 생물 feedback, 최면술과 Navajo spirituality 등이다. 그 기관은 1993년에 대체의학을 연구하는 비용으로 1100만 미국 달러를 썼는데, 다른 자료에서는 1993~1994년도에 NIH의 18개 연구소는 대체의학과 유관한 90개의 과제에 모두 대략 1300만 미국 달러의 대체의학 연구 기금을 조성했다고 나타났다. OAM은 또한 비교적 대량의 자금을 특정 연구 센터(매년 매 센터마다 84만 미국 달러, 모두 3년)에 출자 지원하였는데, 종합 요법을 연구하여 종류(腫瘤), 동통 및 다른 특정 질병을 치료하였다. 지금 이미 선택된 2개 센터가 있는데, 곧 Bustyr 대학의 에이즈 연구 센터와 Minneapolis 의학 연구 기금회이다.

(5) 대체의학을 의학원과 학교의 교과 과정에 삽입

미국의 적지 않은 의학원과 학교가 이미 대체의학을 교과 과정에 삽입하기 시작했다. 과정 내용도 다종다양(多種多樣)하여 각종 유형의 대체의학 요법에 대해 종합적으로 보면 침구와 같은 특수 요법에 대한 계통적 강의가 되고 있다. 지금 수업을 시작하고 있는 의학원과 학교는 불완전한 통계에 따르더라도 하버드대학 의학원, 존 홉킨스대학 의학원, 예일대학 의학원, 스탠포드대학 의학원, 캘리포니아대학 로스앤젤레스 의학원, 캘리포니아대학 샌프란시스코 의학원, 콜롬비아대학 내과 외과 의학원, 보스톤대학 의학원, 아리조나대학 의학원 등 27개소가 있고, 그 중 유명한 대학에 적지 않게 분포하고 있다.

(6) WHO의 대체의학 박사 과정 개설

1994년 개설되었다. 선발되는 사람들은 마땅히 의학 박사, 철학 박사 혹은 치과 외과 박사 학력을 가지고 있어야 하고, 정규 연구 훈련을 받아야 하며, 또한 대체의학을 연구하기를 원하는 사람이 된다. 매년 4, 8, 11월에 신청을 받는다. OAM은 또한 임상 인원의 내부 항목을 설치하고 있어, 선발된 자는 이미 OAM에서 업무를 보거나 임상센타의 대체의학 의료 항목 업무에 종사하고 있다.

(7) 간행물 출판

1994년 10월 'Alternative and Complementary Therapies'라는 잡지를 출판하였고, 1995년에는 'The Journal of Alternative and Complemen-tary Medicine'으로 이름을 바꾸어 격월로 간행하고, 대체의학의 연구 결과, 방법 및 정책을 보도하였다. OAM은 또한 "AM"이라는 토막 소식을 출판하였는데, 2개월에 1번 출판한다. 이 외에 또한 대체의학 회의와 유관한 회편(匯編) 및 서적을 출판하였고, 대체의학과 유관한 소식을 전파 교류하고 있다.

2. 대체의학에 관한 정의와 내용

대체의학에 대한 확실한 정의를 요구하는 것은 곤란하다. 일반적으로 말해 그것은 습용의학과 상대해서 말하는 것이다. 모든 습용의학의 의학, 방법이 아니라면 곧 대체의학의 범위에 귀속시킬 수 있으나 경계선이 확실치 않아서 수시로 변동하여, 몇 년 전에 비습용의학 요법으로 보이던 것이 지금은 도리어 습용의학으로 보이고 있다. 예를 들면, 척추 안마 요법(chiropractic)은 20년 전에 주변 요법, 즉 비습용의학 요법으로 인식되었으나 현재에는 미국에서 이미 대부분의 사람들이 주류 의학(mainstream medicine), 즉 습용의학으로 인식하고 있다. 최근 어떤 사람은 영국 습용의학 의사들에 대해 한 항목의 조사를 하였는데, 75%의 의사가 1982~1987년간의 대체요법이 이미 습용의학 내용을 이루었다고 말했으며, 45%의 의사는 침구가 특정 질병에 대해 또한 이미 습용의학 요법이 되었다고 인식하였다. 이로 인해 이른바 대체의학, 습용의학 모두 상대해서 말하는 것이다.

지금 알고 있는 바에 근거하여 대체의학 방법에 열거할 수 있는 것이 대략 50종인데, 아래에 열거한다.

침구, 건강체조, 알렉산더 기술(Alexander Technique), 수중단련(Aquafit), 향기 치료(Aromatherapy), 파합화(巴哈花) 치료(Bach flower remedies), Callanetics(경미하고 유연한 운동을 이용하여 몸을 증강하는 요법), 감국(甘菊) 치료, 척추 안마, 안색(顔色) 치료, 수정(水晶) 요법, 오이(黃瓜) 치료, 무도(舞蹈) 요법, 생명 절율(節律) 요법, 이침 요법, 유칼리(桉協) 치료, 대소초(待宵草)(evening primrose) 치료, 시상음식(時尙飮食)(Fad diet), 금식 요법, 생물 feedback, 마늘 치료, 인삼 치료, 곡물 치료, Hay계통(일종의 음식 평형 요법), 약초 의료, 정치(正治) 요법, 꿀 치료, 물 치료, 최면술, 이온(ion) 치료, 홍채 진단, 인체 운동학, 대제의 비타민 치료, 음양 평형법(Macrobiotics), 자연 요법, 정골(正骨) 안마술, 박하유 치료, 고성(高聲) 고함(叫喊) 요법(Primal scream therapy), 족반사 요법, 마사지, 매괴화(玫瑰花) 물 치료, 서미초(鼠尾草) 치료, 지압 치료, 해수(海水) 치료, 아유르베다, 요가 등이다. 이상은 아직 다 열거하지 않았지만 그 내용이 상당히 광범하여 우리나라의 중의약 또한 안에 포함할 수 있다. OAM은 그것들을 6종류로 귀결하였는데, 곧 음식, 영양과 생활 방식의 개변, 심신 조절, 전통 및 인종 의학, 구조와 에너지 요법, 약리와 생물학 치료, 생물 전자기의 응용이다.

3. 인식

대체의학은 미국에서 지금 개시 상승 상태에 있는데, 그 요점은 다음과 같다. ① 대중의 수요와 중시. 전술한 조사 보고에서 나타나듯이 많은 대중이 대체의학 요법의 사용을 요구하는 것 외에, 대체의학 연구 과제의 신청 상황에 따르면 미국 대중은 대체의학을 중시하고 있다. 1993년 연구 과제 신청 방법이 한번 공표되어 6000명의 사람이 자료와 신청서의 발송을 요구하였는데, 마감일까지 이르러 OAM은 800건의 편지를 받았고, 그 중 425통은 신청서를 제출하여 대중의 대체의학 연구의 진심어린 열기를 볼 수 있었다. 미국의 어떤 매스미디어는 수시로 대체의학과 유관한 소식을 보도하는데, 예를 들면 뉴욕 타임즈, 워싱턴 포스트 등이다. ② 정부 당국의 관심은 이미 앞에서 말했다. ③ 저명한 학자의 개입. 공포된 신청 과제의 책임 연구원 및 몇 차례의 대체의학 회의에 참가한 사람들을 볼 것 같으면, 모두 Ph.D., M.D., 교수, 부교수, 책임연구원 및 특정 연구 기관의 위원장, 주임 등으로 모두 저명하다. ④ 저명한 연구 기관 및 의학원 학교의 개입. 바로 앞에서 이미 소개한 미국의 NIH 및 그 소속 연구소, 하버드대학, 예일대학, 스탠포드대학, 존 홉킨스대학, 노스 캐롤로이나대학, 캘리포니아대학 로스앤젤레스 의학원, 매릴랜드대학, Bastyr 대학 등으로 모두 연구 업무를 담당하거나 다른 업무에 참여한다. ⑤ 풍부한 경비. 국회에서 매년 지급되는 OAM 경비 외에, NIH는 매년 대체의학 연구를 위해 1천여만 미국 달러의 경비를 제공한다. ⑥ 측정 기구 설비의 선진화와 연구 진행이 비교적 높음. 이러한 조건으로 인하여 아주 짧은 몇 년 안에 대체의학은 미국에서 이미 성과를 이루었는데, 비록 지금 미국 국내에는 견해를 달리하는 사람도 있고, 과학 연구 작업 또한 겨우 자질구레한 결과만 보이고 두드러진 성과를 보이지는 않았지만, 만약 이런 지속적인 정세가 사라지면 그 발전 속도가 비교적 빨라질 것이라고 예상되고 오래지 않은 장래에 대체의학은 미국에서 새로운 면모로 나타나고, 또한 한층 더 전 지구적 대체의학의 발전에 영향을 줄 것이다. 이런 추세를 우리들은 주시하고 있다.

우리들은 50년 중반부터 중의약의 계승과 발전 업무를 정부의 의사일정에 제시하였다. 국가는 전문적 정책 방침 - 중의 정책 방침과 중서의 결합 방침을 제정하였는데, 중앙 및 각 성(省), 시(市), 자치구가 서로 연계해서 전문적 과학 연구, 의료, 학교 기구를 성립하였다. 그리고 각 방면에서 지지와 관심을 보내왔다. 40년 동안, 중의약은 보급 및 제고에서 모두 큰 성취를 이룬 것을 막론하고, 풍부한 경험을 누적하여 다른 국가의 전통 의약학에 대해서도 본보기를 제시하였다. 우리나라의 중의약 연구 업무는 총체적으로 말해, 국제적으로 선두의 위치에 있다. 지금 대체의학의 서방, 더욱이 미국에서의 부흥이라는 현실에 직면해서 우리들은 정시(正視)하는 것을 제외하고도, ① 더욱 많은 학자와 기관을 중의약의 연구에 연대해서 동원해야 하고, 더욱이 의학원과 학교, 의학 과학 연구 기관의 참여는 더욱 중요하고, 중의약의 연구를 중의와 중서의 결합 기관에만 국한하지 말아야 한다. 비록 최근 몇 년 동안 우리나라의 4개 의과 대학에서 중서의 결합 연구소를 설립하였고, 일부 학자는 자발적으로 중의약을 연구하고 있으나 아직 그 수는 미미한데, 수요가 확대되고 있으므로 정책상에서도 지지와 격려를 주어야 할 것 같다. ② 국내외의 학술 교류와 합작을 강화하고, 더욱이 외국과의 교류는 양 방면에서 궤도를 같이 하여야 하는데, 상호간의 학술 회의 참가를 포괄하고, 상호간에 학술 간행물과 자료를 교환하거나 합작으로 학술성 간행물을 창간하고, 상호간에 상대방 잡지에 논문을 발표하고, 공동으로 흥미 있는 과제를 합작하여 연구하는 것 등으로 우리나라의 중의약 업무를 집대성하여 세계의 흐름에 동반하여 세계가 우리들을 이해하도록 하여야 한다. 따라서 한층 더 우리들이 마땅히 해야 할 일을 발휘하고, 우리나라가 이 영역에서의 선두 지위를 계속해서 유지해야 할 것이다.

역자 문기영 / 교정 이만희

원 저 : 중국중서의결합잡지 1995년 11기(9534B688)
替代醫學在美國興起及一些思考

논문으로 보는 중의학 총론 ② (제2판)

2판1쇄 인쇄 / 2007년 1월 16일
2판1쇄 발행 / 2007년 1월 21일

총 편 / 권 영 규
옮긴이 / 중의학논문번역모임
펴낸이 / 金 瑾 中
펴낸곳 / 法仁文化社
110-100 서울특별시 종로구 교남동 47
전화 : 영업부 720-8004~6
편집부 736-2324
팩시밀리 : 736-2325
http://www.bubinbooks.co.kr
E-mail:bubinbooks@bubinbooks.co.kr
등록번호 / 제2-459호 (1988. 1. 22)

ISBN 978-89-7896-124-0-94510
ISBN 978-89-7896-127-1-94510(세트)
값 12,000원